Inhaltsverzeichnis

VORWORT

Dieses Buch ist eine Zusammenfassung von Ursachenforschung aus Psychosomatik und spirituellen Quellen, die uns die geistigen Zusammenhänge von menschlichem Fehlverhalten und Krankheiten aufzeigen. Das Erkennen dieser Beziehungen sind die Grundlage einer wirksamen Therapie und letztlich der Schlüssel zur Heilung.
Gesund kann man werden, nicht durch aufgesetzte Gesundheits-Affirmationen, sondern durch Selbstanalyse, Selbsterkenntnis, Bereinigung, Vergebung oder um Vergebung bitten, Gedankenkontrolle und ein Leben mehr und mehr nach dem Gesetz der Liebe. So können wir uns ein neues Lebensprogramm gestalten, das uns zu Gesundheit, Glück, Freiheit und letztlich in die geistige Evolution führt.

Wenn eine Krankheit vorliegt, dann ist das entsprechende Bewusstseinszentrum der Seele – Chakra – stark verpolt. Dort liegt das wesentliche Gewicht der Krankheit. Da aber ein Krankheitskomplex nicht nur ein Energiezentrum erfasst, so können auch ein, zwei oder drei weitere Energiezentren leichter oder stärker verpolt sein.

Deshalb sollte man die Hinweise dieses Buches über die Zusammenhänge zwischen Krankheit und Bewusstseins-Zentren – Chakras – nicht schematisch anwenden.
Die Ursache der Krankheit sind Disharmonien, Verstöße gegen das Gesetz der Liebe mit Gedanken, Worten und Handlungen, in diesen oder in vorherigen Inkarnationen.

Der Weg zur Gesundheit ist auch der Weg zurück zu Gott:

»Gesund werden durch Selbsterkenntnis,
Ordnung im Leben, Umwandlung, Veredelung
und die Entfaltung innerer Werte.«

»Ein Leben nach dem Gesetz der Liebe, Einheit und Frieden
macht uns gesund, glücklich und frei.«

EINFÜHRUNG

Wir leben in einer Zeit in der, trotz scheinbar großem medizinischem Fortschritt, immer mehr Menschen krank werden durch Herzkreislauferkrankungen, Krebs, Diabetes, Allergien, Hautprobleme, Depressionen, Burnout-Syndrom, Angstzustände, Karies, Parodontose, Osteoporose, Arthrose, Kopf- und Rückenschmerzen, Kurzsichtigkeit, Altersweitsichtigkeit, Katarakt, Glaukom etc.

Die Schulmedizin behandelt hauptsächlich die Symptome mit Medikamenten und Operationen, die Ursachen vieler Krankheiten bleiben ihr verborgen.
Wohin führt uns diese Reparatur- und Evidenz basierte Medizin? Die Wissenschaft und viele klinischen Studien werden von der „Industrie" finanziert, und man sucht die Ursachen von Erkrankungen nach wie vor nur auf materieller körperlicher Ebene.
Das Gesundheitssystem entwickelt sich zu einem Wirtschaftsfaktor, in dem das liebe Geld den Ton angibt. Viele Ärzte fühlen sich darin gefangen, andere ziehen ihren Nutzen daraus. Immer öfter informieren die Medien über Skandale in der Transplantationsmedizin, Geschäfte mit zu vielen Operationen, Abrechnungsbetrug und andere kriminelle Machenschaften in Medizin und Pharmaindustrie.

Am Ende leiden die Patienten und alle, die wohlmeinend in diesem krankmachenden „Gesundheitssystem" tätig sind. Aber warum ist die Medizin in unserer „zivilisierten Welt" in einem solchen Extrem gelandet?
Weil viele Menschen durch ihre ungesunden Lebens- und Ernährungsgewohnheiten, die sie als völlig normal empfinden, krank werden. Sie glauben, dass nicht sie die Verantwortung für ihre Gesundheit tragen müssen, und zudem nichts in ihrem Leben ändern möchten.
Viele Menschen bemerken den Zusammenhang zwischen Krankheit und Ernährungs- bzw. Lebensweise einerseits und ihrer Gefühls- und Gedankenwelt andererseits nicht.

Lieber schluckt man eine Tablette, die die Symptome verschwinden lässt, als etwas im eigenen Leben und an den eigenen Gewohnheiten zu ändern.

Die heutige Schulmedizin nähert sich dem Ende einer Sackgasse. Hinter „medizinischem Latein" und technischen Errungenschaften verbirgt sich oft geistige Unwissenheit.
In der normalen Schulmedizin glaubt man nur an das, was man messen kann und an das, was man wissenschaftlich beweisen kann. Aber es gibt vieles, was man noch nicht kennt oder was schwierig zu erforschen ist.
Die Menschheit braucht eine neue Medizin, die nicht schädigend wirkt, die sich an den göttlichen Gesetzen orientiert und mit der Natur im Einklang ist.

Ganzheitsmedizin: Eine andere Art von Medizin

Die Ganzheitsmedizin – auch Alternativmedizin, Integrative Medizin, Komplementär-Medizin, Informations-Medizin oder Mind-Body-Medizin genannt – gewinnt in diesem Zusammenhang immer mehr an Bedeutung, da sie sowohl präventiv als auch therapeutisch nachhaltig wirksame Ansätze in sich vereint. Sie erfasst den Menschen als Ganzes mit all seinen Facetten, sowohl körperlich als auch seelisch und sieht Gespräche, Ordnungs- und Ernährungs-therapie, Entspannungs-Techniken und andere naturheilkundliche Methoden sowie Bewegung und den Kontakt zur Natur als integrale Bestandteile eines Heilsystems.

In der Ganzheitsmedizin versteht sich der Arzt, Heilpraktiker oder Therapeut eher als „Gesundheitscoach".
Der Patient übernimmt selbst die Verantwortung für seine Gesundheit und lernt dabei unter Anleitung, sein eigenes Potenzial, die Selbstheilungskräfte, den inneren Arzt zu unterstützen.

Krankheiten kommen nicht per Zufall auf uns zu

Die Ursache der Krankheit liegt in uns, meistens auf Grund von Disharmonien: Negativen Gefühlen, Gedanken, Worten, Handlungen sowie ungesunder Ernährungs- und Lebensgewohnheiten.

Ärzte, Heilpraktiker und Therapeuten in der Ganzheitsmedizin sollten nicht nur Symptome behandeln, sondern bestrebt sein, die Botschaft der Krankheit zu erfassen, die in der Lebenssituation des Patienten, in seiner Gedanken-Welt und in seiner Seele liegt.

Das bedeutet auch, gemeinsam mit dem Patienten die Ursachen der Krankheit zu erforschen, damit er den Weg zur Gesundheit finden kann. Das Gespräch mit dem Patienten – das „Therapeutische Gespräch" – spielt die zentrale Rolle in der Ganzheitsmedizin. Siehe Seite 205

Der erste Schritt zur ganzheitlichen Heilung ist die Einsicht, dass wir selbst die Verantwortung für uns haben und sie keinem anderen zuschieben können. Nur wir selbst sind für unsere Gedanken, Worte und Handlungen verantwortlich. Für Migräne, Bluthochdruck, Allergie, Kurzsichtigkeit oder Krebs ist unsere eigene Gedankenwelt und Fehlernährung die Ursache. Unser Nächster kann ein Auslöser sein – er kann in uns aber nur das auslösen, was schon vorhanden ist. Der nächste Schritt ist, dass wir aufhören, unsere Mitmenschen für unsere Situation verantwortlich zu machen.

Die Ganzheitsmedizin setzt voraus, dass sich der Mensch, wenn er gesund werden will, mit seiner Gedankenwelt befasst, mit dem Sinn des Lebens, seiner Beziehung zu seinen Mitmenschen, zur Natur, zu den Tieren, der Pflanzen- und Mineralwelt, zum Kosmos und zu Gott – der höheren Intelligenz, dem Schöpfergeist, der das Leben und die Kraft der Liebe ist.

Die Ganzheitsmedizin in der Geschichte

Die Ganzheitsmedizin ist nichts Neues, es gab sie schon im alten Ägypten, im alten Griechenland und im Mittelalter. Früher waren Religion und Medizin, Gott und Natur, eng miteinander verbunden.

Die Krankheit hat man früher als einen Verstoß gegen die kosmischen Gesetze des Universums angesehen. Seinerzeit wussten die Menschen, dass zwischen Körper und Seele eine enge Wechselbeziehung besteht.

Im alten Griechenland haben sich die Menschen geschämt, wenn sie krank waren. Man sagte damals: „Wenn ein Mensch bis zu seinem 25. Lebensjahr noch nicht gelernt hat, sein eigener Arzt zu sein, ist er ein Depp!"

Im Mittelalter hat man auf Grund der kirchlichen Beeinflussung gedacht, dass Krankheiten Strafen Gottes sind. Aber es gibt keinen strafenden Gott!

In der jetzigen Zeit hat man dagegen Gott ganz „wegradiert" und betrachtet die Ursachen von Krankheiten als etwas rein Materielles. Die Schuld gibt man den äußeren Einflüssen wie z.B. genetischer Veranlagung, Gen-Defekt, Altersverschleiß, Viren, Bakterien, Umwelteinflüssen etc.

Jesus von Nazareth

Die Essenz der Ganzheitsmedizin und der Weg zur Gesundheit des Körpers und der Seele sind erklärt in der Lehre des Jesus von Nazareth, in seiner Bergpredigt und in den Zehn Geboten Gottes. Seine Botschaft ist einfach: Die Ursache der Krankheit ist in uns und hat einen seelischen Grund. Der Mensch bestraft sich selbst. Es gibt keinen strafenden Gott, es gibt nur einen Gott der Liebe. Über das Kausalgesetz, das zugleich das Rad der Wiedergeburt – die Reinkarnation – bedingt, sagt Er:

»Das, was der Mensch sät, das wird er ernten.«

Jesus von Nazareth sagte auch zu dem von Ihm Geheilten:

»Gehe hin, und sündige fortan nicht mehr!«.

Das bedeutet: Die Ursache der Erkrankung, die jetzt beseitigt war, sollte nicht noch einmal entstehen. Sünden sind nichts anderes, als Verstöße gegen das Gesetz der Liebe und zwar in Gedanken, Worten und Handlungen. Diese Verstöße sind in unserer Seele gespeichert und wirken sich im Körper in Form von Krankheiten oder Schicksalsschlägen aus.
Um sowohl körperlich als auch seelisch gesund werden zu können, bedarf es einer positiven Einstellung zum Leben und der Bereitschaft, sich in Gottes Hände zu begeben.

Die Gesundheitslehre des Jesus von Nazareth besagt:

Achte, auf dass du positiv sendest in Gedanken, Worten und Handlungen! Erkenne dich selbst! Bereue!
Bitte um Vergebung und vergib!
Mache wieder gut, was dein falsches Tun angerichtet hat, soweit es noch behoben werden kann! Und tue nicht mehr, was du als gesetzeswidrig erkannt hast.

Die **apokryphen Evangelien** geben uns von Jesus von Nazareth ein anderes Bild als die heutige Kirchenbibel, dass er in Wirklichkeit ein Tierschützer und Vegetarier gewesen ist, und er sich für die Tiere eingesetzt hat.
Auch was er über die vegetarische Ernährung und ihre Wichtigkeit gelehrt hat. Und wir können in ihnen viele weitere Gesundheitshinweise finden, z.B. über die Darmreinigung und die Entgiftung des Körpers.

Wenn man bestrebt ist, die Lehre des Jesus von Nazareth, das Gesetz der Liebe, im täglichen Leben umzusetzen, bringt uns das automatisch auf den Weg der Gesundheit unserer Seele und unseres Körpers.

Zitate von **Jesus von Nazareth** aus der apokryphen Schrift „Das Evangelium des vollkommenen Lebens":

»Deshalb sage Ich zu allen, die Meine Jünger werden wollen: Haltet eure Hände frei vom Blutvergießen und lasset kein Fleisch über eure Lippen kommen; denn Gott ist gerecht und gütig und hat befohlen, dass die Menschen leben sollen allein von den Früchten und den Saaten der Erde.

Wehe den Starken, die ihre Stärke missbrauchen!
Wehe den Schlauen, die die Geschöpfe Gottes verwunden!
Wehe den Jägern! Denn sie sollen selbst gejagt werden.
Was ihr in diesem Leben euren Mitgeschöpfen antut,
so wird es euch ergehen im künftigen Leben.«

Zitate von **Franz von Assisi** (1181 - 1226):

»Alle Geschöpfe der Erde fühlen wie wir, alle Geschöpfe der Erde streben nach Glück wie wir, alle Geschöpfe der Erde lieben, leiden und sterben wie wir, also sind sie uns gleichgestellte Werke des allmächtigen Schöpfers.«

»Gott wünscht, dass wir den Tieren beistehen, wenn sie der Hilfe bedürfen. Ein jedes Wesen in Bedrängnis hat gleiche Rechte auf Schutz!«

»Menschen, die irgendeiner Kreatur Gottes keinen Schutz aus Mitgefühl und Erbarmen gewähren, sind Menschen, die mit ihresgleichen genauso verfahren.«

»Unsere bescheidenen Brüder nicht zu verletzen, ist unsere erste Pflicht ihnen gegenüber. Dies reicht aber nicht aus. Wir haben eine höhere Mission – ihnen zu dienen, wann immer sie es benötigen.«

Die Zukunft ist vegetarisch vegan!

Wenn man sich mit Ganzheitsmedizin beschäftigt, ist es fast selbstverständlich, dass man sich bewusst vegetarisch oder vegan ernährt, naturverbunden ist und ein Herz für die Tiere hat.

Resistente Krankheitserreger, Pferde-Fleisch- oder Dioxin-Skandal in der Massentierhaltung und der Fleischindustrie, über die immer wieder in den Medien berichtet wird, motiviert immer mehr Menschen, zu Vegetariern zu werden.
Und in der Zukunft werden sicherlich noch viele Fleisch- und Fisch-Skandale aufgedeckt werden, bis die Menschen erwachen und ihre Verbrechen an der Mutter Erde und ihrer Tierwelt erkennen und einstellen.

»Viele würden keinen Fisch oder Fleisch mehr essen, wenn sie sehen würden, was in den Aquakulturen, Fischfarmen, Ställen und Schlachthöfen geschieht. Und noch weniger Fleisch würde gegessen werden, wenn die Menschen die Tiere selbst schlachten müssten.«

Es ist schier unfassbar, welch ein Tierleid durch Massentierhaltung und Schlachtung verursacht wird.
Es sind weltweit jedes Jahr ca. 65 Milliarden Tiere, die für den menschlichen Verzehr getötet werden!
In den deutschen Wäldern werden von Jägern jährlich ca. 5 Millionen Tiere abgeschossen angeblich, um deren Bestand in, für die Forst- und Landwirtschaft, erträglichen Grenzen zu halten und wohl auch, weil vermutet wird, dass das Fleisch von Wildtieren besonders gesund sei.
So müssen Millionen von Tieren qualvoll jeden Tag sterben.

Fleisch, Wurst, Geflügel oder Fisch zu essen, bedeutet, „blind zu sein" für den Schmerz und das Leid der Tierwelt und unserer Mutter Erde.
Der Verzehr von Fleisch und Fisch verursacht Umweltschäden und globales Leid.

Viele wissen nicht, dass der Fleischkonsum und die Massentierhaltung die Umwelt und das Klima stärker belasten und schädigen, als der gesamte Autoverkehr auf diesem Planeten! 21 % der gesamten CO_2-Emissionen, die auf menschliche Aktivität zurückzuführen sind, stammen aus der Massentierhaltung!

Das Fleisch auf unseren Tellern ist tatsächlich eine der Hauptursachen für die zu beobachtende Erwärmung der Erde, den so genannten Klimawandel, die weltweit zunehmenden Katastrophen. Die Abgase aus der Tierhaltung tragen wesentlich zur Zerstörung der Ozonschicht (Methan) und zum Treibhaus-Effekt (CO_2) in unserer geschädigten Atmosphäre bei, auch zur Vergiftung des Bodens und des Grundwassers (Nitrat, Ammoniak).

Das Abholzen und Zerstören der Regenwälder, um Platz für den Futtermittelanbau zu gewinnen, greift tief in den Wasser- und Sauerstoff-Haushalt der Erde ein, zerstört nicht nur die Lebensgrundlage der bisher dort lebenden Menschen, sondern führt global zu Umweltschäden und Erdkatastrophen mit großem menschlichen Leid im Gefolge, Hungersnöten, Trinkwassermangel, Völkerwanderungen, Bürgerkriegen uvm. Die Massentierhaltung, das Gieren der Menschen nach Fleisch in ihrer Nahrung, ist also eine der Hauptursachen für den vieldiskutierten Klimawandel auf der Erde.

Fisch essen macht krank

Fisch ist schon lange nicht mehr gesund, ja inzwischen sogar zum Teil hochgradig gesundheitsschädlich, wenn man neueste wissenschaftliche Studien hinsichtlich der Schadstoffbelastung von Meerestieren berücksichtigt.
Fisch, Fleisch, Geflügel sind Nahrungsmittel, die dazu neigen, sehr schnell zu verderben. Beim Essen kann sich die Darmflora in Richtung Fäulnisprozess verändern, so dass alle Körperausscheidungen – Urin, Stuhl, Schweiß – stärker nach Harnstoff und Ammoniak riechen.

Die Folge kann Übersäuerung des Körpers sein, sowie abstoßender Körper- und Mundgeruch.
Außerdem belastet der Konsum von tierischem Eiweiß den Körper mit Harnsäure, Arachidonsäure, die Entzündungs-Prozesse aller Art im Körper auslösen können, z.B. Gicht, Rheuma, Gelenkschmerzen, Hautprobleme, Fibromyalgie, Allergien etc.

Fleisch und Fisch essen bedeutet
Leid für Tier, Natur und Mensch

»Der Konsum von tierischen Produkten – Fleisch und Fisch – ist das Genussmittel, das die Menschen und die Natur am meisten belastet und das die größten Schäden und Kosten verursacht.«

Man kommt auf astronomische Zahlen, wenn man die Kosten summiert, die unsere Zivilisationskrankheiten vornehmlich auf Grund dieses Fisch- und Fleischgenusses verursachen: Krebs, Diabetes, Übergewicht, Fettstoffwechselstörungen, Allergien, Asthma, Arthritis, Arthrose, Rheuma, Osteoporose, Alzheimer, Demenz, Durchblutungstörungen, Arteriosklerose, Bluthochdruck, Herzinfarkt, Schlaganfall, BSE, Grippe-Pandemien (Vogel, Schweine).

»Ein Großteil dieses Leids und der hohen Kosten hätte man sich sicher durch eine vegetarische Ernährung ohne Fleisch und Fisch ersparen können!«

Die wenigsten Menschen wissen, dass viel solcher „toter Nahrung" für den Körper schädlich ist. Und wenn Tiere nur zum Zweck der Ernährung und des Gaumengenusses des Menschen aufgezogen und getötet werden, so ist dies ein Verstoß gegen das kosmische Gesetz der Liebe und bewirkt Belastungen – Schatten – für unsere Seele.
Es steht geschrieben: »Du sollst nicht töten.«

Die Angstschwingung der Tiere bleibt in den Fleisch- und Fisch-Produkten erhalten, einerlei wie oft sie gekocht, gebraten oder schön und appetitlich hergerichtet werden.

Die niedere Schwingung der Angst bleibt am Gegenstand haften und kann nicht nur den Körper belasten, sondern auch die Psyche, z.B. Depressionen, Angstzustände. Alles, was geistig gesehen tot ist, was vor allem zum Zweck der Ernährung und Gaumenlust unter oftmals völlig lieblosen, ja qualvollen Bedingungen gehalten, ausgenutzt und getötet wird, wie unsere Nutz- und Wildtiere, die Hühner, Kälber, Schweine, Wildschweine, Rehe, Fische usw., hat eine niedere Schwingung. Diese Schwingung von Angst, Leid, Aggression, Stress, Hoffnungslosigkeit und Schmerz beeinflusst den Menschen und seine Organe negativ.

Die Tiere sind Teil der Mutter Erde. Wir brauchen keine Tiere zu essen, um gesund zu sein. Wenn wir Tiere töten oder für uns vom Metzger oder Jäger töten lassen, um sie zu unserer Nahrung zu machen, schaden wir der Mutter Erde und damit automatisch auch uns selbst, unserer Gesundheit. Wir sollten uns von den alten „Dogmen" der Ernährungswissenschaft und Nahrungsmittelindustrie befreien.

Je weniger Eier und Milchprodukte, umso besser, denn die Produktion von Eiern, Milch, Butter, Quark, Joghurt und Käse ist meistens mit Massentierhaltung und Schlachtung verbunden. Auch an diesen Produkten klebt die Schwingung von Leid, Qual und Todesangst.

Weitere allgemeine Ernährungs-Tipps:
- Stark verarbeitete Nahrungsmittel meiden.
- So wenig „Chemie" wie möglich mit der Nahrung zu sich nehmen: Konservierungsstoffe, Farbstoffe, Süßstoffe, Pestizid-Rückstände etc.
- Sparsam sein mit Zucker, Salz, Kaffee, Alkohol und anderen Genussmitteln.
- Nicht zu viel Stärke – Getreide, Brot, Nudeln.
- Wenig Käse, Joghurt und andere Milchprodukte.
- Täglich 2 Liter gutes Wasser, leichte Tees oder Säfte trinken.

Das Kochen sollte schonend sein – kein Zerkochen – sonst gehen wertvolle Vitamine, Enzyme, sekundäre Pflanzenstoffe und Biophotonen verloren.
Eine vegetarische Ernährung mit ca. 50 % frischen, rohen Lebensmitteln ist empfehlenswert. Die beste Ernährungsweise für die Gesundheit ist eine vegetarische Ernährung, gleich, was es für eine Variante ist: Vegan, Fruktarier, Rohkost, Vitalkost oder Lichtkost.

Je größer der Anteil frischer Rohkost in unserer Ernährung ist, umso mehr Vitalstoffe, Enzyme und sekundäre Pflanzenstoffe bekommt unser Körper. Dadurch verfügt er auch über einen besseren Schutz gegenüber negativen Einflüssen, wie Umweltverschmutzung, UV-Strahlung und Radioaktivität.

Frei von Entzündungskrankheiten durch Vegetarismus

Viele Zivilisationskrankheiten sind Entzündungskrankheiten oder beginnen mit einer Entzündung, z.B. Diabetes, Rheuma, Arthritis, Arthrose, Alzheimer, Demenz, Psoriasis, Arteriosklerose, Herzinfarkt, Schlaganfall, Glaukom, Autoimmunerkrankungen, Allergien, Schmerzen und Neuralgien, Multiple Sklerose, Sinusitis, Lungenentzündung, Darmentzündung, wie Morbus Crohn.

Meistens kennt man die Ursache nicht, warum der Körper plötzlich Entzündungsfaktoren produziert. Oft wird die Schuld den Zähnen gegeben, Parodontose (wissenschaftlich korrekt Parodontitis), ein Problem, das ca. 50 % der Bevölkerung plagt. Wissenschaftler haben einen Zusammenhang gefunden zwischen chronisch entzündetem krankem Gebiss und vielen Krankheiten. Bei Parodontose bilden sich durch eine chronische Entzündung die Strukturen zurück, die den Zahn stützen. Zahnfleischbluten und -schwund sind die Symptome der Erosion, im Endstadium fallen die Zähne aus. „Eine Parodontose vervierfacht in unserer Untersuchung das Risiko für einen Schlaganfall", sagt Armin Grau, Chefarzt der Neurologie des Klinikums Ludwigshafen.

Aber allein Bakterien (z.B. Chlamydien, Helicobacter pylori), die sich unter dem Zahnfleisch eingenistet haben, können die Effekte nicht erklären.

Die Schlüsselrolle spielen dabei Abwehrzellen und bestimmte Botenstoffe, die so genannten Zytokine. Sie werden bei jeder Entzündung aktiv, mit ihnen vernichtet der Körper Keime und repariert Schäden. Einerseits ist das Wirken von Zytokinen und Abwehrzellen für die akute Reaktion sinnvoll, andererseits wird es gefährlich, wenn die Nothelfer zu lange aktiv bleiben: Gefäße werden löchrig und Blutbestandteile können ins Gewebe austreten, das Blut gerinnt leichter und verklumpt damit auch schneller, Enzyme werden aktiviert und bauen Gewebe ab. Und so entsteht Arteriosklerose – Arterienverkalkung – und kann die Ursache für Herzinfarkt und Schlaganfall durch Entzündungsprozesse sein.«

QUELLE: Artikel „Risiko Entzündung" von Johannes Schweikle, Stern 20/2004

Ein anderes Beispiel von einer Arbeitsgruppe von Ophthalmologen aus der Schweiz und den USA, die von überraschenden und revolutionären Ergebnissen in ihren Studien mit Glaukom Patienten berichten: Die Ursache für Glaukom – die Zerstörung des Sehnervs – ist nicht der erhöhte Augeninnendruck, wie man bis jetzt dachte, sondern »eine gestörte, entzündlich veränderte Zusammensetzung des Liquors (Augenflüssigkeit), die verantwortlich ist für die Optikus-Neuropathie – die Sehnerv-Degeneration.«

QUELLE: Vom 106. Kongress der Deutschen Ophthalmologischen Gesellschaft in Berlin.
Artikel aus dem Deutschen Ärzteblatt /Jg.105/Heft 38/19.September.2008

Nicht nur die Ernährung hat einen Einfluss auf die Entstehung von Entzündungen. Die Chemie des Körpers verändert sich auch durch ständige negative Gefühle und Gedanken, was zu Übersäuerung, Verkrampfung des Nervensystems, Bildung von Nervengiften und Schlacken sowie zu Entzündungen im Körper führen kann.
Die Pharmaindustrie forscht auf Hochtouren, um Medikamente zu finden, die die Entzündungen und Schmerzen im

Körper erfolgreich bekämpfen. Oft wird hochdosiertes Aspirin (ASS) gegeben, und die Patienten müssen es jahrelang einnehmen, mit dem Risiko lebensgefährlicher Blutungen, chronischer Übersäuerung des Körpers sowie einer zu hohen Belastung für die Entgiftungsorgane Niere und Leber. Medikamente können in manchen Notfällen eine Hilfe sein, aber sie sind nur eine Symptombehandlung, die die Ursachen nicht beseitigt.

Wie kann man Entzündungen im Körper therapieren?

Aktuelle wissenschaftliche Studien haben herausgefunden, dass eine Mittelmeerdiät mit viel Obst, Salaten und Gemüse die Entzündungsneigung im Körper senkt.
Die Entstehung von Entzündungen wird erhöht durch eine Ernährung mit tierischem Eiweiß mit entzündungsfördernden Proteinen, wie NF-KB, TNF-α, COX-2, aus Fleisch, Wurst, Fisch, Geflügel. Auch durch viel Getreide-, Milchprodukte, Genussmittel, Kaffee, Schokolade, Zucker, Süßigkeiten, Salz.

Äpfel gegen Migräne

»Die Migräne kündigt sich an, der Griff zur Tablette scheint unausweichlich. Doch das chemische Präparat lässt sich unter Umständen umgehen. Dann nämlich, wenn Dehydratation Auslöser der peinigenden Kopfschmerzen ist. Das heißt, wenn die Betroffenen viel Flüssigkeit verloren haben, zum Beispiel bei Flugreisen oder Bergwanderungen.

Prophylaktisch, so Prof. Dr. med. Jürgen Kesselring von der Reha-Klinik Valens, könne man auch Acetylsalicylsäure (ASS) zu sich nehmen, womit er nicht in erster Linie einschlägige Präparate meint. Er rät vielmehr zum Verzehr von Äpfeln. Das Obst liefere zusätzliche Flüssigkeit und über die Schale eine bedeutende Menge an Salicylaten (entspricht Aspirin).« QUELLE: Zeitschrift BIO April 2009

Obst und Gemüse als Medizin
Die natürlichen Salicylate

Doch nicht nur in Äpfeln befindet sich natürliches Aspirin – Salicylaten –, sondern auch alle übrigen Gemüse- und Obstsorten beinhalten über 100.000 sekundäre Pflanzeninhaltsstoffe, und viele davon hemmen Entzündungen im Körper. Eine vegetarische vegane Ernährung mit mindestens 50 % basischer Rohkost in Form von Obst, Früchten, Samen, Salaten und Gemüse ist eine gute Entzündungsvorbeugung.

Entzündungen aus der geistigen Sicht

Der Mensch ist, was er isst, und was er denkt! Unser Körper reagiert nicht nur auf das, was wir essen, sondern auch auf das was wir senden. Durch negative Gedanken, Worte und Handlungen verändert sich die Chemie des Körpers und es können Entzündungen entstehen, z.B. durch Hass, Ärger, Frust, Groll, etc. auch wenn wir es nicht offen zeigen.

Gesund werden durch Phytochemikalien
Die sekundären Pflanzeninhaltsstoffe

Der „pharmakologische Effekt" von Obst und Gemüse wirkt in unserem Körper wie Medizin. Pflanzen und pflanzliche Nahrungsmittel wie Samen, Getreide, Obst und Gemüse enthalten zahlreiche bioaktive Substanzen. Derzeit sind ca. 100.000 sekundäre Pflanzen-Inhaltsstoffe identifiziert:

- Phenolische Verbindungen: Phenolsäuren, Polyphenole, Xanthone, Phenylpropanoide, Stilbene, Glykoside
- Isoprenoide Verbindungen: Terpene, Phytoöstrogene, Steroide, Glykoside, Glukosinolate, Alkaloide: Teobromin, Teofilin, Koffein und Nikotin
- Carotinoide, Flavonoide, Isoflavonoide, Phytosterine, Speicherlipide, Saponine
- Aminosäuren: Sulfide, Alliin, Canavanin, Chlorophyll
- Enzyme und natürliche Salicylate
- Ballaststoffe, Lignin, Chitin, Inulin, Guar, Agar, Pektin, Dextrine, Cellulose

»Eure Nahrungsmittel sollen Heilmittel
und eure Heilmittel sollen Nahrungsmittel sein!«

Diese Aussage des berühmten griechischen Arztes und
Philosophen Hippokrates findet eine Bestätigung in den ak-
tuellen Erkenntnissen über die sekundären Pflanzeninhaltsstoffe und ihre positiven Effekte für die Gesundheit.

Jahrzehntelang wurden sie als ernährungsüberflüssig ein-
gestuft, weil sie keinen Nährstoffcharakter haben. Inzwischen hat die Forschung erkannt, dass diese sekundären
Pflanzeninhaltsstoffe in vegetarischer Nahrung, ähnlich wie
in Arzneipflanzen, einen pharmakologischen Effekt ausüben
und damit eine gesundheitsfördernde Wirkung haben:

- Schmerzlindernd, entzündungshemmend
- Schutzfaktoren gegen UV-Sonnenlicht, Umweltgifte,
  freie Radikale, oxidativen Stress
- Krebs vorbeugend, Anregung des Immunsystems
- Regulierung des Blutzuckerspiegels
- Senkung des Blutdrucks, Cholesterin senkend, blutver-
  dünnender und antithrombotischer Effekt, Herz- und
  Gefäß schützende Wirkung, Arteriosklerose vorbeugend
- Natürliches Antibiotika: bakterizid, antimikrobiell
- Schwermetall ausleitend
- Hormon regulierend

FAZIT

Zu empfehlen bei der vegetarisch veganen Ernährung ist,
wenig gekochte Nahrung zu sich nehmen, denn durch das
Erhitzen der Nahrungsmittel beim Kochen, gehen wertvolle
Vitamine, Enzyme und ein großer Teil der Phytochemikalien
verloren.

»Vielen Zivilisationskrankheiten kann man vorbeugen und
erfolgreich therapieren, wenn man aufhört Tiere zu essen,
Vegetarier Veganer wird und den Frischkostanteil in der
Ernährung erhöht.«

»Eine vegetarische Ernährung ist eine gute Basis für die Gesundheit und unsere geistige Entwicklung. Aber noch wichtiger als die Ernährung ist eine positive Lebenseinstellung und Denkweise.«

»Wer sich friedfertig – ohne Tierleid – und vegetarisch vegan ernährt und die Natur achtet, wird auch sensibel für seine Mitmenschen und trägt dazu bei, dass es in dieser Welt besser wird.«

»Eine vegetarische vegane Ernährung ist ein guter Beitrag, damit diese Welt besser wird.«

Schlank werden durch vegetarisch vegane Ernährung

Jeder träumt von einem schlanken durchtrainierten Körper. In allen Medien wird das Schönheitsideal einer jugendlich straffen Figur – ohne ein Gramm Fett – propagiert.
Doch in den wenigsten Fällen sind die Abspeckversuche mit Diäten dauerhaft erfolgreich.
Die hoch gepriesene Eiweiß-Diät, früher Atkins-Diät genannt, hat auf Grund der Abbauprodukte des Eiweißstoffwechsels, Harnstoff, Ammoniak, Harnsäure etc. viele Nebenwirkungen für den Körper.
Sie fördert Krebs, Nierenprobleme, Arterienverkalkung, erhöht das Risiko für Bluthochdruck, Herzinfarkt, Schlaganfall, Thrombosen, Krampfadern, Schmerzen, Entzündungen, Rheuma, Arthritis, Arthrose, Osteoporose, Katarakt, Allergien, Hautprobleme und schlechten Körper- und Mundgeruch.

Die Zeitschriften-Artikel und die Werbung über die Vorteile der Eiweiß-Diät für den Muskelaufbau und um schlank zu sein, sind eine ausgeklügelte Marketing-Strategie der mächtigen Fleisch-Fisch-Industrie.
Viele Menschen sind Opfer der Medien-Manipulation dieser Wirtschafts-Kreise, und die Folge davon ist, dass noch mehr Millionen von Tieren geschlachtet werden.

Übergewicht und Psychosomatik

Unser Körper ist ein Spiegel der Seele.
Die Körperform macht im Äußeren sichtbar, was im Unterbewusstsein und in der Seele aktiv ist.
Die Neigung zu Übergewicht wird beeinflusst durch verschiedene negative Gedankenmuster und Fehlhaltungen:

- Der übergewichtige Mensch neigt zu Trägheit des Gemüts, Bequemlichkeit und „Sich-Gehen-Lassen".
- Der Übergewichtige schleppt „schwere Gedanken" mit sich herum.
- Vieles Essen sind Kompensationsmechanismen gegen Frustration, depressive Verstimmungen, Traurigkeit, innere Unruhe durch ständiges Grübeln über „schwere Gedanken", Sorgen, Probleme, Vergangenheit, was andere falsch machen uvm.
- Ess-Sucht ist eine Form der Ich-Bezogenheit, alles nur für mich. Der Mensch sucht durch das Essen nach Glücksgefühlen und Energie, weil er in einigen Aspekten des Lebens unglücklich ist oder an Energiemangel leidet.
- Der Mensch ist in Erwartungshaltung und will das haben, was er selbst anderen nicht gibt, z.B. Anerkennung, Geborgenheit, Liebe.
- Er sieht sich oft als Opfer und sucht die Ursachen seiner Probleme bei seinen Mitmenschen, selten jedoch bei sich. Er beschuldigt oder attackiert andere mit negativen Gedanken, dadurch bildet und „formt" er ein „symbolisches Schutzschild" (Fettschicht) um sich.
- Er scheint oft gutmütig zu sein, doch in vielen Fällen täuscht das auf Grund der Trägheit. Im Inneren kocht oft ein Vulkan, durch unterdrückten Ärger und Aggressionen.

Abnehmen beginnt im Kopf!
Es erfordert Selbsterforschung, um die o.g. seelischen Fehlhaltungen zu korrigieren.

Tipps zum Abnehmen

- Langsam essen, gut kauen, hilft schlank zu sein.
- Sich angewöhnen, nicht mehr essen, als das, was der Körper braucht.
- Kein Tier essen: weder Fleisch, Fisch, Wurst oder Geflügel.
- 2 bis 3 Liter gutes Wasser oder andere Flüssigkeit am Tag trinken.
- Zucker, Süßigkeiten und künstliches Vitamin C fördern Wasser-Ansammlungen im Bindegewebe und verhindern das Abnehmen.
- Salz blockiert die Nieren, bindet Wasser im Bindegewebe und ist auch ein Störfaktor für die Entschlackung des Körpers und die Gewichtreduktion.
- Wenig Zucker und stärkereiche Lebensmittel (Weißmehl) zu sich nehmen.
- Pasta, Nudeln, Pizza nicht allein, immer in Kombination mit Gemüse oder Salat essen. Solche stärkehaltigen Nahrungsmittel, auch Kartoffeln, Reis, Bananen etc. sollten nicht die Basis unserer Ernährung sein.
- Kochgewohnheiten ändern, mit wenig Fett kochen, wenig braten oder frittieren, Backblech, Wok und Dünsten bevorzugen, Gemüse bissfest kochen.
- Natürliche Vitamin C- und magnesiumreiche Nahrungsmittel essen.
- Glutamat, Süßstoffe, Fertiggerichte, fett-, kalorienarme- und Light-Produkte, sowie denaturierte industriell verarbeitete Nahrungsmittel meiden.
- Sobald Hungergefühle aufkommen, zuerst 1 Glas Wasser trinken, dann bei Bedarf zu Äpfeln, Wassermelone, Karotten, Gurkenstücken etc. greifen.
- Suppentag, Obst-Tag, Gemüse-Tag, Trinkkur-Tag einplanen.
- Bewegung, Sport treiben, Infrarotkabine, Sauna etc.

Um Erfolg beim Abnehmen zu haben ist eine Umstellung der Leben- und Ernährungsweise viel effektiver, als Diäten, Eiweißpulver oder Schlankheitspillen.

Wer abnehmen möchte, muss seine Energiezufuhr senken, dass bedeutet weniger essen, insbesondere die Nahrungsmittel meiden, die eine hohe Energiedichte aufweisen. Stattdessen Nahrungsmittel konsumieren, die ihre Energie langsam an den Körper abgeben mit niedrigem glykämischen Index und Kalorien z.B. Gemüse, Salat, Obst.

Der Darm spielt eine wichtige Rolle

Ist der Darm verstopft oder durch Rückstau belastet, ist das eine Behinderung für das Abnehmen. Die Leber-Galle-Reinigungs-Kur und die Darmsanierung, mit Colon-Hydro-Therapie, sind hier eine große Hilfe, denn sie lösen Blockaden, die das Abnehmen verhindern. Diese Behandlungen, kombiniert mit Bauchmassage, hat vielen von unseren Patienten geholfen, Übergewicht, Cellulite und Beinprobleme zu beseitigen.

Die beste Ernährungsart zum Abnehmen

Vegetarisch vegane Ernährung mit wenig gekochten Nahrungsmitteln und 50 bis 100 % Frisch- oder Rohkost. Die Basis unserer Ernährung sollte zu mindestens 80 % aus Gemüse, Salat und Obst bestehen. Diese sind kalorienarm, sättigend durch Ballaststoffe, reich an Vitaminen, Mineralien und sekundären Pflanzenstoffen – eine komplexe Mischung, die keine Vitaminpille ersetzen kann.

Cellulose-Diät: Nahrungsmittel essen, die viele Ballaststoffe – Cellulose beinhalten. Wenig Vollkornbrot sondern rohes Gemüse in Form von Salaten, Zucchini, Gurken, Tomaten ... und Obst, Wassermelone, Nektarinen
Cellulose-Diät hat den Vorteil, sie füllt den Magen, macht schnell satt, reinigt den Darm, entgiftet und entschlackt den Körper, enthält viel Wasser und hat kaum Kalorien.

Der Sinn

der

Krankheit

Der Sinn der Krankheit

Jede Krankheit oder jedes Symptom hat einen Sinn. Der Körper hat zwei Neigungen oder eingebaute automatische Programme, die „Selbstreparatur" und die „Reinheit".
Die Selbstheilungskräfte – der innere Arzt – sind immer bestrebt, den Körper rein und gesund zu erhalten, damit er richtig funktionieren kann.
Wenn wir uns verletzen, eine kleine Wunde verursachen, werden die Reparatur- und Verteidigungsmechanismen des Körpers sofort aktiviert. Bei Kindern heilt alles schneller als bei älteren Menschen. Kleine oberflächliche Wunden können in 3 bis 7 Tagen heilen. Bei tieferen Wunden kann es länger dauern. Beim letzteren Fall kann es eine Hilfe sein, wenn der Arzt die Wunde näht und die Wundränder zusammen fügt, dadurch hat der Körper es leichter, das verletzte Gewebe zu reparieren.

»Unser Körper besteht aus ca. 100 Billionen Zellen, die alle miteinander in Verbindung stehen und laufend Informationen austauschen. In jeder Zelle finden ca. 100.000 chemische Reaktionen pro Sekunde statt!

Alles Leben, ob Tier, Pflanze oder Mensch, wird von feinen elektrischen Strömen gesteuert. Das Sehen, als Sinneswahrnehmung, ist letztlich ein „elektrischer Vorgang" in den Sinneszellen, der Netzhaut des Auges.

Unser Blut transportiert nicht nur Sauerstoff und Nähr-Stoffe, sondern auch einen Elektronenstrom. Der ganze Organismus ist ein unsichtbares System von elektrischen und magnetischen Feldern.

Die Wissenschaft hat bis heute noch nicht herausgefunden, welcher Dirigent dieses gigantische Orchester des menschlichen Körpers so perfekt steuert!« QUELLE: „Welt der Wunder" 1/2010

Unser Körper ist eine wunderbare Maschine, die sich selbsttätig reparieren kann. Bei so viel Perfektion – ist es doch fraglich warum er trotzdem krank wird?

»Die Ursache aller Krankheiten, auch derer mit scheinbar äußerer Beeinflussung, ist seelischer Natur. Die eigentliche Ursache ist die falsche geistige Einstellung zum Leben, zur Schöpfung, zur Natur, zu Gott.«

Diese Aussage von Paracelsus definiert die Ganzheitsmedizin und zeigt, wo die Ursachen einer Krankheit liegen. Sie zeigt auch, dass wir, um die Krankheiten verstehen zu können, sie aus der körperlichen und seelischen Perspektive betrachten müssen.

»Eigentlich müssten wir modernen Menschen so gesund, wie nie zuvor sein, denn in keiner Zeit-Epoche wurde so viel Geld für die Gesundheit ausgegeben wie in der heutigen. Ein kranker Mensch müsste eigentlich die große Ausnahme sein. Jedoch es ist nicht so. Noch nie waren die Menschen so krank wie heute! Die meisten Menschen betrachten die Krankheit als einen Schicksalsschlag, als Laune der Natur oder einfach als Zufall, der den einen trifft und den anderen genauso zufällig verschont«. Kurt Tepperwein, Heilpraktiker, Autor

Warum werden wir krank?

Früher, im kirchlich geprägten Mittelalter, wurde die Krankheit als Strafe Gottes angesehen. Die chinesische Medizin geht davon aus, dass Energie-Blockaden die Ursachen der Krankheit darstellen könnten.

In der modernen Medizin werden die Ursachen im Äußeren gesucht, als Zufall der Genetik, Gen-Defekt, schlechte Erbanlage, Altersverschleiß, Krankheitserreger oder Umwelteinflüsse.

Ungesunde Lebensweise und Fehlernährung werden auch als Ursache der Krankheit betrachtet, aber dagegen getan wird wenig oder gar nichts.

Während des Medizinstudiums lernen wir Ärzte Krankheiten zu diagnostizieren, jedoch nichts über die Vorbeugung durch gesunde Ernährung und Lebensweise. Wir lernen die Reparatur-Medizin und die Symptombehandlungen und alles, was die Pharma-Industrie und Medizin-Technik vorgeben. Auch das ist wichtig und bei Notfällen kann es lebensrettend sein. Jedoch sind diese Techniken leider nur sehr einseitig, weil die „Evidenz basierte Medizin" sich nicht mit den geistigen Hintergründen der Krankheit und des Seelenlebens beschäftigt.

Wie kann man Krankheit definieren?

In vielen Fällen ist das, was wir als Krankheit verstehen, in Wirklichkeit der Versuch des Organismus, die Gesundheit wiederherzustellen. Bei chronischen, degenerativen Erkrankungen wurden jahrelang die Signale des Körpers ignoriert oder sie wurden nur symptomatisch behandelt.

Eine Krankheit hat nicht nur eine Ursache, es ist die Summe mehrerer Faktoren!

Krankheit ist ein Signal des Körpers oder der Seele, eine Botschaft die sagt, dass wir etwas falsch machen und ändern sollten. Aber was?

»Was man als Krankheit betrachtet ist nicht die eigentliche Krankheit, sondern nur ihr Symptom, ihr Ausdruck im Körper.«

»Krankheit ist die Information des Organismus, dass da etwas nicht stimmt, die Folge von gespeicherten falschen Informationen im Körper, negative krankmachende Gefühls- und Gedankenmuster.«

»Die Krankheit sagt uns, dass wir Ordnung und Harmonie wieder herstellen müssen, und unser Denken, Reden und Handeln in Einklang mit dem kosmischen Gesetz der Liebe und Einheit bringen sollen.«

Jeder Krankheit liegt ein Fehlverhalten des Menschen als Ursache zugrunde, Verstöße gegen das kosmische Gesetz der Liebe. Diese gehen als Schatten oder Belastungen in die Seele ein und wirken von dort auf unseren Körper.

Wir leben nicht nur einmal auf dieser Erde. Krankheit und Schicksalsschläge können mehrere Ursachen haben und sind ein Abtragen von Schatten und Belastungen der Seele aus diesem oder aus vorherigen Leben, die zum Körper fließen.

So, wie uns negatives Denken und Leben krank macht, kann uns positives Denken zur Heilung führen. Die ersten positiven Schritte in Richtung Heilsein sind: Selbsterkenntnis, Reue, Vergebung und Wiedergutmachung.

Dies setzt das Akzeptieren der Krankheit voraus und das Eingeständnis, selbst dafür verantwortlich zu sein, denn nichts und niemand sonst ist daran schuld!

Wie entstehen Krankheiten? Was macht uns krank?

Krankheit und Gesundheit haben ihren Sitz im Gehirn, in der Gefühls- und Gedankenwelt. Krank werden wir, wenn wir den Sinn des Lebens nicht erkennen und die Ego-Aspekte des Charakters nicht abbauen.

Wir Menschen neigen dazu, alles aus der eigenen Perspektive und Ego-Brille zu betrachten. Alle sollen so wie ich denken. Ich bin besser als andere, meine Religion, mein Fußballverein oder meine politische Partei, sind die Besten.

Oft handeln wir anderen Menschen gegenüber ungerecht und sind unfähig, uns in andere Menschen einzufühlen. Unsere Ichbezogenheit macht uns „blind".

Das eigene Ego hat viele Facetten, es kann sich in Form von Ungeduld, Eifersucht, Rache, Wut, Trauer um Verstorbene, Diebstahl, Korruption, Machtansprüche uvm. äußern.

Je mehr Ichbezogenheit, desto mehr Streit gibt es in Ehe, Partnerschaft, Familie, Betrieben, Ländern. Oft pflegen wir Disharmonien z.B. mit unruhiger Musik, hastiges oder vieles Essen, schnelles oder lautes Sprechen, Unordnung oder Schmutz in unseren Räumlichkeiten.

Wir Menschen sind oft negativ gepolt und sehen nur das Negative in anderen. Es mangelt uns an Selbsterkenntnis, denn was uns bei anderen stört, haben wir selbst in gleicher oder ähnlicher Weise. Was uns massiv ärgert, haben wir selbst oder in einer ähnlichen Art.
Die Schuld wird häufig anderen gegeben und es werden die eigenen Fehlhaltungen auf den Nächsten projiziert, was zu Stagnation führen kann.

Wenn ich nicht in Frieden mit meiner Umwelt, mit mir oder mit anderen Menschen lebe, dann bin ich gegen etwas oder jemanden, ich bin im Streit und Krieg mit anderen.
Trennungen zwischen Menschen sind oft auf Vorurteile, Vorwürfe, Abwertung, Richten und Urteilen zurückzuführen.
Wir sind oft gefangen in der Vergangenheit, in den Enttäuschungen, in den Verletzungen, die uns andere zugefügt haben. Oder wir leben mit Schuldgefühlen, statt aus den Fehlern zu lernen, wieder aufzustehen und nach vorne zu schauen.
Wir saugen Energie und Aufmerksamkeit von anderen, wenn wir Liebe oder Anerkennung erwarten, wenn wir viel reden, z.B. über unsere Probleme oder Krankheiten.
Wir lieben selten selbstlos und passen uns zu sehr an andere Menschen an, oder binden uns an sie.
Krank können wir werden, wenn wir nicht ehrlich sind, oder eine Rolle spielen, Programmen oder fremden Verhaltensmustern folgen, oder nach dem Verstand und der Meinung anderer Menschen leben.

Wir leben oft nicht so wie wir in Wirklichkeit leben wollen, da wir uns zu abhängig von anderen Menschen machen und folglich können wir uns nicht frei entfalten.
Wir lassen uns von bestimmten und falschen Mustern aus der Kindheit oder von gewissen Vorbildern, wie Prominente, Schauspieler, Sänger, Sportler, beeinflussen.
Wir sind oft nicht in uns zentriert. Demnach leben wir mit unseren Gedanken außerhalb von uns, und lassen unsere Gedanken ständig um Probleme, Sorgen, Ängste, Negativi-

tät von anderen, Streit, Vergangenheit, Sein- und Haben-Wollen kreisen.

Dadurch verlieren wir viel Energie und leiden an selbst gemachtem Stress und innerer Unruhe.

Wir haben nicht gelernt, unsere Gedanken einigermaßen unter Kontrolle zu halten und die Situationen, das Leben und die Welt aus der geistigen Perspektive zu betrachten.

Wir sind oft unzufrieden statt erfüllt, weil wir uns zu sehr an die Materie binden und uns von Wünschen steuern lassen. Insbesondere dann, wenn wir einem Job nur des Geldes wegen nachgehen, anstatt unsere Lebensaufgabe zu suchen und darin Erfüllung zu finden. Bei vielen fehlt die Sehnsucht nach Harmonie, nach dem Feinen und dem Edlen.

Wir haben vergessen, wer wir wirklich sind, nämlich inkarnierte Geistwesen der Liebe mit einer bestimmten Aufgabe.

Das und vieles mehr kann uns krank machen. Um gesund zu werden, sollten wir diese Fehlhaltungen ändern.

FAZIT

»Der normale Zustand des Menschen ist die Gesundheit und nicht die Krankheit.«

»Wenn wir gesund werden wollen, sollten wir uns ändern und uns mit dem Sinn, sowohl der Krankheit als auch des Lebens, beschäftigen.«

»Wir sind nicht von dieser Welt. Wir sind inkarnierte Geistwesen in einem materiellen Körper. Wir kommen und gehen auf diese Erde, wenn wir etwas zu erledigen haben.«

»Der Sinn des Lebens ist lernen, unser Bewusstsein erweitern, frei werden von Belastungen der Seele, die geistige Evolution anstreben, die All-Einheit erlangen mit Mensch, Natur und Tier – unsere Lebensaufgabe, unsere Gabe finden, anderen dienen, etwas beitragen, damit diese Welt besser wird, wieder das werden, was wir in Wirklichkeit sind, Lichtwesen, Wesen der Liebe, Eins sein mit der Quelle, Gott.«

Arten von Krankheiten

Krankheiten bei Tieren

Tiere haben eine Seele nicht wie unsere, mit sieben Energiezentren oder Chakras, sondern eine Teilseele und sind energetisch mit dem Energiefeld ihrer Spezies verbunden. Tiere besitzen eine reine Seele und können sich nicht seelisch belasten. Das Verhalten und der Instinkt der Tiere sind durch die Negativität des Menschen im Laufe der Jahrhunderte stark beeinflusst worden und sind ganz anders, als sie es ursprünglich waren. Moderne Studien der Naturforscher haben gezeigt, dass 90 % der Dinosaurier Vegetarier waren, und die meisten fleischfressenden Dinosaurier, z.B. Tyrannosaurus Rex, keine Jäger waren, sondern Aasfresser. Auch viele Raubtiere der jetzigen Zeit waren ursprünglich Aasfresser.

Wenn wilde Tiere uns angreifen, geschieht dies nur dann, wenn wir in einem Vorleben gegen die Tierwelt gehandelt haben und dadurch in unserer Seele ein entsprechender Schatten oder eine Belastung liegen.

Wenn Tiere krank werden, geschieht dies nicht auf Grund eigener Verschuldung, sondern weil sie negative Energien von uns Menschen übernommen haben.

Die so genannten Nutztiere in der Massentierhaltung werden krank durch die schlechten Lebensbedingungen, z.B. in engen Räumen mit ammoniakhaltigem Gestank, ohne Bewegung und Leben ohne Sonnenlicht.

Wenn Haustiere krank werden, geschieht dies oft wegen des Tierfutters aus Fleischnebenerzeugnissen (Fleisch und Fisch dritter Qualität, Abfälle vom Schlachthof), das sie täglich verzehren. Haustiere werden meistens dann krank, wenn die Atmosphäre in diesem Haus mit Spannungsfeldern „krank" ist, oder wenn Besitzer oder die Familie ständig viel Negativität aussenden.

Tiere tragen Aspekte der Liebe und des Friedens in sich. Sie sind ein Teil der Schöpfung, der Mutter Erde und möchten uns immer dienen, helfen und unsere Freunde sein.

Erbkrankheiten oder Karma-Krankheiten

In der klassischen Medizin werden die Ursachen der Krankheit nach wie vor vorwiegend im Äußeren, auf materieller Ebene gesucht, z.B. bei Krankheitserregern, Verschleiß, Stress, Schadstoffen, Umwelteinflüssen.
Zivilisationskrankheiten und degenerative Erkrankungen werden meistens durch jahrelange Fehlernährung und ungesunde Denk- und Lebensweise hervorgerufen.

Ein weiteres Feld, das für die Entstehung von Krankheiten verantwortlich gemacht wird, ist die Genetik.
Es ist kein Zufall, welche Eltern und Familie wir anziehen.
Wir erben einen Teil der Gene von unseren Eltern.
Oft sind karmische Belastungen, Schwingungen, Denk- und Charaktermuster ähnlich.

Die Gene sind jedoch keine passiven Strukturen, die stereotyp in immer gleicher Weise „funktionieren". Unsere DNA ist ein gigantischer Informationsspeicher, der interaktiv auf Ernährung und Lebensweise, aber vor allem auf unsere Gedanken, Worte und Handlungen „reagiert".

In den Genen sind auch die Informationen aus allen unseren Vorleben gespeichert. Die Art unserer Gedanken, Worte und Handlungen hat einen starken Einfluss auf unsere Gene und unseren Gesundheitszustand.
Die Ursache der Krankheit sind wir selbst und der Weg zur Gesundheit liegt in uns. Unser Aussehen und das aktuelle genetische Muster sind das Ergebnis unserer Gedanken- und Gefühlswelt, unserer Worte und Handlungen aus diesem Leben oder aus vorherigen Inkarnationen.

Wir leben nicht nur einmal, unsere Seele lebt weiter nach dem physischen Tod. Reinkarnation ist keine Esoterik, sondern eine geistige kosmische Gesetzmäßigkeit, die uns helfen kann, vieles besser zu verstehen. Solange die moderne Medizin nicht erkennt, dass der Mensch sich seine Krankheit im weitesten Sinn selbst geschaffen hat, wird sie blind bleiben.

Krankheiten bei Neugeborenen und kleinen Kindern

In solchen Fällen liegt die Ursache immer in einem Vorleben. Siehe Kapitel „Reinkarnation" auf Seite 177.

Kinder, die mit einer Behinderung und schweren Krankheit auf die Welt kommen, scheinen einem Schicksalsschlag zu unterliegen. Es deutet aber auf eine Belastung der Seele in früheren Leben hin: Verstöße gegen das Gesetz der Liebe, gegen Menschen, Natur oder Tiere.

Geistig gesehen, gibt es in einem solchen Schicksalsschlag positive Aspekte zu entdecken. In diesem Zustand kann sich ein Kind in diesem Leben nicht mehr belasten.

Solche Kinder haben in wenigen Jahren, in einer kurzen Zeitspanne die Möglichkeit, eine große Seelenschuld zu tilgen oder abzutragen.

Auch die Eltern haben eine karmische Verbindung zu diesem Kind und können dadurch eine Seelenlast abtragen und viel dabei lernen. Wenn behinderte oder schwer kranke Kinder diese Welt verlassen, sind ihre Seelen oft viel lichter als zuvor. Das, was wir als schwere genetische Mutationen bezeichnen und die damit einhergehenden Missbildungen sind keine Fehler oder Irrtümer, sondern eine Projektion der Schatten oder Belastungen der Seele.

Es gibt Menschen, die viel Leid, Krankheit und Schmerz ihr ganzes Leben tragen. Meistens haben sie anderen Menschen Gleiches oder Ähnliches angetan, denn das, was wir anderen antun, kommt irgendwann auf uns zurück.

Es gibt keine Ungerechtigkeit. Dies zu akzeptieren verhilft dazu, die jetzige Situation der Welt und das Leid der Menschen zu verstehen.

So ein Leben ist ein Abtragen und durch dieses Leid fließt eine Seelenschuld zum Körper. Wenn wir auf dieser Erde inkarnieren, haben wir die Möglichkeit, die Schatten der Seele schneller als im Jenseits abzubauen.

Es gibt auch Seelen, die sich als Mensch inkarnieren, die an Krankheit und Schicksalsschlägen leiden, weil sie eine Schuld von verwandten Seelen aus Liebe auf sich genommen haben. Aber das ist selten der Fall.

Die psychosomatischen Erkrankungen

Im Laufe der Geschichte gab es immer wieder Menschen, die geahnt haben, dass die Krankheiten einen seelischen Anteil haben.

»Es gibt keine von der Seele getrennte
Krankheit des Körpers.«

Sokrates (469-399 v. Chr.), Philosoph

»Das aber ist der größte Fehler bei der Behandlung von Krankheiten, dass es Ärzte für den Körper und Ärzte für die Seele gibt, wo doch beides nicht getrennt werden kann.«

Platon (428-348 v. Chr.), Philosoph

»Die Ursache aller Krankheiten, auch derer mit scheinbar äußerer Beeinflussung, ist seelischer Natur. Die eigentliche Ursache ist die falsche geistige Einstellung zum Leben, zur Schöpfung, zur Natur, zu Gott.«

»Erst die Selbsterkenntnis des Kranken führt zur Heilung, die Medizin tritt als Kunst herzu mit der Religion als Basis.«

»Voraussetzung für die Gesundheit ist die Harmonie, das Eins werden mit sich selbst und mit Gott.«

Paracelsus (1493-1541), Arzt, Alchemist, Astrologe, Mystiker, Theologe, Philosoph

»Erst als man den Zustand ihrer Seele erkannte und da Ordnung hineinbrachte, ging es mit dem körperlichen Leiden auch besser.«

Kneipp (1821-1897), Priester, Hydrotherapeut

»Der Körper kann von sich aus nicht krank werden, er ist nur die Projektionsfläche des Bewusstseins. Er ist wie eine Leinwand, die von sich aus keine Bilder entstehen lassen kann. Die Gedanken sind der Film, und das Bewusstsein entscheidet, welcher Film gerade läuft.«

Kurt Tepperwein, Heilpraktiker, Autor

Der deutsche Arzt und Psychiater Dr. med. Heinroth (1773-1843) war der Erste, der sich mit Psychosomatik beschäftigte. Er wurde damals ausgelacht, als er äußerte, dass körperliche Krankheiten psychische Ursachen haben könnten. Er war der Meinung, dass der Patient seine Lebenseinstellung und Lebensführung ändern sollte, um gesund zu werden.

Alle Krankheiten haben einen seelischen Anteil. Wichtige Voraussetzungen auf dem Weg zur Gesundheit und der geistigen Evolution sind, auf die Signale des Körpers zu achten, Selbstbeobachtung, Selbsterkenntnis und positive Veränderungen im Leben durch „innere Arbeit" an sich selbst.

Die Psyche des Menschen ist nicht einfach zu verstehen, denn oft ist mit der Krankheit ein Gewinn oder sekundärer Vorteil verbunden.

Krankheitsgewinn – Sekundärer Vorteil der Krankheit

Schon Sigmund Freud, der Begründer der Psychoanalyse, hat sich mit dem Thema Krankheitsgewinn beschäftigt. Der Krankheitsgewinn ist eine Bezeichnung für die Vorteile, die der Patient aus seiner Diagnose oder Krankheit bewusst oder unbewusst zieht, z.B.:

- Der Patient wird geschont und bekommt mehr Energie, Zuwendung, Mitleid von anderen.
- Er kann von seinen Alltagspflichten entbunden werden.
- Er darf für ein paar Tage, Wochen oder Monate zu Hause bleiben, frei machen, nicht mehr arbeiten oder zur Schule gehen.
- Muss bestimmten schweren Arbeiten nicht mehr nachgehen oder bekommt eine bescheinigte Arbeitsunfähigkeit vom Arzt.
- Kann Konflikten, schmerzlichen oder unangenehmen Situationen aus dem Weg gehen, z.B. das plötzliche Erkranken vor einer Hochzeit, unangenehmes Gespräch, einem Gerichtsverfahren, einer schweren Prüfung in der Schule oder Universität.

- Durch Kopfschmerzen oder Migräne kann der Betroffene sich vor den sexuellen Wünschen des Partners schützen.
- Durch eine Depression oder eine andere Krankheit könnte der Partner oder andere Familienmitglieder ausgenutzt, erpresst, tyrannisiert oder unter Druck gesetzt werden.
- Er kann wirtschaftliche Unterstützung von der Krankenkasse oder vom Staat einfordern.
- Er kann evtl. früher in Rente gehen.

Der „primäre Krankheitsgewinn" sind Vorteile, die der kranke Mensch bewusst oder unbewusst aus seinen Symptomen zieht.

Der „sekundäre Krankheitsgewinn" sind die Vorteile, die der kranke Mensch aus den Folgen der Symptome zieht, wie z.B. der Gewinn an Aufmerksamkeit, Beachtung, Schonung durch seine Umwelt.
Menschen, deren Lebensinhalt eine chronische Krankheit ist, verhalten sich oft wie „Vampire" und saugen Energie von anderen.
Das viele reden über Symptome, Krankheiten, Arztbesuche und Operationen, ist auch eine Art, Aufmerksamkeit auf sich zu ziehen und Energie von anderen stehlen.

Früher, im alten Griechenland, haben sich die Menschen geschämt, wenn sie krank waren, denn Krankheit bedeutete für sie, dass sie gegen kosmische Gesetze verstoßen hatten.

Der „tertiäre Krankheitsgewinn" sind die Vorteile für die Umgebung des Erkrankten, z.B. Partner, Kinder oder andere Familienangehörige.

„Simulation" ist die absichtlich bewusste Vortäuschung und Nachahmung von Krankheitssymptomen, ohne richtig krank zu sein.

Bei „Aggravation" sind echte Krankheitsveränderungen vorhanden, diese werden absichtlich überbetont, z.B. Wirbelsäulenveränderungen bei Rückenschmerzen.

Das krankmachende Unterbewusstsein

»Gedanken sind Energien, gleichsam Kapseln, Hülsen. Hinter all unseren Gedanken und Worten laufen Bilder, ja ganze Bildfolgen ab, die wir im Ober- und Unterbewusstsein speichern, aber auch in unserer Seele und in entsprechenden Planetenkonstellationen.
Wir Menschen denken und sprechen in Bildern, die Inhalte haben. Aber wir erleben selten unsere Verhaltensweisen in Bildern, weil unsere Denkvorgänge viel zu schnell ablaufen und wir zu schnell und unkontrolliert sprechen.

Alle Zellen des Körpers und alle Organe haben ein Verbundbewusstsein, das aus Ober-, Unter- und Geistbewusstsein besteht. Die Körperzellen und Organe kommunizieren ständig mit unserem Gehirn, dem Ober- und Unterbewusstsein. Meistens ist es uns nicht bewusst, was wir in unserem Gehirn speichern.
Das, was wir vergessen haben, was in der Vergangenheit liegt, nennen wir vielfach unser Unterbewusstsein. Durch unsere negativen Aktionen und Reaktionen sind unser Oberbewusstsein und Unterbewusstsein gleichsam informationsgeladen.

Im **Oberbewusstsein** werden unsere willentlichen Eingaben, wie Vorstellungen, Sichtweisen, Scheinwelt und was wir glauben, was wir sind, gespeichert.
Oft sind es Programme der Täuschung. Wir glauben, dass wir das sind, was wir denken, sagen und tun. Wir leben oft in einer selbst geschaffenen Scheinrealität mit unserem angelernten und angelesenen Wissen.
Wir hinterfragen und ergründen uns zu selten und es mangelt uns oft an Selbsterkenntnis und analytischem Denken. Mit der Zeit wird das Gewissen stumpf und träge.

Das **Unterbewusstsein** speichert die Inhalte dessen, was wir von uns geben, unsere Denk- und Verhaltensmuster.

Es speichert bildhaft und genau, ohne Beeinflussung, die wahren Inhalte unserer Gedanken, Worte und Handlungen, das Unedle, die Ansprüche, Ambitionen, Erinnerungen aus der Vergangenheit, negative Gefühle und das Allzumenschliche.

Krankheiten, Unfälle und Schicksalsschläge haben meistens diese negativen Speicherungen als Ursache im Unterbewusstsein und in der Seele.

Das **Überbewusstsein** ist unser Geistbewusstsein, auch unser Gewissen und der Wesenskern der Seele, der Geist Gottes in uns. Er ist der Helfer, Mahner und geistige Führer in uns. Er sendet uns mahnende und helfende Impulse.

Unser Geistbewusstsein lässt sich nicht vom Ober- und Unterbewusstsein täuschen.

Wir sollten die Veredelung, Verfeinerung und ein geistiges Leben anstreben, damit wir die Impulse des Gewissens, das Göttliche in uns hören können.

Bei vielen Menschen ist die Gefühls- und Gewissenswaage ausgeschaltet. Dadurch wird das Unterbewusstsein mit der Zeit, verbunden mit niederen Programmen, autonom, es macht sich selbständig und der Mensch wird gesteuert. Siehe „Aufnahme von Fremdinformationen" auf Seite 53.

Die aktiven Speicherungen durch gegensätzliches Verhalten in Vorinkarnationen oder in diesem Leben nehmen nicht nur auf unsere Gesundheit Einfluss, sondern zeigen auch Auswirkung in anderen Lebensbereichen, wie z.B. in Form von Familien- und Partnerschafts-Problemen, Leid, Not, finanzielle Sorgen, Schicksalsschläge, Unfälle, Pannen, Misserfolge, Arbeitslosigkeit.

Die Körperschwingung reduziert sich, wenn das Unterbewusstsein autonom geworden ist und voll mit negativen Energien, grüblerischen Gedanken, Sorgen, Problemen, Gewalt, niedriger Sexualität und Selbstbezogenheit.

Das Gehirn bringt dann immer weniger Leistung, was zu Schwächezuständen führen kann.
Bei älteren Menschen ist oft festzustellen, wie der Körper unbeweglicher wird, die Arme und Beine werden steif. Die Trägheit des Gehirns spiegelt sich am ganzen Körper wider.

Wenn wir uns mit negativen Energien beschäftigen und um unser Ego kreisen, werden viel göttliche Energien vergeudet und es verringert sich die Gehirntätigkeit, was u.a. zu Vergesslichkeit, innerer Unruhe, Nervosität, Unsicherheit, Schwäche, Müdigkeit, Trägheit, Gleichgültigkeit und Kopfschmerzen führen kann.

Bei der Analyse der Gleichgültigkeit lassen sich diverse Fehlhaltungen finden, z.B. Ichbezogenheit, was bedeutet, dass der Mensch nur das eigene Wohl, seinen Nutzen und seine persönlichen Interessen im Auge hat. Wie es dem Mitmenschen, der Natur oder den Tieren geht, ist vielen egal. Das ist die Gleichgültigkeit oder Herzenskälte, wegen der die Menschheit erkrankt.

Vom Gehirn ausgehend werden alle Impulse über das Nervensystem an Muskeln, Organe, an jede einzelne Zelle, an jedes Blutgefäß, an alle Bausteine unseres Leibes weitergeleitet.
Alle Funktionen des Körpers werden vom Ober- und Unterbewusstsein bestimmt.

Unsere Seele ist eng mit dem Nervensystem verbunden. Die Selbstheilungskräfte, welche die göttlichen Kräfte sind, fließen entlang der Nervenbahnen zu den Organen und Zellstrukturen des Körpers.
Belastungen der Seele durch negatives Denken, Sprechen und Handeln bewirken Blockaden in diesem Energiefluss der Selbstheilungskräfte, die Schicksalsschläge und Krankheit zur Folge haben können.« QUELLE: Die Göttliche Weisheit (11)

Wie kann man das Unterbewusstsein „entleeren"?

- Um innere **Klarheit** ringen: Ich weiß, was ich will. Ich habe klare Ziele.
- **Achtsamkeit**: Bewusst leben. Wachsamkeit: Achte auf deine Gedanken, Worte und Handlungen. Denken, Reden und Handeln hinterfragen und analysieren.
- **Selbsterkenntnis**, Selbstanalyse, sich hinterfragen.
- Das Unterbewusstsein erforschen. Auf die Impulse des Gewissens und der **Tages-Energie** achten.
- Lernen zu unterscheiden: Was sind positive und was sind negative Gedanken und Worte und die letzteren nicht nähren.
- Uns immer daran erinnern, dass Gedanken und Worte Energien sind und dass alles was wir senden, auf uns zurückkommt.

- Bewusst sprechen, weniger unkontrolliert denken, Ordnung in unseren Gedanken anstreben.
- Aktiv werden, sich nicht als Opfer im Leben sehen.
- Lernen aus den Situationen des Lebens.
- **Dankbarkeit** im Leben haben.
- Die positiven Botschaften von Krankheit und Schicksalsschlägen erkennen.

- **Ordnung** im Leben und in den Beziehungen zu anderen Menschen schaffen.
- Auf Ordnung und Sauberkeit in unserer Umgebung, am Arbeitsplatz, in der Wohnung und im Auto achten, denn das hat einen Einfluss auf unseren Gemütszustand.
- Vergangenheit Schritt für Schritt in Ordnung bringen, Versöhnung anstreben, vergeben und um Vergebung bitten.

- Das **Gehirn** trainieren. Sich ein „neues geistiges Programm" erarbeiten und innere Werte entfalten.
- Sich für das Feine und das Edle, für die geistige Evolution entscheiden.
- Eine lebendige Beziehung zu Gott, der Schöpferkraft, aufbauen. Siehe auch Seite 301.

Das Gehirn für ein „höheres" Bewusstsein trainieren

»Durch ein geistiges Gehirntraining aktivieren wir die Selbstheilungskräfte in uns und tragen zu mehr Dynamik in unserer Gehirnaktivität und zur Energiesteigerung im Körper bei.

Diesen Prozess der Umwandlung schaffen wir kaum aus eigener Kraft, doch wir haben einen Helfer, der Gottes Geist in uns, mit dem wir uns verbinden können und das, so oft wir wollen.

Dieser Umwandlungs-, bzw. Unterstützungsprozess macht den Weg frei zum Geistbewusstsein, zum Geist Gottes, der uns dann mehr und mehr zu führen vermag.

Wir entwickeln dadurch ein Feingefühl, die Gefühls- und Gewissenswaage wird aktiviert und wir bekommen von Ihm mahnende Impulse, die uns helfen das Allzumenschliche umzuwandeln.

So aktivieren wir im positiven Sinne unser Ober- und Unterbewusstsein, stärken unser Gedächtnis und dadurch wird unsere Aura lichter und heller und wirkt wie ein Magnet für weitere positive Kräfte.

Unser Erdenleben ist eine große Chance. Wir sind auf dieser Erde um zu lernen, uns zu veredeln und um die geistige Evolution anzustreben.

Lernen bedeutet Umdenken, konsequentes Üben und Trainieren, um das falsche Denken immer wieder in die richtigen Bahnen zu lenken, um die Umprogrammierung zum Positiven zu erlangen.

Jeden Tag schenkt uns Gott, die geistige Kraft in uns, seine Energie, damit wir Belastungen der Seele, die wir in diesem Leben und in Vorinkarnationen geschaffen haben, erkennen und überwinden können, damit wir mehr und mehr in das Leben, in Seinem Geiste der Liebe hineinwachsen.«

QUELLE: Die Göttliche Weisheit (11)

Lebenshilfen zum Thema Unterbewusstsein

»Bleiben wir bei der Bejahung des Gottgewollten, dann wird mit der Zeit unser Unterbewusstsein reagieren und die von uns ausgehenden positiven Aspekte dem Körper übermitteln. Eine große Hilfe für eine wachsame, konzentrierte und gewissenhafte Lebensführung wäre, schon am Morgen eine entsprechend aufrechte innere und auch äußere Haltung einzunehmen und diese möglichst den ganzen Tag über beizubehalten.

Vollziehen sich die Abläufe unseres Denkens, Redens und Handelns diszipliniert, sind wir bestrebt, gesammelt, bewusst und geradlinig durch die wechselnden Tagessituationen zu gehen, so sparen wir viel Energie und bleiben ruhig, besonnen und frisch bis in den späten Abend.«

»Wir können uns vorgeben: Was du denkst, denke ganz.
Was du sprichst, sprich es bewusst.
Was du tust, sei voll konzentriert.
Sei du ganz bei allem, bei deinen Gedanken, Worten und Handlungen.«

»Wir müssen lernen, uns von nichts und von niemandem ablenken zu lassen. Nur auf diese Weise lernen wir intensive Konzentration.

Wer gesammelt bleibt, bleibt auch geistig wach. Er schließt sein Ober- und Unterbewusstsein auf für das Überbewusstsein, den Geist. Ihn kann keine Fremdsuggestion treffen.

Auf diese Weise polen wir das Unterbewusstsein zum Positiven um, so dass die positiven, die heilenden, die helfenden Kräfte in unserem Körper aktiv werden und wir die Sprache der Organe verstehen lernen.«

»Bewusstes positives Training unseres Gehirns steigert die Merkfähigkeit, Konzentration und auch das Erinnerungsvermögen. Ein geistig leistungsfähiges Gehirn entwickelt schöpferisches Denken und Wachheit, um das Überbewusstsein, das Geistbewusstsein, zu empfangen.«

>Trainieren wir unser Gehirn zum Positiven,
dann gewinnen wir innere Ruhe.«

>Wir werden die Sprache unseres Körpers vernehmen und gesunde Nahrung zu uns nehmen.
Wir werden ganz allmählich mit dem Überbewusstsein, dem Geist in uns, unsere Arbeit verrichten und uns auf alles, was wir tun, konzentrieren.
Ein positiv aktives Gehirn, ein gesundes, bewusstes Gedächtnis ist ein großer Schatz, ein Helfer bei unserer Arbeit, in der Familie, in allem, was wir denken, reden und tun. Wir sind lern- und leistungsstark, ein bewusster Denker und Redner, der im Sinne des Geistes handelt.«

QUELLE: Die Göttliche Weisheit (11)

Die Aufnahme von Fremdinformationen

>Wenn wir unbewusst leben und unser Verhalten nicht kontrollieren, dann nehmen wir täglich Fremdinformationen auf, die dann zu „Aufsitzern" auf unseren aktiven negativen Engrammen werden. Die Fremdinformationen werden zu Fremdprogrammen in uns, über die wir beeinflusst und sogar gesteuert werden können.
Wir nehmen Fremdprogramme auf, wenn wir uns von anderen bestimmen lassen, wenn wir deren Meinungen zu unseren Meinungen machen, egal ob Eltern, Partner, Freunde. Fremdprogramme erhalten wir über Radio, Musik, Fernsehen, Filme, Internet, Bücher, Zeitschriften. Aber auch über die unzähligen Informationen, die in der Atmosphäre schwingen und ihre Empfänger suchen.
Wir nehmen ständig Fremdprogramme auf, durch alles, was wir berühren, z.B. Türklinken, Handlauf von Geländern, Schlüssel, Besteck, Geschirr, Kugelschreiber, Computer, alle Tastaturen, an denen sich Menschen betätigt haben.
Auch über Menschen, Tiere, Pflanzen, Mineralien, Steine, Gegenstände, über Geruchs- und Geschmacksnerven, Nahrungsmittel und alles, was wir essen und trinken, Medikamente, Genussmittel, Drogen, über die Haut, Kosmetik, Salben, Cremes.

Lassen wir uns von diesen Fremdinformationen bestimmen, weil wir gleiches und ähnliches Gedankengut pflegen, dann sind wir an diese allzumenschliche Informationskette angeschlossen und gebunden. Dann tragen auch unsere Gene diese Fremdprogramme. Diese sind nicht nur schicksalsträchtig und schicksalsbestimmend für uns selbst geworden, sondern wir geben diese Negativ-Informationen auch an unsere Nachkommen weiter.

Alle Informationen, die wir Menschen aufnehmen, also uns zu eigen machen, prägen unsere Gene, Zellsysteme, Hautpartien, unseren Körper und unsere Seele.«

QUELLE: Die Göttliche Weisheit (6)

Wie schütze ich mich vor Informationseinflüssen?

»Wir können uns vor diesen fremden Informationseinflüssen schützen durch die Bereinigung unseres Fehlverhaltens und Löschung des Negativ-Engramms, durch die Entfaltung der reinen kosmischen Kräfte, der Gottes-Kraft.

Wir entfalten diese schützenden und helfenden Kräfte, indem wir die Tagesenergie nutzen, uns immer wieder die Inhalte dessen, was uns bewegt, bewusst machen und uns prüfen, ob unsere Gefühle, Empfindungen, Gedanken, Worte und Handlungen den Zehn Geboten Gottes und der Bergpredigt entsprechen.

Das Leben des Menschen ist vielfach ein Auf und Ab bezüglich seiner Stimmungslage, seiner Gefühls- und Gedankenwelt.

Wer beginnt, sein Leben in die Hand zu nehmen, indem er das beobachtet, was im Tageslauf in ihm vorgeht, daraus Selbsterkenntnis gewinnt und entsprechend bereinigt, der wird zumeist eine geraume Zeit lang an sich zu arbeiten haben, bevor in sein inneres – und auch in sein äußeres – Leben eine gewisse Stetigkeit und Stabilität einzieht. Doch beschreiten wir – durch Selbsterkenntnis und Bereinigung – zielstrebig den Inneren Weg, so haben wir bewusst Gott an unserer Seite, der uns Kraft, Hilfe und auch Schutz ist.

Wir können den Geist der Wahrheit und Liebe, den Gottes-Geist in uns anrufen, und Ihn im Gebet bitten, dass Er uns beistehen möge, unser Fehlverhalten, das, was mit den Gesetzen Gottes nicht in Übereinstimmung ist, in der Tiefe zu erkennen, zu bereuen, zu bereinigen und nicht mehr zu tun.

Vollziehen wir diese tägliche Bereinigung unseres Fehlver-haltens, so gelangen Seele und Leib allmählich in eine hö-here Vibration, da durch die Bereinigung mit der Gottes-kraft die Negativenergien in uns in positive, d.h. gesetzmä-ßige, reine Gottesenergien umgewandelt werden, die dann immer mehr in uns zu wirken beginnen.

Die Folge ist, dass unsere Seelen- und Körperschwingung im Lauf der Zeit über den Schwingungsfeldern der auf uns Einfluss nehmenden Informationen liegt.
Diese können uns somit nicht mehr berühren.

Das ist der einzige Weg heraus aus dem Labyrinth der un-zähligen Einflussnahmen der Fremd-Informationen und zu-gleich der Schutz gegen solche Eindringlinge.«

QUELLE: Die Göttliche Weisheit (6)

Fremdinformationen und Sexualität

»Beim Geschlechtsakt erfolgt immer ein Austausch von Informationen, die zum einen in den Körper der Frau und zum anderen in den Körper des Mannes einfließen.
Es sind „Fremdaufsitzer" die gleiche oder ähnliche Informa-tionen, sowohl in der Frau als auch im Mann beeinflussen, je nach Informationen und Anlagen, zu Negativem, aber auch zu Positivem anregen.
Beim Geschlechtsakt nimmt die Frau weitaus mehr Infor-mationen des Mannes auf als umgekehrt. Diese Fremd-informationen, die in der Frau wirksam sind, nehmen auf bestimmte Hautpartien Einfluss, aber auch auf ihre Wesens-züge und ihren Charakter.

Hier kommt es darauf an, wie viele und welche Informationen die Frau vom Mann aufgenommen und was sie daraus gemacht hat, wie sie also mit den Programmen, die in ihrer Gefühls- und Gedankenwelt auftraten umgegangen ist. Die Folge können Abhängigkeit, Anpassung bis zu Hörigkeit sein.

Solche Abhängigkeiten sind auch in der umgekehrten Richtung möglich, wenn z.B. die Frau durch direkte oder subtil verbrämte Herrschsucht den Mann bestimmt.

Sind Mann und Frau ihre Partnerschaft in dem Bewusstsein eingegangen, dass jeder für sein eigenes Leben und beide für das gemeinsame Leben Verantwortung tragen, dass es das oberste Gebot ist, dem Nächsten die Freiheit zu lassen, das heißt, ihn nicht zu etwas zu drängen, zu bestimmen oder gar zu zwingen, dann wird die Frau die aufgenommenen Informationen, die Fremdprogramme, bearbeiten.

Sie wird in ihren Gefühlen, Gedanken und Handlungen die zugrunde liegende eigene Schwäche, die eigene Fehlhaltung, das eigene Fehlverhalten erkennen, bereinigen und an dessen Stelle positive Werte aufbauen.

Das Ringen um die Überwindung der eigenen Fehlhaltungen macht die Frau verständnisvoll gegenüber dem, was ihr Partner noch zu erkennen und zu bereinigen hat. Aus der gewonnenen Stärke heraus, aus ihrem Verwirklichungspotential, vermag sie ihm Stütze und Hilfe zu sein, ohne auf ihn einzuwirken.

Das gilt in gleicher Weise für den Mann in Bezug auf die Frau.« QUELLE: Die Göttliche Weisheit (6)

Organtransplantation

Kein Akt der Nächstenliebe

Die theologische Ethik preist die Organspende als „Akt christlicher Nächstenliebe", die seelischen Folgen werden dabei ignoriert. Die Skandale der letzten Jahre in den Transplantationszentren haben das Vertrauen vieler Menschen in die Organtransplantation und Chirurgen erschüttert, was zu einer drastischen Senkung der Spendenbereitschaft der Bevölkerung beigetragen hat.

Die dunkle Seite der Organtransplantation

Um die Abstossungsreaktion des Körpers zu verhindern müssen die Organ-Empfänger Medikamente einnehmen, täglich 15 bis 25 Tabletten, für den Rest ihres Lebens!
Und dazu kommen zahlreiche Risiken und Nebenwirkungen, wie Infektionen, Bluthochdruck, Diabetes, Herzerkrankungen und Krebs.
»Der Markt der Transplantations- und Pharmaindustrie ist viele Milliarden schwer. Die neuen Fallpauschalen für Transplantationen liegen zwischen 50.000,- und 80.000,- Euro.
In Zeiten der Marktwirtschaft wird die Transplantationsmedizin nicht nur durch den Bedarf gesteuert, sondern auch von den kommerziellen Interessen der Akteure, nicht zuletzt von der Pharmaindustrie, die mit dem Verkauf von Immunsuppressiva Milliardenumsätze tätigt.«

QUELLE: www.alpenparlament.tv Michael Vogt und Richard Fuchs

Fehler bei der Diagnose „Hirntod"

Die Definition von Hirntod wurde nach der ersten Herztransplantation im Jahr 1968 erfunden, letztlich zum Zwecke der Transplantationsmedizin. Hirntod bedeutet, die Gesamtfunktion des Groß- und Kleinhirns und des Hirnstamms ist unwiederbringlich erloschen.

Doch der Hirntod ist nicht der Tod des Menschen, sondern nur der Beginn des Sterbeprozesses, der mit dem Herzstillstand endet.

In dieser Phase sind sie kein Toter sondern ein Sterbender. Da die Organentnahmen nur aus einem lebendigen Organismus stattfinden können, wird der Organspender auf dem Operationstisch getötet. Der Chirurg und Nobelpreisträger Dr. Werner Forßmann bezeichnet diesen Eingriff als Mord.

Warum werden sie am Operationstisch festgeschnallt und narkotisiert, bevor die Organe entnommen werden? Die Antwort lautet, damit sie keine unkontrollierten Bewegungen während der Operation machen. Sie leben noch! Blutdruck und Stresshormone, wie Adrenalin, steigen. Sie machen spontane, unkontrollierte (Abwehr-) Bewegungen der Arme und Beine. Transplantationsmediziner sprechen vom „Lazarus Syndrom".

QUELLE »Tod bei Bedarf – Mordsgeschäfte mit Organtransplantationen«, Ullstein Report, Berlin 1996.

„Hirntote" wachen wieder auf

Immer wieder kommt es vor, dass im Koma liegende, schwerverletzte Patienten aufwachen nach dem sie von den Transplantations-Ärzten für „hirntot" erklärt waren, im November 2012, die im Koma liegende junge Dänin Carina wegen schwerer Hirnverletzungen nach einem Verkehrsunfall. Die Ärzte hatten sie für hirntot erklärt und waren dabei, die Eltern zu bitten, der Organentnahme zuzustimmen. Doch kurz vor der Operation wachte das Mädchen plötzlich auf!

2013 berichteten die Medien über ein junges Mädchen, das im Koma, wegen einer Drogen-Überdosis in ein New Yorker Krankenhaus eingeliefert worden war, und plötzlich wieder zu sich kam, als die Chirurgen mit der Vorbereitung der Organentnahme beginnen wollten.

In England erwachte ein, seit einem Verkehrsunfall, im Koma liegender junger Mann gerade in dem Moment, als die Ärzte am Krankenbett mit seinen Eltern über eine Organentnahme sprachen. QUELLE: KOPP Aktuell, Nachrichten 1.08.2013

Transplantation: Zwei Seelen ringen um einen Körper

Die Transplantations-Medizin ignoriert völlig, was auf geistiger Ebene geschieht und die Beteiligten wissen nicht, dass das Leben mit Organtransplantation gewaltsam zu verlängern, gegen kosmische Gesetze verstößt. Das neue Organ bringt das Informationsmaterial der Seele des Spenders in den Körper des Empfängers. Sie leiden an Disharmonien, Identitätsproblemen und werden in ihrer Weiterentwicklung gehindert. Das Leid durch die Wesensveränderungen und die seelischen Folgen zeigen deutlich, dass es kein Akt der Nächstenliebe sein kann.

BEISPIEL: Eine 48-jährige Frau, die Herz und Lunge eines tödlich verunglückten Motorradfahrers erhielt, ringt darum, mit der Veränderung ihres Wesens fertig zu werden. Eine Woche nach der Operation bekommt sie plötzlich Appetit auf Hühnerkeulen und Bier. Dinge, die sie vorher nie gemocht hatte. „Meine Persönlichkeit veränderte sich und wurde maskuliner. Ich war betroffen, dass es nicht mehr möglich war, die gleiche Ebene der Spiritualität zu erlangen, die ich während meiner Krankheit erreicht hatte. Ich wollte unbedingt die Lehren, die ich damals erfahren hatte, in mir wach halten – Vergebung, den tieferen Zugang zu mir selbst, das Gefühl der Gelassenheit und die Zuversicht, dass sich das Universum seiner Bestimmung gemäß entfaltet. Doch jetzt konnte ich fast körperlich spüren, wie die geistige Dimension sich mir immer mehr entzog. Und das, obwohl ich meine täglichen Meditationen beibehielt. Manchmal fühlte es sich fast so an, als ob ich meinen Körper mit einer zweiten Seele teilte".
Anfänglich führte sie ihre seelische Veränderung auf die vielen Medikamente zurück, die sie täglich einnehmen muss. Als dann massive Alpträume einsetzen, sucht sie psychotherapeutische Hilfe auf. Sie findet zu einer Gruppe von Herztransplantierten. Sie alle berichten über Wesensveränderungen. „Ein Großteil der Zeit waren wir elend, verstört oder starr vor Angst", schreibt Claire Silvia.

QUELLE: Buch „Herzens Fremd" von Claire Silvia

Jeder dritte Europäer ist psychisch krank

Nie gab es so viele Menschen mit psychischen Problemen wie in der jetzigen Zeit. Vor kurzem erschien in den Medien eine Nachricht mit dem Titel: „Jeder dritte Europäer ist psychisch krank" und als erstes waren aufgelistet: Angststörungen, danach Schlafstörungen, Depressionen und Burnout-Syndrom, psychosomatische Erkrankungen, Ess-Störungen, Hyperaktivitäts-Störungen, Alkohol- und Drogenabhängigkeit und Demenz.

Eine Erklärung für diese Zunahme an seelischen Störungen ist, dass wir in einer Gesellschaft mit Werteverfall leben und uns in einem Niedergang einer Zivilisation befinden.
Die moderne Psychiatrie und Psychologie arbeiten zu sehr auf materieller Ebene und ignorieren die spirituellen Hintergründe, weil sie nicht wissenschaftlich bewiesen sind.
Sie suchen die Schuld bei den Eltern, in einer schweren Kindheit oder Jugendzeit, im Umfeld, im Stress, in äußeren Umständen und am Ende werden Medikamente verschrieben. In vielen Industrieländern ist die Psychiatrie mit der Pharmaindustrie „verheiratet". Es werden hauptsächlich nur die Symptome behandelt und die Patienten werden oft mit Psychopharmaka vollgestopft und ruhig gestellt.

Solche Medikamente können in manchen Fällen eine Hilfe sein, denn es gibt psychisch Kranke, die sehr schwierig, gefährlich oder aggressiv sind. Diese Menschen werden jedoch mehr und mehr medikamentenabhängig.

»Was wir Menschen brauchen, sind Lebenswerkzeuge und Strategien, um die Probleme des Lebens zu meistern, sowie Informationen über die geistigen Zusammenhänge und die Ursachen der Krankheiten und Schicksalsschläge.«

Viele psychologischen Erkrankungen oder Verhaltensauffälligkeiten sind sowohl die Folge der geistigen Armut und Unwissenheit in dieser Welt als auch, weil wir uns von Gott und seinen göttlichen Gesetzen entfernt haben.

Der äußere Auslöser für psychische Erkrankungen kann vielseitig sein, z.B. nicht verarbeitete seelische Konflikte, „geplatzte" Träume, Misserfolge, Pleiten, schmerzhafte Trennungen, der Tod von geliebten Menschen, Alkoholismus und Drogensucht, Spiritismus, niedrige Sexualität, Mord und Gewalt sowie alle Arten von Verstößen gegen das Gesetz der Liebe in diesem oder in einem vorherigen Leben.

Menschen mit Epilepsie, Schizophrenie, Halluzinationen, Zwängen, Verhaltensstörungen bringen oft eine schwere seelische Last aus einem Vorleben mit. Sie können beeinflusst oder besessen durch Seelen aus der Astralwelt sein, die sie durch ihr negatives Verhalten oder esoterische Praktiken angezogen haben. Es handelt sich oft um Seelen, die als Mensch unter ihnen sehr gelitten haben oder es ist ein gemeinsames Karma zu lösen, unter Ahnen und verstorbenen Familienangehörigen.

Man kann auch über Gott oder den Christus-Gottes-Geist die Seelen von Menschen, denen wir in einem Vorleben Schaden zugefügt haben und die unter uns gelitten haben, um Entschuldigung oder um Verzeihung bitten.

Bei allen psychischen Krankheiten kann es helfen, Fleisch und Fisch zu meiden, stattdessen Nahrungsmittel essen, die eine positive höhere Schwingung haben, wie Obst und Gemüse, sowie eine Umstellung auf vegetarisch vegane Ernährung.
Auch körperliche Arbeit und Kontakt mit der Natur können helfen, sich zu erden, zu stabilisieren, um Festigkeit zu bekommen.
Die Psyche stabilisieren und gesund werden bedeutet auch Selbsterkenntnis, Ordnung im Leben schaffen, Abbau der Ego-Aspekte, Umwandlung und Veredelung.

Ein Leben nach dem Gesetz der Liebe, Einheit und Frieden macht uns gesund, glücklich und frei.
In vielen Kapiteln dieses Buches befinden sich Hinweise aus der Göttlichen Weisheit, wie wir aus den Verstrickungen des Lebens herausfinden können.

Die Gefahren der Esoterik

Die Praktiken von Tarot, Pendel, Engelarbeit, Hellsehern, Exorzismus, Satanismus, Spiritismus, Voodoo, Schwarzer Magie, können unsere Seele „porös und durchlässig" für Astraleinflüsse öffnen, die nicht der höchsten göttlichen Quelle entsprechen.

Viele Menschen haben ein falsches Bild von Gott, der ganz fern ist und auf einer Wolke sitzt.
Im Mittelalter haben die Menschen zu den Heiligen gebetet und in der jetzigen Zeit macht man es ähnlich mit Engeln.
Es ist sicherlich nicht alles schlecht.
Engelarbeit klingt harmlos, aber viele Engelkontakte sind keine Geistwesen aus höheren Bereichen, sondern oft Seelen aus niedrigeren Bereichen, die uns eine besondere Rolle vorspielen wollen und sich wichtigmachen mit pseudo-göttlichen Botschaften.

Eigentlich ist jeder von uns ein Engel, denn wir alle tragen einen feinstofflichen Körper, die Seele, in uns. Auch jeder von uns hat einen Schutzengel zugeteilt bekommen, der uns im irdischen Leben Impulse über unser Gewissen gibt, damit wir auf dem richtigen Weg bleiben. Er respektiert immer unseren freien Willen und beeinflusst uns nicht.
Gott ist in uns, in allem was uns umgibt, in der Materie, in der Pflanzenwelt, in Tieren, in der Luft, die wir atmen uvm.
Wir können uns immer auf Ihn ausrichten, auf die höchste Quelle des Universums und uns von Ihm führen lassen.

Einige Geistheiler und Hellseher leben gefährlich. Sie sagen, dass sie aus der höchsten Quelle heilen und wirken. Die Realität ist, dass die meisten von ihnen mit Seelen aus niedrigen Bereichen der Astralwelt verbunden sind.
Viele Heiler, Hellseher und Mediums leiden irgendwann im Leben an starkem Energieverlust, Psychosen, schweren Krankheiten oder einem schlimmen Tod.
Es ist nicht gesetzmäßig, eine Krankheit „wegzuradieren" oder sie zu „heilen", ohne dass der Betroffene etwas gelernt oder in seinem Leben geändert hat.

Auf diese Weise kann eine Krankheit, die in den Körper fließen wollte wieder zurück in die Seele gedrängt werden. Der Mensch wird anscheinend geheilt, aber dadurch belastet sich der Heiler, weil er in ein geistiges Geschehen eingegriffen hat und bleibt sowohl an das Karma als auch an den Klienten gebunden.

Viele lassen sich auf Grund ihrer hellseherischen, heilenden oder medialen Fähigkeiten feiern und lassen sich gerne als „besondere Menschen" aufwerten. Aber alles, was wir für unser Ego tun, macht unsere Seele porös oder öffnet sie für Beeinflussungen von Seelen aus der Astralwelt.

Am gefährlichsten leben die Menschen, die als Medium arbeiten und ihren Körper an die Seelen von Verstorbenen „ausleihen" und durch sich sprechen lassen, oder die Menschen, die sich dem Voodoo oder Satanischem Kult widmen.

Astral-Beeinflussung

Der Tod ist nicht das Ende. Wir leben weiter nach dem Tod. Die Seele trennt sich vom Körper. Der physische Körper wird beerdigt. Die feinstoffliche Seele geht in die entsprechenden Bereiche im Jenseits, je nach ihrem Schwingungsgrad. Es gibt höhere und niedrigere Bereiche. Wenn wir sterben, gehen wir nicht sofort in die höheren Bereiche, sondern bleiben meistens in niedrigeren Ebenen, die unserer geistigen Entwicklung entsprechen. Dort werden wir von Lichtwesen begleitet und geführt.

Millionen von Seelen von Menschen, die die geistige Evolution nicht anstreben, gehen nach dem Tod nicht in höhere Bereiche, sondern bleiben erdgebunden und beeinflussen uns. Sie möchten ihre Wünsche weiter durch Menschen erleben. Gut dargestellt wird es in dem Film „Ghost – Nachricht von Sam" mit Patrick Swayze und Demi Moore.

Vielleicht klingt dies alles für gebildete und intellektuelle Menschen nach Fantasie. Es gibt aber leider wirklich solche Welten. Zahlreiche Filme basieren auf Themen wie Beeinflussung, Besessenheit, und entsprechen Teilwahrheiten, leider oft nur zu spektakulär.

Die Realität ist viel subtiler und weit verbreitet. Sogar im neuen Testament, im Leben von Jesus von Nazareth, wird dieses Thema überliefert. Er hat bei vielen Menschen die „Dämonen" ausgetrieben, bei manchen waren es Legionen von Seelen, die diesen Menschen besessen haben. So wie damals, so ist es auch in der jetzigen Zeit.

Viele Krankheiten lassen sich auf Seelen-Beeinflussung zurückführen, nicht nur Psychosen, Schizophrenie oder Epilepsie, Alkoholsucht, sondern viele Arten von Krebs. Wenn wir nicht nach dem Gesetz der Liebe und Einheit leben, riskiert jeder von uns, mehr oder weniger von Seelen aus der Astralwelt beeinflusst zu werden, denn sie bekommen dadurch ihre Energie. Wir sind auch beeinflusst oder besessen, jedes Mal, wenn wir uns „nicht kontrollieren können", bei Gewalttätigkeiten, Wutausbrüchen, Internet- oder Spielsucht, Nikotin- und Trinksucht, Fress-Attacken, Pornografie-Abhängigkeit, Vergewaltigung, sexuelle Selbstbefriedigung uvm.

Es gibt in der Astralwelt nicht nur erdgebundene Seelen, sondern auch einen richtigen Dämonenstaat, mit vielen niedrigen und mächtigen Wesen.
In vielen Religionen wird berichtet, dass sie sich von Gott und den göttlichen Bereichen vor vielen Millionen Jahren beim so genannten „Fall" aus den göttlichen Bereichen von Gott getrennt haben.
Sie sind gegen die Natur und Tierwelt, sie sind der Gegenspieler Gottes und streben die Herrschaft des Planeten Erde an. Und hier haben sie seit Jahrhunderten viele Helfershelfer in Politik, Regierung, Finanzen, Militär, Medien, Landwirtschaft, Wissenschaft, Religion, Pharma-Industrie, Atom-Industrie uvm.

Die meisten Religionen mit ihren Dogmen, Zeremonien, Ritualen, Priestern führen uns in die Irre, weg von Gott und dem Gesetz der Liebe. Die Geschichte vieler Religionen, z.B. die der katholischen Kirche wurde mit Blut geschrieben. Warum die vielen Religionskriege?

Das alles hat mit GOTT – dem Universum, dem Leben, der Schöpferkraft, der Energie der Liebe – nichts zu tun.

In der Astralwelt gibt es starke Energiefelder von Gewalt, Waffen, Sport, Autos, Jagd, Musik, Unterhaltungsindustrie, Sexualität u.a., die uns beeinflussen. Viele Menschen tanzen noch um das „Goldene Kalb" und diese Energiefelder sind die neuen Götzen dieser Zeit.

Werbung, Internet, Medien, Fernsehen und Filme sind die größten Programmierer und Manipulierer. Wir werden ständig verführt, damit wir Seelenenergie abgeben, vegetieren und erdgebunden bleiben.
Gewalt und kriegerische Auseinandersetzungen, Pop-Konzerte oder Sportveranstaltungen bilden Energiefelder, die diese Astralwelten nähren. Viele Menschen leben aus der Erfolgsenergie von Sportlern, Sängern, Schauspielern, Prominenten. Sie bleiben dadurch an diese Energiefelder gebunden und verlieren immer mehr ihre eigene Energie.
Wir können schon Sport treiben, Musik hören, Filme schauen, aber das sollten nicht unsere „Götter" sein.
Aktion-Filme, romantische Lieder, Romane, die niedrige Werte oder bindende Liebe vermitteln haben oft Erfolg in dieser Welt. Warum so viel Erfolg? Wem dienen sie?
Sie vermitteln versteckte Botschaften, die uns beeinflussen, damit wir blind und materiegebunden bleiben.

Die niedrige Sexualität ist ein starkes Energiefeld, das bestimmte Astralwesen benutzen, um Menschen zu beeinflussen. Auch erotische Bestseller, wie Romane mit niedriger Sexualität und Perversionen, die eine große Quelle von Glücksgefühlen versprechen, werden oft benutzt, um Menschen zu verführen.
Durch die Ejakulation bei Masturbation spielen oft auch Astralwesen mit, um an ihre Energie zu gelangen. Warum fühlt man sich danach müde, energielos, ausgelaugt und träge? Wir würden erschrecken, wenn wir sehen würden, wie diese Astralwesen aussehen.

Die Sexualität kann etwas, Edles, Schönes und Verbindendes sein. Der Dämonenstaat hat es leider herunter transformiert, damit es ihm dient.

Durch Drogen-, Medikamenten-, Nikotin- oder Alkoholsucht wird man oft von Seelen aus der Astralwelt beeinflusst oder sogar besessen, damit sie ihre Wünsche durch uns erleben können. Die Seele bleibt dann in einem Zustand, in der sie leicht zu manipulieren ist. Die Folge davon ist Kontrollverlust und das „Fremdgesteuertsein" von außen.

Der Dämonenstaat ist gegen die Tierwelt und die Mutter Erde. Er macht alles möglich, damit der Fleisch- und Fisch-Konsum steigt, damit mehr Tiere geschlachtet werden.
Durch seine Helfershelfer plant er eine neue Schöpfung, eine neue Welt, eine „bessere" Zukunft mit Macht, Waffengewalt, Technik, Wissenschaft und Genmanipulation.
Seine Prinzipien sind „trenne, binde und herrsche".
Er strebt nach einer Versklavung der Menschheit, einer „Neuen Welt-Ordnung" mit weltweiter Diktatur.

Jeder, der diesem Dämonenstaat dient, wird energetisch unterstützt, z.B. die Finanz-Elite, Politiker, Militärs, Ärzte, Manager, Industrielle, Wissenschaftler, Sportler, Sänger, Schauspieler, Pornodarsteller oder haben Erfolg im Leben, weil sie Energie aus der Astralwelt erhalten, denn sie dienen den Interessen des Dämonenstaates. Irgendwann müssen sie diese Energie zurückgeben und sie werden fallen gelassen, wenn sie nicht mehr nützlich sind.

Die Seelen aus den Astralwelten können uns nur beeinflussen, wenn wir einen Magneten in uns bilden, und das geschieht, wenn wir gegen unseren Nächsten sind; wenn wir uns mit massiven materiellen Wünschen treiben lassen, wenn wir negativ denken, reden und handeln.

Die Angriffspforte für die Gegenseite ist immer unser Gehirn und unsere Gedankenwelt, deshalb sind die Selbstanalyse, Selbstbeobachtung, Achtsamkeit und ein bewusstes Leben so wichtig.
Keiner von uns ist vollkommen, aber es hilft, sich oft zu fragen, möchte ich göttlich werden oder egoistisch und materiebezogen bleiben?

Eine Hilfe ist, dass wir lernen zu unterscheiden, was göttlich ist und was gegen das Göttliche verstößt, welche Gedanken positiv sind und welche negativ und dann eine klare Entscheidung treffen, die letzteren nicht mehr zu nähren.

Wichtig ist es auch, in Frieden mit anderen Menschen zu leben, höhere Ziele im Leben anzustreben und mehr und mehr nach dem Gesetz der Liebe zu leben. Dann sind wir geschützt.

Ein Kampf zwischen Licht und Finsternis tobt nicht nur auf dieser Erde, sondern auch in den Astralwelten. Wir nähern uns der Endphase.
Die Erde reinigt sich durch Naturkatastrophen und das Licht wird am Ende siegen.
Es gibt einen göttlichen Plan und viele von uns haben darin eine Aufgabe.
Ein Friedensreich wird entstehen durch Menschen, die die Liebe und den Frieden in sich tragen.

Krankheiten

über die

Ventile des Körpers

Darm – Niere

Haut – Schleimhaut – Atemwege

Die Entgiftungsreaktionen

Krankheiten über die Ventile des Körpers

Darm – Niere – Haut – Schleimhaut – Atemwege

Entgiftungsreaktionen über die Ventile des Körpers

Viele Krankheiten sind nichts anderes als Entgiftungsreaktionen über die Ventile des Körpers, d.h. Bemühungen von ihm, Schlacken – Abfallprodukte des Stoffwechsels – zu entsorgen. Und sie werden von der Schulmedizin oft nicht richtig interpretiert. Leider missverstehen die Schulmediziner, auch viele Heilpraktiker, die Reaktion des Körpers und versuchen, eine solche Gesundungsreaktion mit diversen Medikamenten oder Naturheilmitteln eher zu unterdrücken.

Der Körper hat mehrere „Ventile" für dieses „Entsorgen". Bei jedem Menschen ist ein anderes dieser Ventile aktiv. Es gibt Menschen, die entgiften vermehrt über Hautreaktionen, andere über den Darm, z.B. mit Durchfall, oder über die Nieren/Blase, andere durch die Nase oder die Schleimhaut der Atemwege mit Erkältung, Grippe uvm.
Das Lymphsystem und Immunsystem arbeiten mit all diesen „Ventilen" eng zusammen.

Kann man Schlacken wissenschaftlich beweisen?

Die Existenz von Schlacken lehnen Ärzte und Ernährungswissenschaftler oft ab, weil solche Substanzen bis heute nicht nachgewiesen wurden.
Viele Menschen sind ständig müde oder krank, und bei den Ergebnissen der Blutuntersuchungen ist alles normal.
Der Arzt sagt dann: „Sie sind gesund".
Die normalen schulmedizinischen Untersuchungen können nicht feststellen was uns krank macht, was im Bindegewebe abgelagert ist.
Ein Grund für viele Zivilisationskrankheiten u.a. die chron. Müdigkeit ist die Verschlackung des Körpers, insbesondere des Fett- und Bindegewebes.

Die Wichtigkeit von Bindegewebe und Lymphsystem

Seit den Forschungen von Prof. Pischinger und Kellner (Universität Wien) und Prof. Heine (Universität Witten-Herdecke) ist bekannt, dass der Extrazellularraum, das interstitielle Bindegewebe, auch „Pischinger Raum" genannt, eine wichtige Rolle bei der Entstehung von Krankheiten spielt.

Bindegewebe ist ein Sammelbegriff für viele verschiedene Gewebetypen der Interzellular-Substanz. Sie haben vor allem gemeinsam, dass sie reich an Zwischenzellmasse sind und aus wenigen Zellen bestehen.

Das Bindegewebe hat im Körper viele Aufgaben: „Binde-Funktion", hält Organformen aufrecht, ist ein Wasserspeicher, eine Schutzhülle und zuständig für Abwehrreaktionen.

Blut, Fett-, Muskel-, Knorpel- und Knochengewebe sind eine Sonderform des Bindegewebes.

»Das Bindegewebe ist das größte Stoffwechselorgan des menschlichen Körpers und hat eine große Bedeutung, weil der gesamte Stoffwechsel unseres Organismus darüber läuft.«

Das Bindegewebe hält alles zusammen, alle Organe, alle Zellen, alle Gefäße, Nerven, Knochen usw. sind völlig davon eingehüllt und umgeben. Hier findet die Ver- und Entsorgung der Zellen statt. Durch die Kapillaren, die feinsten Blutgefäße, werden Nahrungsstoffe und Sauerstoff an die Organe und Gewebe-Strukturen transportiert. Und sie geben es nicht direkt an die Zellen ab, sondern an das Bindegewebe. Hier wird das „Zelle-Milieu-System" versorgt und reguliert.

Das Lymphsystem spielt eine wichtige Rolle bei der Entgiftung des Bindegewebes: Es ist ein Kanalisations- und Transportsystem, ein Teil des Abwehr- und Immunsystems, sowie ein Entsorgungsystem für Fremdpartikel und Abfallprodukte des Stoffwechsels.

Bei vielen Menschen gleicht das Fett- und Bindegewebe einem Müllabladeplatz des Körpers!

Was sind Schlacken?

- Nahrungsmittelzusatzstoffe, Konservierungsstoffe, Farbstoffe, Geschmacksverstärker, chemische Substanzen, z.B. aus Plastik.
- Salzprodukte, Pökelsalz, Nitrite.
- Wasser hat oft hohe Nitrat-Konzentrationen.
- Gegrilltes und Gebratenes enthalten Benzpyrene und viele andere krebserregenden Stoffe.
- Frittiertes enthält ungesunde Transfettsäuren.
- Fleischprodukte beinhalten Transfette und Stoffwechselabfälle aus dem Eiweißstoffwechsel, wie Harnsäure, Harnstoff.
- Gerbstoffe aus Kaffee und gerösteten Produkten.
- Phosphate aus Käse und Milchprodukten, Fleisch, Wurst, Schinken, Cola, Softdrinks, Backpulver, Puddingpulver
- Dlykosaminglykane und Proteoglykane: Zucker-Eiweiß-Verbindungen.
- Zuckerhaltige Produkte, Süßigkeiten.
- Cholesterinmetabolyte.
- Mukopolysachariden.
- Giftstoffe aus Dünn- und Dickdarm: Fuselalkohole aus dem Zuckerstoffwechsel und Fäulnisprodukte aus dem Eiweißstoffwechsel.
- Zigarettenrauch hat über 3000 Schadstoffe!
- Wein hat fast immer Sulfite und Pestizid-Rückstände!
- Medikamenten-Rückstände: Jeder Deutsche nimmt jährlich im Durchschnitt 1250 Tabletten ein!
- Umweltgifte, Pestizide, PCB, Dioxine, Quecksilber und andere Schwermetalle, insbesondere bei Menschen die wöchentlich Fisch essen.

Jeden Tag vermehrt sich die Schlackenbelastung des Körpers mehr, vor allem durch chemisch verarbeitete und denaturierte Nahrungsmittel, die sich im Fett-, Muskel- und Bindegewebe ablagern. Und unser Körper muss Tag für Tag damit fertig werden und dabei auch noch gesund bleiben!

Auch der menschliche Stoffwechsel selbst produziert ständig seine Abbauprodukte.
Da der Körper mehr Bakterien als Körperzellen besitzt, spielen diese eine sehr wichtige Rolle im Prozess der Abfallbeseitigung, ähnlich wie in der Natur.
Über die genauen Mechanismen von Allergie, Entzündung, Autoimmunkrankheit oder Infektion kennt man vieles nicht.
Siehe Kapitel „Viren und Bakterien – Krankheitserreger oder Heilungsoptimierer?" auf Seite 111 und „Entzündungskrankheiten" auf Seite 23.

Dazu kommt die seelische Vergiftung des Menschen, denn durch negative Gedanken bilden sich Schlacken und Nervengifte, die zusätzlich unseren Körper belasten.
Siehe „Die Bildung von Nervengifte" auf Seite 171.

Schulmedizinisch gesehen sind viele dieser Fakten nicht nachgewiesen, ganz einfach, weil es auf Grund u.a. von „Unwirtschaftlichkeit", für die Schulmedizin nicht interessant ist. Denn um Studien zu führen braucht man viel Geld. Nur große Pharmakonzerne können sich leisten Studien zu führen, die den Verkauf ihrer Produkte und ihrer Umsätze steigern. Außerdem ist es sehr schwierig, bei lebendigen Organismen zu untersuchen, was wirklich in Zellen und Gewebe geschieht. Denn jede Sekunde finden in jeder Zelle des Körpers 100.000 chemischen Reaktionen statt! Wie und wer soll das alles untersuchen? Es ist fast unmöglich!

Meine Erfahrung als Arzt für Naturheilverfahren ist, dass viele Krankheiten sich mit einer vegetarisch veganen Ernährung und durch naturheilkundliche Therapien, die den Körper entgiften und entschlacken bessern.
Ganzheitlich gesehen ist es für den Patienten sehr hilfreich, wenn wir mit ihm gemeinsam die Ursachen, sowohl der körperlichen als auch der „psychischen" Verschlackung besprechen und neue Wege finden.

Der Darm

Die Schleimhaut des Dickdarmes ist das erste und wichtigste Verteidigungssystem gegen Giftstoffe. Erst an zweiter Stelle folgen Leber, Nieren, Lymphe, Lunge und die Haut-Oberfläche. Eine gesunde Darmschleimhaut ist notwendig für ein leistungsfähiges Immunsystem.

Die meisten Menschen leiden an einer Verschlackung des Darmes (Stoffwechsel-Abfälle und Gifte), sowie an einer so genannten Dysbiose, einer Störung der natürlichen Lebensgemeinschaft von Bakterien und Mensch.

Durch zu viele tierische Produkte aus Fisch und Fleisch, durch chemisch belastete, sterilisierte und denaturierte Nahrungsmittel, durch fehlerhafte Ernährungs- und Lebensweise, durch Pestizide und andere Umweltgifte und durch den Missbrauch von Medikamenten (Cortison, Hormone, Antibiotika) wird das Gleichgewicht im Darm gestört.

Der Darm als Entgiftungsorgan

Entgiftung durch normalen Durchfall – 1 bis ca. 5x am Tag – reinigt den Darm. Im Prinzip ist es eine positive Abwehr- und Entgiftungsreaktion des Körpers, z.B. wenn Nahrungsmittel aus Milch, Eier, Fleisch oder Fisch mit Krankheitserregern kontaminiert waren.

Schwerer Durchfall – 5x bis 20x am Tag – deutet auf starke Verschlackung des Körpers oder Belastungen der Seele. In manchen Fällen kann er zum Tod führen auf Grund von Elektrolyten-Verlust.

Wenn der Mensch gegen die Gesetze der Natur und Tierwelt mit seiner Art zu denken, leben und sich zu ernähren verstoßen hat, kann er von aggressiven Krankheitserregern angegriffen werden. Siehe Kapitel „Viren und Bakterien – Krankheitserreger oder Heilungsoptimierer" auf Seite 111.

Unser Darm: Das zweite Gehirn

Unser Darm ist umhüllt von mehr als 100 Millionen Nervenzellen: mehr Neuronen, als im gesamten Rückenmark sind hier zu finden. Dieses „zweite Gehirn", so haben es Neurowissenschaftler bezeichnet, ist quasi ein Abbild des Kopfhirns – Zelltypen, Wirkstoffe und Rezeptoren sind exakt gleich.

Die größte Ansammlung von Nervenzellen außerhalb des Kopfes erledigt noch mehr, als die an sich schon hochkomplexe Verdauungsarbeit. Das zweite Gehirn ist ein Überlebensgarant für Leib und Seele. Es ist eine Quelle psychoaktiver Substanzen, die mit Gemütslagen in Verbindung stehen – etwa Serotonin, Dopamin, Opiaten und Benzodiazepine.

GEO 11/2000

Unser zweites Gehirn in der Leibesmitte registriert alle unsere Gefühle: Angst, Frustration, Ärger, Wut, Groll, Trauer, Stress, Anspannung, aber auch positive Gefühle, wie Freude beim Lachen oder wenn man sich verliebt: „Schmetterlinge im Bauch".

Wenn die Zentrale im Kopf bewusst oder unbewusst die Last von Anspannung wahrnimmt, dann ruft sie den Satelliten im Bauch, über spezialisierte Immunzellen im Darm. Diese schütten Entzündungsstoffe wie Histamin aus, welche die Nervenzellen im Verdauungsrohr sensibilisieren und aktivieren. Letztere schließlich veranlassen Muskelzellen, sich zu kontrahieren. Krämpfe oder Durchfall, auf Grund von negativen Gefühlen, können die Folge sein.

Was die Wissenschaftler über das zweite Gehirn erforscht haben, kennt man als Sonnengeflecht oder Solar Plexus. Es ist ein zentraler Nervenkomplex im Körper und eine wichtige Schaltstelle im Nervensystem.

Die Fehlhaltungen, die das Sonnengeflecht oder Solar Plexus belasten, findet man auf Seite 245 und die, welche unseren Darm belasten findet man auf Seite 232.

Die Nieren

Die gesunden Nieren kontrollieren die Zusammensetzung des Blutes, regulieren den Wasser- und Salzhaushalt des Körpers und das Säure-Basen-Gleichgewicht. Außerdem produzieren sie wichtige Hormone (z.B. das Bludruckshormon Renin) sowie andere Reglerstoffe. Und ganz wichtig: Die Nieren entfernen wasserlösliche Abfallprodukte des Stoffwechsels.

Pro Tag werden sie von ungefähr 1500 Litern Blut durchströmt, aus dem sie 170 Liter so genannten Erstharn filtrieren, ein Gemisch aus Wasser, Salzen, Vitaminen und Glukose. Ungefähr 99 % davon wandern zurück in den Blutkreislauf, der Rest, also ein bis zwei Liter, werden über den Tag verteilt ausgeschieden. Die Nieren haben die wichtige Aufgabe der Entgiftung des Körpers.

Eine Ernährung mit viel Salz und Eiweiß, so wie es in den Industrieländern üblich ist, auch mit viel Fisch, Fleisch, Wurst und Geflügel, hinterlässt viele Abfallprodukte des Eiweißstoffwechsels, wie z.B. Purine, Harnstoff, Ammoniak, Harnsäure, die die Entgiftungsorgane Niere und Leber stark belasten.

Wenn diese Organe überlastet sind, ist der Körper blockiert, und das zeigt sich oft mit Schwellungen (Augen, Gesicht, Hände, Beine und Füße), mit der Bildung von Nierensteinen, Ablagerungen im Körper, Rücken- und Gelenkschmerzen, Fibromyalgie etc.

Nicht nur Fehlernährung sondern auch negative Gedankenmuster können die Niere belasten. Siehe auf Seite 231.

Die Atemwege

Die Lungen nehmen den Sauerstoff auf, den das Herz anschließend über das Blut verteilen kann. Wir geben dadurch Kohlendioxyd ab, welches die Pflanzen benötigen und nehmen Sauerstoff auf, den die Pflanzen uns schenken. Wir sind somit ein Teil der Natur und sollten uns auch so fühlen.

Viele Atemwegskrankheiten sind verbunden mit Schleim-bildung. Der Körper produziert einen Belag aus Schleim nicht aus Spaß oder um uns zu ärgern, sondern um sich zu verteidigen oder um physische oder seelische Schlacken und Gifte zu entsorgen. Siehe „Schlacken" auf Seite 71.

In der Schulmedizin wird nicht von Schlacken ausgegangen, weil sie nicht wissenschaftlich bewiesen sind und weil die Pharmaindustrie, die den Ton angibt, es nicht interessiert.

Viele Entgiftungsreaktionen mit Schleimbildung über die Atemwege, wie Grippe, Heuschnupfen, Erkältung, chron. Bronchitis, Lungen-, Mandel- und Nasennebenhöhlenent-zündung – Sinusitis – hängen oft mit Ernährungsfehlern zusammen. Es gibt zahlreiche Nahrungs-Mittel, die Schleim-bildung anregen:

- Käse, Joghurt, Quark, Butter generell zu viel Milchprodukte.
- Süßigkeiten und Produkte mit viel raffiniertem Zucker, Schokolade, Kuchen, etc.
- Frittiertes oder Fettnahrungsmittel, auch zu viel Olivenöl, das ätzend wirkt, übersäuert und die Schleimhaut reizt, z.B. im Hals.
- Getreide, Backwaren aus weißem Auszugsmehl, Kekse.
- Zu viel Salz und Zucker: Sie machen den Schleim dick und zähflüssig.
- Zu wenig Wasser: Je mehr Flüssigkeit man zu sich nimmt, desto leichter hat es der Körper, über die Schleimhaut die Schlacken zu entsorgen.
- Zu wenig pflanzliche rohe Nahrungsmittel, wie Salate, Gemüse, Obst.

Viren, die sich in Fleisch, Wurst, Schinken, Geflügel (Vogel- und Schweinegrippe), Käse- und Milchprodukten befinden, können den Ausbruch einer Grippe begünstigen.

Bewegungs- und Sauerstoffmangel: Zu wenig Kontakt mit der Natur und zu wenig Bewegung in frischer Luft können ebenfalls zu einer Schwächung des Körpers führen.

Auch, wenn durch den Mund geatmet wird, anstatt durch die Nase.

Mit chemischen Nasensprays erreicht man eine momentane Linderung, aber wenn man sie zu lange, gar monatelang benutzt, wird die Schleimhaut geschädigt. Auch wird auf diese Weise nicht die Ursache der Krankheit beseitigt, sondern ein vielleicht sogar befreiendes „Ventil" zugemacht. Und wenn ein Ventil sich schließt, dann sucht sich der Körper einen anderen Weg, von seiner Last frei zu werden. Und das ist oft schlimmer, als das Vorherige. So etwas wird in der Naturheilkunde „Etagenwechsel" genannt. Wenn z.B. Fieber, Erkältung, Allergie, Heuschnupfen ständig unterdrückt werden, kann sich Asthma, Sinusitis, Neurodermitis, Mittelohrentzündung oder Meningitis entwickeln.

Die Tränenflüssigkeit ist auch ein Ventil des Körpers und wenn sie vermehrt fließt, geht sie oft mit einer „triefenden" Nase einher.

Nahrungsmittel mit zu viel Salz, Zucker oder Stärke verändern die Zusammensetzung.

Auch gestaute negative Gedanken und Gefühle werden auf diese Weise „entsorgt".

Grippe, Erkältung und Heuschnupfen sind oft wie reinigende Gewitter, ein Heilungsprozess, der dem Körper hilft, freier zu werden. Sie sind Bemühungen des Körpers, die Gesundheit und Harmonie wieder herzustellen.

Die Schlacken, die der Körper durch Schleim und Flüssigkeiten entsorgt, haben in vielen Fällen auch einen seelischen Anteil, z.B. wenn wir die „Nase voll haben", von Menschen oder Situationen des Lebens. Die Negativität kommt heraus.

Wenn man diese Reaktion mit chemischen Medikamenten unterdrückt, kommt sie irgendwann in einer verstärkten Form wieder, durch einen „Etagenwechsel" oder die Schlacken werden in Fett-, Muskel- oder Bindegewebe eingelagert. Etagenwechsel kann bedeuten, dass ein Prozess in der Nase, z.B. eine Allergie oder Rhinitis sich in Asthma oder Bronchitis verwandelt.

Man kann mit Naturheilmitteln begleitend wirken, nicht um den Heilungsprozess zu stoppen, sondern mit dem Ziel, den inneren Arzt, die Selbstheilungskräfte, zu unterstützen.

Seelische Fehlhaltungen belasten die Atemwege

Die Atemwege, Nase, Lunge sind Kommunikationsorgane. Wenn die Kommunikation zur Umwelt, zu den Menschen in der Umgebung, „gestört" ist, kann das ebenfalls zu Krankheiten führen, vornehmlich an diesen Organen.

Was wir senden, kommt auf uns zurück und schwächt ein oder mehrere Energiezentren der Seele. Folgende Liste der Fehlhaltungen kann uns zur Selbsterkenntnis verhelfen.

Eine Beschreibung der Fehlhaltungen, die die Atemwege belasten, finden Sie auf Seite 254.

Das Nervensystem ist ein Teil des Immunsystems

»Im Grunde ist ein weißes Blutkörperchen eine „Gehirnzelle auf Wanderschaft". Über Botenstoffe erfährt es ständig, was im Gehirn passiert – und wie wir uns fühlen.

Inzwischen wurde sogar nachgewiesen, dass auch die weißen Blutkörperchen ihrerseits Botenstoffe produzieren. Die logische Konsequenz daraus: Gehirn- und Immunzellen tauschen ständig Informationen aus, sie kommunizieren über eine molekulare Sprache in beiden Richtungen miteinander.«

QUELLE: Zeitschrift Welt der Wunder 09/2010

Das Immunsystem

Es ist nichts anderes als ein Verbund von Systemen und Barrieren des Körpers. Eigentlich ist es der ganze Körper!

1) Mechanische Barrieren des Immunsystems
- Haut, Schweiß, Talg, Normalbakterienflora
- Atemwege, Schleimhaut, Bindefunktion des Schleims
- Augen, Tränenflüssigkeit mit Enzym Lysozym
- Mundhöhle, Speichel mit Lysozym
- Magen, Magensäure mit Salzsäure
- Darm, bakterielle Darmflora, GALT (Gut Associated Lymphoid Tissue) oder Darm-assoziiertes Immunsystem
- Harntrakt, osmotische Effekte der hohen Harnstoffkonzentration

2) Zelluläre Bestandteile
- Die weißen Blutkörperchen: Diese Zellen des Immunsystems zirkulieren in den Blutgefäßen und Lymphbahnen und kommen im Gewebe des Körpers vor.
- Komplementsystem mit 30 Plasmaproteinen, Proteasen
- Botenstoffe: Interleukine, Zytokine

Was stärkt das Immunsystem?

- Eine Ernährung mit viel Obst und Gemüse, die alle für den Organismus notwendigen Stoffe, wie Mineralstoffe – besonders Eisen, Zink, Selen –, Vitamine und sekundäre Pflanzenstoffe enthält.
- Tiefe und bewusste Atmung, frische Luft
- Kontakt mit der Natur, Vitamin D durch Sonnenlicht
- Regelmäßige Bewegung, sportliches Ausdauertraining
- Entspannungsübungen, Meditation
- Positive Lebenseinstellung

Das Immunsystem und alle Körperzellen reagieren auf unsere Gefühle und Gedanken!
Wenn wir uns schwach und traurig fühlen, dann ist unser Immunsystem schwach. Wenn wir uns wohl fühlen und Freude haben, ist unser Immunsystem stark.

Das Fieber

Fieber ist eine Erhöhung der Körperkerntemperatur, die vom Körper selbst ausgelöst wird. Der Stoffwechsel, das Immunsystem und die Entgiftungsorgane (Haut, Niere, Leber, Darm) arbeiten dabei auf Hochtouren. Fieber kann Krankheitserreger, die den Körper schädigen, eliminieren. Fieber wird von komplexen physiologischen Reaktionen des Immunsystems, Gehirns und Hypothalamus gesteuert.

Fieber zu unterdrücken, mit fiebersenkenden Medikamenten, Antipyretika, ist nur zu empfehlen, wenn das Allgemeinbefinden stark beeinträchtigt ist oder eine Gefahr für den Patienten besteht. Zahlreiche medizinische Studien haben gezeigt, dass Fieberkrämpfe bei Kindern keine Gehirnschäden hinterlassen. Kinder, bei denen Fieber oft unterdrückt wird, haben später öfters Allergien.

»Fieber bei Kindern beugt Allergien vor! Eine neue Studie bestätigt, dass Kinder, die im ersten Lebensjahr mindestens zweimal hohes Fieber durchgestanden haben, später seltener Allergien, Heuschnupfen oder Asthma bekommen. Die Abwehr von Krankheitserregern beeinflusst offenbar die Entwicklung des Immunsystems. So kommt es seltener zu schädlichen Überreaktionen.«

QUELLE: Fachblatt Journal of Allergy and Clinical Immunology (Band 113, S. 291). The Lancet 2008; 372: 1039-1048.

Bei Fieber ist meistens der Darm nicht in Ordnung, oft verschlackt oder verstopft. Deswegen ist eine Darmsanierung oder Darmreinigung mit naturheilkundlichen Methoden zu empfehlen.

Fieber ist meistens ein Reinigungsprozess, eine Antwort auf die Verschlackung des Körpers und bei Kindern ein begleitender Prozess in Wachstumsphasen. Nach einigen Tagen Fieber sind Kinder oft ein paar Zentimeter größer. Siehe auch das Thema „Schlacken" auf Seite 71.

Bei Fieber sollte man dem Körper viel Flüssigkeit zuführen, kühlende Umschläge und wenn man will, Homöopathie, immer mit dem Ziel, die Selbstheilungskräfte des Körpers zu unterstützen.

Die Atmung aus der geistigen Sicht

Um die geistigen Zusammenhänge besser zu verstehen, haben wir aus mehreren Quellen einige Auszüge über die Atmung zusammengefasst:

»In unserem Atem ist der Odem Gottes, die Kraft des Lebens. Der Atem befördert das in den Körper hinein, was dieser zum Leben benötigt.
Atem, Seele und Körper als Einheit gesehen, bilden die Informations- und magnetische Trägerquelle zu den Kosmen. Über die mächtige „Informationsquelle", unsere Atmung, stehen wir beständig mit den Fallkosmen in Kommunikation, aber auch mit dem ewigen Sein, dann, wenn unser Atemrhythmus die lebendige Quelle göttlicher Gefühle, Empfindungen, Gedanken, Worte und Handlungen ist.

Über die Haut, über den Atem und auch von den Gestirnen über die Seele empfangen wir die Informationen, die wir zuvor ausgesandt haben, denn Gleiches zieht immer wieder Gleiches an. Als Ganzes betrachtet, steht das Pumpwerk, unsere Atmung, mit dem Nervensystem, der Haut, mit allen Bausteinen des Körpers und der Seele in beständiger Verbindung.

Der Atem ist ein wesentlicher Informationsträger. Entgiften wir unsere Seele und entschlacken dadurch auch unseren Körper, so wird der Atem tiefer. Wir lenken dann über unsere Atemströme gerechte und gottbewusste Informationen in Seele und Leib.

Jeder Atemzug stimuliert mehr oder weniger den Körper und die Seele und nimmt immer wieder aufs neue Einfluss auf unseren persönlichen Pendelschlag der Kosmischen Uhr.

Jeder Mensch bestimmt in Vorinkarnationen und in dieser Inkarnation selbst seinen Tagesrhythmus durch sein Fühlen, Empfinden, Denken, Sprechen und Handeln.

Gemäß unserem Bewusstseinsstand, der unserem Charakter und unseren Verhaltensweisen entspricht, nehmen wir über das Einatmen Informationen in unseren Körper auf und geben auch beim Ausatmen Informationen frei.«

Die Atmung ist ein Hauptträger von Informationen

»Mit unserer Atmung können wir auf unser Leben Einfluss nehmen, das aus unseren Gefühlen, Empfindungen, Gedanken, Worten und Handlungen besteht, die unseren Charakter zeichnen.

Beim Ausatmen bringen wir unzählige Informationen aus unserer Seele und aus den vielen Bausteinen des Körpers in die Umwelt. Beim Einatmen nehmen wir Informationen in unseren Körper und in unsere Seele auf.

Die Atmungskette aller Menschen ist eine riesige Informationsquelle in der Atmosphäre und letzten Endes auch in der Umgebung jedes einzelnen.

Die Luft hat unzählige Informationsträger. Der Wind führt sie mit sich, von einer Stadt zur anderen, von einem Ort, von einem Land zum anderen. Jeder Partikel der Luft ist ein aktiver Informationsträger, der seinen Empfänger sucht.

Alles in den Universen ist auf Kommunikation aufgebaut. Gleiches zieht gleiches an. Alles Heruntertransformierte, das sich nicht in reine Energie umwandeln lassen möchte, benötigt ständig weitere Negativenergie, um sich damit aufzufüllen und seine Existenz zu sichern.

Wir unterbrechen einen schädigenden Energiefluss, die Negativkommunikation, die Infiltration, nur dann, wenn wir die Ursache durch Bereinigung auflösen.

Uns können unzählige Informationen umgeben, auch Krankheitskeime und höllische Informationsgedanken: Sie finden keinen Einlass in unseren Körper und in unsere Seele, wenn wir nicht gleiche oder ähnliche Anlagen tragen.

Informationen, sowohl Krankheitserreger als auch negative Gedankenformen und emotional wirkende Energien – Wut, Hass, Herrschsucht, Aggression, Rechthaberei, Resignation, Selbstmitleid, Neid, und viele andere mehr – können uns wohl jederzeit anfliegen, denn die Atmosphäre der Erde ist voll davon. Finden sie in uns keinen Widerhall und weisen wir sie sofort zurück, ohne sie in uns zu bewegen, können uns diese vagabundierenden Energien nichts anhaben.

Wir sollten uns allerdings davor hüten, sie dadurch zu verstärken und uns zu eigen zu machen, dass wir lange darüber nachdenken, ja nachgrübeln, oder dass wir sie für unsere eigensüchtigen Zwecke benutzen.
Was uns längere Zeit oder wiederholt bedrängt, sollte jedoch angeschaut, analysiert und bereinigt werden.
Auch die positiven Informationen suchen gleichschwingende positive Informations-Quellen, um mit ihnen in Kommunikation zu treten.
Jeder Mensch ist sein persönlicher Informationsträger.
Das ist seine kleine Welt und sein Atmungsprinzip.«

Die Bedeutung einer flachen oder tiefen Atmung

»Atem ist unser Leben. Der Atemrhythmus jedes einzelnen ist sein spezifischer Lebensrhythmus. Das Leben jedes Menschen vollzieht sich in Rhythmen.
Jeder Mensch hat seinen Lebensrhythmus durch seine Gefühle, Empfindungen, Gedanken, Worte und Handlungen selbst geschaffen. Er wirkt gemäß unserem minütlichen, stündlichen, täglichen Denken und Verhalten auf uns ein. Entsprechend dem von uns vorgegebenen Rhythmus atmen wir tief, mittel oder flach.

Eine tiefe Atmung holt aus tiefen Schichten der Seele und aus tiefen Schichten des Unterbewusstseins entsprechende Informationen.
Ein flacher Atem holt vielfach Informationen nur aus dem Körper, aus dem Oberbewusstsein und tagsüber auch aus den oberen Schichten des Unterbewusstseins.

Diese Informationen, gleich Atmungswerte gehen in die unmittelbare Umgebung unserer Umwelt ein und auch in den Strom der Atmosphäre. Der Wind trägt sie dann über die Erde.

Wird durch irgendwelchen Einfluss unsere Atmung flach, z.B. infolge eines Sich-Treibenlassens in einem veräußerlichten und unkontrollierten Leben oder infolge unseres ichbezogenen, auf den eigenen Vorteil bedachten Verhaltens, dann werden gespeicherte Verhaltensmuster aktiviert.

Je nach unseren Speicherungen gelangen wir in Hektik, Aggression, Depression, Melancholie oder Resignation.

Haben wir die Warnzeichen z.B. über unsere kurze, gepresste Atmung, die durch unsere Unruhe, unsere Gewissensregungen, unsere schweren Gedanken und Gefühle kam – nicht beachtet, so wird sich unsere Schuld eines Tages über uns ergießen.

Ist – ohne unser willentliches Hinzutun – unser Atem ausgewogen, ist die Atmung tief, ruhig und harmonisch, dann ist in uns Ausgewogenheit und Harmonie.

Der Atem bringt das in den Körper hinein, was dieser zum Leben benötigt.

Ist der Atem flach, so können nicht alle Lebensfunktionen unseres Leibes genügend versorgt werden. Das ist der Fall, wenn wir uns kaum mehr entspannen können, wenn wir häufig in Hektik und Stress sind und somit unser Nervensystem angespannt und verkrampft ist.

Früher oder später werden sich Mängel bemerkbar machen, die Schlacken und Stoffwechselrückstände werden nur unzureichend aus dem Körper befördert, das Gewebe verschlackt und übersäuert, viele Hormone und Enzyme finden keine optimalen Bedingungen mehr vor, um ihre Aufgabe zu erfüllen, Teile des Organismus geraten in Not und erkranken schließlich.

Die Ursache unserer Erkrankungen darf jedoch nicht in unserer flachen Atmung gesehen werden. Was der flachen Atmung zugrunde liegt, unsere Belastung, die Negativ-Engramme, schufen wir durch unser gegensätzliches Verhalten, durch unser negatives Fühlen, Empfinden, Denken, Sprechen und Handeln, durch die Abwertung unserer Nächsten und durch die Aufwertung unseres persönlichen Ichs.
Durch die Enge des Herzens, die Ichbezogenheit nahmen wir unserem Atem den Raum; er wurde flach. Krankheit kann die Folge sein.

Jeder Mensch trachtet danach, gesund zu bleiben oder gesund zu werden. Wenige denken darüber nach, das letzten Endes der Atem der Gesundbrunnen für Seele und Körper ist, da er die hohe Kraft, das Leben, beinhaltet.

Eine tiefe Atmung, die i s t und nicht zwangsweise herbeigeführt wird, zeigt, dass unser persönliches Pendel der Kosmischen Uhr ruhig und ausgewogen geht.
Es geht hingegen um vieles rascher, wenn wir eine mittlere oder gar flache Atmung haben.

Unser Körper ist ein feines Instrument, das wir jeden Augenblick durch unsere Gefühle, Empfindungen, Gedanken, Worte und Handlungen und die daraus hervor gehenden Atemrhythmen mit ihren Informationen einstimmen.

Im ganzen All gilt das eine Prinzip: Senden und Empfangen. Dieses Prinzip ist der Schlüssel zum Verständnis vieler Vorgänge um und in uns.
Der Mensch verändert jeden Augenblick seinen Rhythmus. Gemäß den Informationen, die er aufnimmt, gemäß seinen Gefühlen, Gedanken, Worten und Handlungen, seinen Leidenschaften und Triebhaftigkeiten ist sein Haut-Netz-Werk geprägt. Dementsprechend geht auch das Pumpwerk der Atmung, denn alles ist in Allem.« QUELLE: Die Göttliche Weisheit (6)

Gefahren durch die Anwendung von Atemtechniken

»Unsere flache Atmung ist bereits die Wirkung der Ursachen. Wir selbst sind die Barriere für eine Tiefenatmung, denn unseren Lebensrhythmus bestimmen wir selbst.
Haben wir eine flache Atmung, dann können wir zwar eine Tiefenatmung bewusst durch eine kurzzeitig wirkende Atemübung herbeiführen.
Doch was nützt uns diese zwangsweise und kurzzeitige Veränderung unserer Atmung, wenn wir anschließend wieder flach atmen, weil unsere Verhaltensweisen einen ausgewogenen, tiefen Atem verhindern?
Atemtechniken werden meistens eingesetzt zu Heilzwecken oder zur Erlangung meditativer Erfahrungen und sie bergen einige Gefahren. Man erreicht nur eine zeitlich begrenzte Heilung des physischen Leibes. Das Oberbewusstsein der Zellen wird mit Gedanken des Heilwerdens aufgeladen, und so wird ein Karma, eine ausfließende Seelenschuld zurückgedrängt, ohne die der Krankheit zugrunde liegende Seelenschuld zu bereinigen. Außerdem können sich Fremdprogramme in uns einnisten, die uns falsch beeinflussen und bestimmen.« QUELLE: Die Göttliche Weisheit (6)

Im Atem ist das Leben, GOTT – Atme bewusst!

»Die Aufmerksamkeit und Achtsamkeit gegenüber uns selbst – dass wir gegenwärtig sind, dass unsere Gedanken, unser ganzes Verhalten bei uns ist – bewirkt einen tiefen, ausgewogenen Atem.
Ich atme freier, weil ich tiefer atme. Ich atme in dem Bewusstsein, dass der tiefe Atem das Leben ist.
Unser Gehirn reinigt sich von den Schlacken, die wir aufgrund von Kurzatmigkeit und durch unnützes Ausstreuen von unguten Gefühlen, Gedanken und Worten anzogen.
Der tiefe Atem ist Entspannung; aus der Entspannung erwächst Sinnerfüllung und aus der Sinnerfüllung die Kreativität.
Ich vergesse immer weniger.

Ich verlege und verliere immer seltener Gegenstände, denn ich bin gegenwärtig; ich bin bei mir.
Ich kann kreativer denken, tiefer fühlen und empfinden.«

QUELLE: Die Göttliche Weisheit (7)

»Gott ist die All-Kraft und ist uns näher als unsere Arme und Beine. Gott ist also in unserer Seele und in jeder Zelle, in jedem Blutgefäß, in allen Funktionen unseres Körpers.
Wie gelangt die mächtige All-Kraft GOTT in unseren physischen Leib? Ein Mensch der geistiges Wissen aus der ewigen Quelle besitzt, wird erwidern:
„Über den Atem, denn der Atem ist Leben."

Atem ist Leben. Über immaterielle Stationen im menschlichen Körper – es sind geistige Verteilerzentren – strömt die Lebenskraft, die auch den Atem mit Energie versorgt und dieser wiederum sämtliche Bausteine des physischen Leibes und alle Funktionen unseres Körpers mit dem nötigen Sauerstoff. Die sieben geistigen Grundkräfte – Ordnung, Wille, Weisheit, Ernst, Geduld, Liebe, Güte und Barmherzigkeit – befinden sich als Strahlung, als energetische Verteiler-Zentren, gleich Bewusstseinszentren in unserem Körper. Entlang unserer Wirbelsäule sind diese sieben energetischen Lebenskraftzentren, angelegt.

Der Wesenskern in der Seele ist das Herz der Seele.
Ausgehend vom Wesenskern, dem Herzen der Seele, der sich in der Nähe der Hirnanhangdrüse (Hypophyse), also in unserem Kopf, befindet, strömt das Leben, das Gesetz Gottes, durch die Seele in den Körper.
Unermüdlich strömt aus dem Wesenskern die energetische Lebenskraft, die Gottes Gesetz der Liebe ist, uns Menschen zu. Außerdem transportiert unser Atem lebensnotwendige materielle Substanzen, z.B. Sauerstoff in das Körperinnere.«

»In unserem Atem ist das Leben, GOTT.«

»Wir sollten uns angewöhnen, dem Atem mehr Achtung und Beachtung zu schenken, und öfter daran denken, ruhig, tief und bewusst zu atmen.«

»Der Atem sammelt im Körper die Ballaststoffe, die der Mensch dann ausatmet. Während der Mensch wieder einatmet, strömt schon, vom Wesenskern ausgehend, wieder Lebenskraft, gleich Odkraft, in den Atem.

Wer durch geistiges Lernen und Üben Besonnenheit erlangte, ruhiger und ausgewogener wurde, und, wer seine Tagesereignisse in das Licht der Gebote Gottes und der Lehren des Jesus, des Christus, stellte, beginnt kosmisch zu denken und sich auch entsprechend zu verhalten. Sein Bewusstsein erweitert sich, wodurch er auch feinere, höhere Schwingungen wahrnimmt. Ganz allmählich spürt dieser Mensch die inneren Vorgänge, das Fließen der Lebenskraft.

Aus diesem konkreten Fühlen der göttlichen Energie gewinnt er die Sicherheit und Gewissheit, dass GOTT existiert. Für ihn ist das der Beweis. Ist der Mensch durch Üben und Lernen sensitiver geworden, dann wird er mit der Zeit – gerade am Fluss seines Atems – merken, wo in seinem Körper noch Blockaden, Energiestaus sind, Bereiche, die gering mit Lebensenergie versorgt werden. Das bedeutet, dass die Seele entsprechende Verschattungen aufweist.

GOTT ist die Stille. Wie wäre es, wenn wir lernen, unseren Atem zu kontrollieren, uns angewöhnen, ruhig zu atmen, so dass wir ruhiger werden?« QUELLE: Die Göttliche Weisheit (8)

»In Allem berührt dich die große Liebe des ewigen Schöpfergottes – das Sein. Liebe ist unser wahres Wesen.

Liebe ist die höchste Macht im Kosmos. Möge jeder von uns wieder diese höchste, kosmische Kraft erlangen, die Liebe, damit er zum Gedeihen und Fortschritt der Menschheit und der einzelnen Menschenseele beitragen kann.

In unserem Atem ist die Stille. Atmen wir ruhig und tief und wir fühlen mit der Zeit, dass sich unser Bewusstsein erweitert. Wir erkennen so manchen Schwachpunkt in unserem Leben, den wir bereinigen. Wir finden heraus aus der Enge des Allzumenschlichen und gehen ein in die Stille – durch das Rosentor der Liebe ins ewige Vaterhaus. Heute und jetzt kann der erste Schritt getan werden.
Worin liegt denn die Gotteserfahrung? Wir glauben, es müsste etwas ganz Pompöses, Monumentales sein. O nein! Sie liegt im Gesang eines Vogels. Sie liegt im Lüftchen, das uns umweht. Sie liegt im Grashalm, den wir bewusst wahrnehmen, im Duft einer Rose.«

QUELLE: Die Göttliche Weisheit (9)

»Gotteserlebnisse gibt es dann in der Natur, wenn du plötzlich spürst, dass eine Pflanze sich vor deinem Innersten neigt. Ein mächtiger Baum, der vom Wind geschüttelt wird, raunt dir zu: „Sieh, wie gefestigt ich in der Mutter Erde bin! Das sei auch du, gefestigt im Schöpfer"
Solche feinen Impulse kommen dann aus der Seele.
Es ist die Liebe Gottes, die sich dem zeigt und immer wieder Impulse gibt, der Seinen Willen tut.«

QUELLE: Die Göttliche Weisheit (10)

Jeder Atemzug ist Gottes Gegenwart.
Der allgegenwärtige Geist atmet durch die Natur.
Er atmet in Bäumen, Sträuchern und Blumen.
Die Naturkraft atmet durch uns.
Jeder Atemzug beinhaltet die Einheit, die Kraft der Natur.

QUELLE: Die Göttliche Weisheit (13)

Haut, Schleimhaut und Allergien

Die Haut ist das größte Organ des Menschen und erfüllt zahlreiche Funktionen, z.B. Abgrenzung, Schutzbarriere, Atmung, Wärmeregulation, Kontaktorgan, Tastsinnorgan, Ausscheidung, Entschlackung.

Die Haut und Schleimhaut sind Entgiftungsorgane, Ventile des Körpers, die wie eine dritte Niere wirken. Die meisten Haut- und Schleimhautreaktionen sind nichts anderes als ein Bemühen des Körpers, Schlacken – Abfallprodukte, Zellschutt und Gifte – zu entsorgen.

Unser Körper ist eine perfekte Maschine, die von Natur aus, über einige „automatische Programme" verfügt:

1. Selbstheilung, Selbstreparatur für die Selbsterhaltung
2. Homöostase, Selbstregulation, Gleichgewicht, Harmonie
3. Reinheit, damit alle Körperfunktionen und Organe arbeiten können

»Viele Hautprobleme sind einfache Entgiftungsreaktionen des Körpers, auf bestimmte Nahrungsmittel und chemische Zusatzstoffe, und auf Grund von negativen Gedankenmustern oder seelischen Belastungen.«

»Alles, was auf der Haut geschieht, ist nicht zufällig. Der Zustand der Haut erzählt uns einiges über die Verschlackung des Körpers, über die Psyche und die Seele.«

>»Der Mensch ist, was er isst und was er denkt,
>und so ist auch seine Haut.«

Über Haut und Schleimhaut bringt der Körper „Gifte" heraus. Dazu ein Beispiel: Einige Tage, Wochen oder Monate nach einem Grillfest oder Schlachtfest im Dorf leiden Menschen oft an Gelenksteifigkeit, Gelenkschmerzen, Rückenschmerzen, Gichtanfällen, Harnsäureknoten (Finger, Zehen, Ohr), Hautabszessen, eitrigen Absonderungen auf der Haut, an den Händen, den Füßen oder den Sprunggelenken, „Offene Beine" (Ulcus cruris).

Milchprodukte und zuckerhaltige Nahrungsmittel lösen auch oft Hautreaktionen und Entzündungen aus. Sie sind nichts anderes als Abstossungsreaktionen des Körpers, durch die er sich gegen falsche belastende Nahrung wehrt.

Abszesse, Wunden mit Eiter und Blutungen können auch ein Ventil des Körpers und der Seele sein.

Was sind Allergien?

Allergien sind Fehlregulationen des Immunsystems, fehlgesteuerte Überreaktionen, im Sinne einer krankmachenden Überempfindlichkeit, die sich vor allem an der Haut und an der Schleimhaut manifestiert, also genau dort, wo der Organismus sich mit seiner Umwelt auseinandersetzt.

Bei einer Allergie, im medizinischen Sinne, reagiert das Immunsystem auf kleine Partikel, sogenannte Allergene, die auf die Haut oder Schleimhaut, z.B. der Atemwege oder des Darmes treffen und das mit besonderer Heftigkeit. Oft ist der Körper nicht gegen Pollen allergisch, sondern gegen die Umweltgifte und Pestizide, die an Pollen haften.

Ähnliches gilt für Brot, Obst, Gemüse und alle Nahrungsmittel, die mit chemischen Stoffen, z.B. Backpulver mit Phosphaten, Konservierungsstoffen, Geschmacksverstärker, Farbstoffen beim Anbau oder der Verarbeitung in Kontakt kommen.

FAZIT: »Es gibt keine Allergien im eigentlichen Sinn.«

»Die meisten Allergien sind Überlastungen des Organismus mit Gift- und Schadstoffen. Allergien weisen darauf hin, dass im Körper „das Maß voll ist", auf physischer sowie auf seelischer Ebene.«

Allergien und Hautprobleme nehmen zu – Warum?

Die Gründe dafür sind sehr vielfältig, die industriell verarbeiteten Nahrungsmittel, die Beigabe von Konservierungs-, Farb- und anderen Zusatzstoffen, der Einsatz von chemischen Dünge- und Spritzmitteln, die Umweltbelastung, wie auch seelische Belastungen und eine falsche Denk- und Lebensweise.

Eine Krankheit hat nicht nur eine Ursache, es ist die Summe mehrerer Faktoren!
Welche Fehler und Nahrungsmittel können Hautprobleme, Allergien und Juckreiz auslösen?

- Übertriebener Hygiene und Sauberkeitswahn.
- Geringe Stimulation des kindlichen Immunsystems, nicht gestillte Kinder, sowie Kinder in Raucher-Familien.
- Zunehmender Chemieeinsatz in der Nahrungsmittelherstellung.
- Weizenmehl, Backwaren, Backpulver mit Phosphate
- Phosphate auch in Milchprodukten, Wurstwaren, Cola-Getränken.
- Ungesunder Lebensstil und falsche Ernährungsgewohnheiten.

- Allergische Reaktionen und Asthma durch eine Ernährung mit viel **„Fremd-Eiweiß"** und leicht verderblichen tierischen Lebensmitteln wie Fisch, Schalentiere, Fleisch, Wurst.
- Käse und zahlreiche Milchprodukte, Eier.
- Chips, scharfe Gewürze, Peperoni-Produkte lösen oft Juckreiz aus.
- Hefe, Hefeextrakt, Geschmacksverstärker, Glutamat.
- Weihnachtsleckereien, Plätzchen, Weihnachtsgewürze.
- Rotwein, Glühwein, Wein und Bier.
- Nüsse, Erdnüsse, Haselnüsse.
- Alkaloide im Kaffee (Koffein), Tee (Theophyllin), Schokolade (Theobromin).
- Zucker ist eine häufige Ursache für Allergien und Hautreaktionen, Entzündungen, Rötungen, Schmerzen.

- Schwermetallbelastung, Umweltgifte.
- Intensive Landwirtschaft: Pestizide, Mist, Gülle, Dünger.
- Mit Pestiziden belastetes Obst und Gemüse aus konventioneller Landwirtschaft: Zitrusfrüchte, Kiwi, Bananen, Tomaten, Soja, Sauerkraut etc.
- Künstliches Vitamin C (aus Schimmelpilzen), chemische Stoffe in Süßigkeiten und Nahrungsmitteln, Bestandteile oder Zusätze wie Farb- oder Konservierungsstoffe.

- Waschmittel, Duftstoffe, Kosmetika, Deos, Desinfektionsmittel.
- Medikamente; Acetylsalicylsäure (ASS, Aspirin), ACC, Antimalariamittel, ACE-Hemmer und blutdrucksenkende Mittel, Antibiotika, Antidepressiva, Impfungen, Opiate als Schmerzmittel, Hormonpräparate, Drogen wie Heroin, Röntgenkontrastmittel, Chemotherapien z.B. Biologicals.

Sonne kann nur Allergien und Hautreaktionen auslösen, wenn das Gewebe des Körpers stark verschlackt ist.
Zu wenig Bewegung in frischer Luft, wenig Kontakt mit der Natur, Mangel an frischen Nahrungsmitteln wie Obst und Salate können zu Hautproblemen, z.B. trockener Haut oder Juckreiz führen.
Rotes Gesicht hat oft als Ursache übermäßigen Alkohol- bzw. Zuckerkonsum sowie die „Eiweißdiät" mit viel Fleisch.

Histamin-Intoleranz/Nahrungsmittel-Unverträglichkeit

Eine Mode-Krankheit ist die Histamin-Intoleranz. Histamin ist ein Eiweißstoff, der von unserem Körper selbst produziert wird. Viele Lebensmittel beinhalten Histamin, andere können direkt oder indirekt durch Mastzellreaktionen Histaminausschüttung auslösen, was zu Hautreaktionen, Juckreiz und Allergien führt.
Auslöser für die Histamin- und Botenstoff-Ausschüttung sind meistens Stress, innere Unruhe, Nahrungsmittel, aber auch Medikamente, Allergene, Pflanzen- oder Insektengifte.

Immer mehr Menschen leiden an Nahrungsmittelunverträglichkeiten, weil wir uns von der Natur entfernt haben, wir essen zu viele industriell verarbeitete Nahrungsmittel. Die meisten Obst-, Gemüse- und Getreide-Sorten sind Hybride und meistens werden sie unreif geerntet.

Das Wort **Intoleranz** ist auch ein Symbol und hat eine Botschaft für uns. Vielleicht sind wir intolerant zu anderen Menschen und haften zu sehr an Vorurteilen, die Konflikte mit anderen Menschen verursachen.

Allergien, Hautreaktionen und Juckreiz

Juckreiz (Pruritus) ist eine unangenehme Empfindung der Haut, die kratzen provoziert. Der Juckreiz wird ausgelöst durch Botenstoffe, die von Mastzellen freigesetzt werden, wie Histamin, GRP (Gastrin-releasing peptide) und das Nppb (natriuretisches Polypeptid b). Aber diese Botenstoffe sind nur ein Symptom, nicht die Ursache der Krankheit.

Juckreiz kann ein Begleitsymptom für eine Hauterkrankung sein, wie z.b. bei trockener Haut, Ekzem, Urtikaria, Dermatomykosen. Dieses Symptom kann auch mit inneren Organen zusammenhängen, wie z.b. bei Cholestasesyndrom – Stau in der Gallenblase durch Gallensteine, Lebererkrankungen oder Leber-Zirrhose – durch Anstieg der Gallensäure im Blut – Niereninsuffizienz, Nierenversagen, Diabetes mellitus, Eisenmangel, Degeneration von Nervenfasern, neurologischen Krankheiten, Leukämie, Lymphome und anderen Krebs-Erkrankungen.

Medizinische Studien zeigen, dass 50 % der Menschen mit Juckreiz keine deutliche körperliche Ursache (idiopathisch) aufweisen und oft mit erhöhter Nervosität, übermäßigen Stressreaktionen, psychosomatischen Erkrankungen bis hin zu psychologischen Störungen einhergehen.

Juckreiz zwingt uns oft zu kratzen, dadurch bringen wir ein Störfeld oder Energiestau des Körpers wieder in Fluss, ins Gleichgewicht. Durch Selbstanalyse können wir heraus finden, was uns unruhig macht, welche verborgenen Gefühle in uns vorliegen.

Juckreiz kann auch ein Zeichen sein, dass das ganze Haut- und Bindegewebe des Körpers mit Schlacken belastet ist. Deswegen ist zu empfehlen die Ernährung mit mehr Bio-Salaten, Gemüse, Früchte und Obst zu optimieren, sowie bestimmte Nahrungsmittel zu meiden z.B. scharfe Gewürze, wie Paprika und Peperoni, Schokolade und zuckerhaltige Lebensmittel, Nüsse, Milchprodukte, Fisch und anderes tierisches Eiweiß.

Allergien und Psyche

Neuere Untersuchungen zeigen, dass Menschen mit Neurodermitis, Nesselsucht (Urtikaria) allergischem Asthma, Heuschnupfen verstärkte Beschwerden haben, wenn sie mit psychischen Konflikten konfrontiert sind. Stress, Angstzustände, depressive Verstimmungen und emotionale Konflikte in Partnerschaft, Familie oder Beruf verschlimmern oder lösen oft die allergischen Symptome aus.

Welche seelischen Fehlhaltungen führen zu Allergien?

Lunge und Haut sind „Kontakt-Organe". Lungen- und Hautkrankheiten spiegeln oft Probleme der Kommunikation mit unseren Nächsten oder mit der Umwelt wieder, evtl. werden aggressive Gefühle oder Gedanken mit der Neigung, sich in die eigene Festung zurückzuziehen, unterdrückt. Auslöser für das Aufflammen einer Allergie ist oft eine unbewältigte Konfliktsituation:

- Gegen wen oder was bin ich gedanklich oder empfindungsmäßig allergisch?
- Welche Menschen oder welche Situationen kann ich nicht annehmen?
- Feindseligkeit: „Diesen Mensch kann ich nicht sehen" oder „ich kann ihm nicht vergeben".
- Ichbezogenheit: „Das will ich nicht" = eine ständige „Abwehrbereitschaft" gegen alles, was von außen kommt und mir nicht gefällt, kann zu Allergien führen.

»Drückt der Körper aus, was die Seele nicht verarbeiten kann? „Mindestens ein Viertel aller allergischen Reaktionen hat auch wesentlich mit psychischen Problemen zu tun", schätzt Dr. Uwe Gieler von der Universitätsklinik in Gießen. Der Mediziner ist einer der wenigen international anerkannten Psychodermatologen und erforscht seit beinahe 30 Jahren die Sprache der Haut. Sein wissenschaftlicher Ansatz ist der aller Psychosomatiker: Der Körper drückt durch Erkrankungen emotionale und psychische Konflikte aus, die die Seele nicht verarbeiten kann oder will.

Gerade Haut reagiere häufig als „Überdruckventil der Seele", weiß Gieler aus seiner therapeutischen Praxis: Er beobachtete Frauen, bei denen sich unterdrückte Wut in Nesselsucht äußerte. Und Menschen mit Angst vor Nähe, die mit einer roten neurodermitischen Gesichtshaut ihren Partner unbewusst signalisierten, „Sicherheitsabstand" zu wahren.

Eine junge Frau, die halbherzig in ihre Ehe schlitterte, entwickelte ausgerechnet auf ihrer Hochzeitsreise eine Goldallergie gegen den Ehering.

Ein Medizinstudent bekam zum Examen von beiden Eltern-teilen eine nickelhaltige Uhr. Doch nur die Uhr der Mutter löste bei ihm ein durch Nickel bedingtes Kontakt-Ekzem aus. Die Mutter hatte vor Jahren die Familie wegen eines anderen Partners verlassen, seither hatte der Student ein gespaltenes Verhältnis zu ihr.« QUELLE: www.stern.de

Stress der Mutter erhöht Asthma-Risiko des Kindes!

Kinder seelisch massiv gestresster Mütter haben ein erhöhtes Risiko, an Asthma zu erkranken. Leiden die Mütter über einen längeren Zeitraum zum Beispiel unter starken Depressionen oder Ängsten, steigt die Wahrscheinlichkeit des Nachwuchses, noch im Kindesalter Asthma zu entwickeln. Das berichten kanadische Forscher in der Fach-Zeitschrift „American Journal of Respiratory and Critical Care Medicine".

»Neurodermitis: Intaktes Familienleben schützt!

Kinder von Scheidungseltern leiden dreimal so häufig an Neurodermitis wie Kinder, deren Eltern zusammenleben. Familiärer Stress begünstigt Neurodermitis. Das zeigt eine Untersuchung deutscher Wissenschaftler. Offenbar spielt eine gut funktionierende Beziehung der Eltern eine schüt-zende Rolle.

Schicksalsschläge, eine schwere Erkrankung oder der Tod eines Familienmitgliedes schien sogar das Risiko für Neurodermitis zu senken, fanden die Forscher der Studie heraus.

„Möglicherweise lassen solche Erlebnisse die Familie näher zusammenrücken, so dass ein Kleinkind mehr soziale Aufmerksamkeit erhält, die sich günstig auswirkt", sagt Torsten Schäfer.« QUELLE: www.stern.de

Wahre Entspannung finden durch Ordnung im Leben

Bei Allergien können häufiger Stress und Ärger die Symptome verschlimmern. Das trifft in besonderem Maße auf allergische Atemwegs- und Hauterkrankungen zu.
Wenn Betroffene sich entspannen können und ihre Probleme lösen, produziert der Körper immunstärkende und entzündungshemmende Stoffe.
Wahre Entspannung können wir nur schaffen, wenn wir Ordnung in uns und in unseren Beziehungen zu anderen Mitmenschen schaffen, durch Versöhnung, Vergebung, Wiedergutmachung.
Siehe „Die Macht der Gedanken und Worte" auf Seite 147.

Was an Schwierigkeiten auf uns zukommt, sollten wir nicht als Feind bekämpfen, sondern als Lernaufgabe in unserem Leben sehen. Dann wird die „Störung" von außen zur Herausforderung, aus der wir seelisch und körperlich gestärkt hervorgehen. Statt „Allergische Abwehrreaktion" also, eine Lernaufgabe zum Wachsen und Reifen, die uns letztendlich immer mit der Umwelt versöhnt.

Ursachen für „unreine Haut" und Hautprobleme

Unreine Haut bedeutet „unreine Ernährung" oder „unreine Gedanken". Das gleiche gilt für die meisten Hautprobleme! Bevor man mit der Psyche beginnt, sollte man auf die Ernährung achten, denn viele Hautprobleme sind Reaktionen auf bestimmte Nahrungsmittel oder Genussmittel. Wir sollten lernen, die Signale des Körpers zu interpretieren. Außerdem können Hautprobleme darauf hinweisen, dass der Darm nicht in Ordnung ist, z.B. auf Grund von Rückstau durch Verstopfung.

Schwaches Bindegewebe gibt es nicht!

Unreine Haut oder schwaches Bindegewebe sind nicht „genetisch bedingt" oder eine angeborene Veranlagung.
Schwaches Bindegewebe bedeutet „verschlacktes Gewebe".

Schwaches Bindegewebe kann auch nicht als Ursache für Cellulite, Krampfadern, Hämorrhoiden, Leistenbruch uvm. angesehen werden. Warum wird so oft dem Gewebe oder der genetischen Veranlagung die Schuld bei solchen körperlichen Beschwerden gegeben?
Die eigentliche Ursache ist „verschlacktes Gewebe" auf Grund von zu viel oder falschem Essen, z.B. raffinierte Getreide-Produkte, Gebäck, Brot, Nudeln, Geflügel- und Putenfleisch, Fisch, Käse, Joghurt und andere Fleisch- und Milchprodukte. Das Rauchen, oder der täglich übermäßige Konsum von Kaffee, Alkohol, Salz, Glutamat, künstliches Vitamin C, Zucker, Kuchen Schokolade und anderen Süßigkeiten verursacht eine Degeneration des Gewebes, oft mit Gift- und Wasseransammlungen.
Bewegungsmangel und viel Sitzen, Stau im Bauchbereich durch ständigen Blähbauch, Darmprobleme, Reizdarm, Verstopfung können auch zu Stauungen im Unterbauch führen und tragen bei zur Entstehung von Übergewicht, Ödemen, Schwellungen, Cellulite, Krampfadern, Besenreisern, Hämorrhoiden, Prostatabeschwerden und Leistenbruch.

Nicht das Gewebe ist schuld, sondern ein ungesunder Lebensstil und eine Fehlernährung. Negative Gefühle, Gedanken, Emotionen können auch zu den oben genannten Krankheiten führen. Siehe „Bindegewebe" auf Seite 72.

Ursachen für unangenehmen Körper- und Mundgeruch

Es werden zu viele Deodorants und Parfüms gebraucht, um den unangenehmen Körpergeruch zu „überdecken". Viele wissen nicht, dass eine eiweißreiche Ernährung schlechten Körper- und Mundgeruch verursacht!

Der regelmäßige Konsum von tierischem Eiweiß, Fisch, Fleisch, Wurst, Milch, Käse, Eier etc. fördert eine ungesunde mikrobakterielle Flora mit Verderbnis-Keimen in unserem Darm. Es bilden sich mehr Fäulnisprozesse, der Körpergeruch nimmt zu und alle Ausscheidungen wie Urin, Stuhl und Schweiß riechen stärker. Das kann zu einem unangenehmen Mundgeruch führen, insbesondere am frühen Morgen.

»Fisch verdirbt schnell, kein anderes Lebensmittel verdirbt so leicht wie frischer Fisch. Wenn er nicht ständig auf Eis gelagert wird, setzt schon kurz nach dem Fang der Fäulnisprozess ein, ähnlich wie bei Fleisch. Die meisten Seefische, die in den Geschäften angeboten werden, haben bereits drei bis zehn Tage auf Eis gelegen, manche sogar zwei Wochen«. „Fische in Seenot" - Natur & Kosmos 8/2002

»Wenn Sie viel Eiweiß in Form von Fleisch, Wurst, Fisch, Eiern, Käse oder Milchprodukten essen, freuen sich die Fäulnisbakterien und gedeihen prächtig.
Diese Bakteriengattung bildet unangenehm riechende und schädliche Gase (Blähungen), und belastet Darmflora und Organismus sehr stark. Tierische Nahrungsmittel werden vor allem durch Fäulnisprozesse verdaut.« Naturarzt 12/2002

Beim mikrobiellen protein-gleichen Eiweißabbau im Darm entstehen in Abhängigkeit von der Eiweißzufuhr potenziell toxische, d.h. giftige Substanzen, z.B. Ammoniak, Phenole, Indole, Amine, N-Nitroso-Verbindungen und Sulfid. Viele von diesen Giften fördern nicht nur übel riechenden Körpergeruch, sondern auch Darmentzündungen wie Colitis, Morbus Crohn, Polypen und auch Darmkrebs.
Auch negative Gedanken und Emotionen wie Ängste, Nervosität, Aggressionen haben einen Einfluss auf den Körpergeruch.

»Eine gute Therapie gegen schlechten Körper- und Mundgeruch ist eine pflanzliche vegetarisch vegane Ernährung mit viel Obst, Salaten und Kräutern, die viel grünes Chlorophyll und Vitalstoffe enthalten.«

Tipps für eine schöne und gesunde Haut

- Eine vegetarische und vegane Ernährung mit hohem Rohkostanteil, mindestens 50 % Frischkost in Form von Obst, Früchten, Samen, Salaten und Gemüse ist ein guter Sonnenschutz und eine Therapie von innen für eine feuchte, elastische, schöne und gesunde Haut.
- Weniger Kochen hilft, dass dem Körper mehr Vitalstoffe zugeführt werden.
- Kein Tier essen! Zucker – und Salzkonsum einschränken, Genussmittelreduktion.
- Auf gesunde Darmfunktion achten, Verstopfung meiden.
- Kontakt mit der Natur pflegen, Haut stärken durch Wind – Sonne – Wasser.
- Entspannung des Nervensystems, Konfliktbewältigung.

Wahre Entspannung finden wir, wenn wir Ordnung in unserer Gedanken- und Gefühlswelt schaffen, auch in unserer Vergangenheit und in den Beziehungen zu anderen Menschen.

Seelische Konflikte als Ursache für Hautprobleme

„Vor Neid erblassen", „vor Scham erröten", „eine dünne Haut haben", „sich nicht wohl fühlen in seiner Haut" - die alten Redensarten drücken aus, dass die Haut eng mit unserer Psyche und unserem Befinden verbunden ist. Zahlreiche medizinische Studien zeigen, dass emotionaler Stress und Konfliktsituationen oftmals an der Entstehung von Krankheiten wie Schuppenflechte (Psoriasis), Akne oder atopische Dermatitis (Neurodermitis) beteiligt sind bzw. Krankheitsschübe auslösen können.

Die Haut reagiert häufig als „Überdruckventil der Seele". Unterdrückter Ärger, Angst vor Nähe bei Frauen, kann sich in Akne, Gesichts- und Halsrötungen äußern, um unbewusst einen „Sicherheits-Abstand" zu Männern zu signalisieren.

Seelische Fehlhaltungen und Hautprobleme

Eine Zusammenfassung aus mehreren psychosomatischen Quellen kann uns dabei helfen:

- Pflegen von Negativität, „giftige Gedanken" gegen sich selbst oder gegen andere.
- Feindseligkeit und Kommunikationsstörungen mit anderen Menschen.
- Mangel an Liebe zu sich selbst, sich selbst nicht annehmen, sich selbst nicht mögen.
- Empfindlichkeit, Angst, verletzt zu werden, Abgrenzung, Isolation.

- Entzündung durch unterdrückte negative Gedanken und Gefühle, Zorn, Wut, Frustration oder Enttäuschung über andere Menschen oder Zustände; etwas reizt und erregt uns.
- Konfliktsituationen im Bereich Weiblichkeit, Männlichkeit, Sexualität, Partnerschaft.
- Sich an den Partner anpassen, auch an seinen Lebensstil, Hobbys, Essgewohnheiten, Sexualität.
- Abwehrreaktionen gegen den Partner, gegen seine niedrigen sexuellen Wünsche.
- Über Akne und Hautreaktionen im Gesicht kann man sich unbewusst selbst schützen, weil sie jede Begegnung erschweren und die Sexualität verhindert.
- Verdrängte Wünsche, verführen und reizen wollen, kann Hautreaktionen, insbesondere im Gesicht und Dekolleté hervorrufen.

Das sind nur ein paar Erfahrungsbeispiele. Eine Hilfe, um die materielle oder seelische Ursache der Krankheit zu finden wäre, uns selbst zu fragen:
Mit was verbinde ich meine Krankheit?
Was habe ich in den letzten Tagen gegessen?
Was ist in den letzten Tagen, Wochen mit mir geschehen?
Mit welchen Menschen habe ich Konflikte?
Welche Gedankenmuster wiederholen sich oft?

Die Haut aus geistiger Sicht

Wir haben Informationen aus diversen Quellen über die Hintergründe von Hautkrankheiten zusammengefasst:

»Das flächengrößte Organ unseres Körpers ist die Haut. Über unsere Haut stehen wir mit dem, was uns umgibt, direkt in Verbindung. Über die Haut atmen wir, nehmen Stoffe auf, geben Stoffe ab. Unsere Haut birgt ein Netzwerk energetischer Lebens-Bahnen und Energiepunkte, sowohl die organisch lokalisierbaren Nerven als auch geistige Bahnen und Zentren, die unaufhörlich ausstrahlen, also senden, und auch empfangen.

Unsere Haut ist die Landkarte unserer persönlichen Eingaben in die Fallkosmen, in den materiellen Kosmos und in den feinstofflichen Kosmos der Reinigungsebenen.
Da alles in allem enthalten ist, auch das göttliche Sein in der Materie, schimmert auch auf der Haut hin und wieder das ewige Sein hindurch.

Im ganzen All gilt das eine Prinzip: Senden und Empfangen. Dieses Prinzip ist der Schlüssel zum Verständnis vieler Vorgänge um und in uns. Die Speicherung erfolgt über das Gehirn durch unser Fühlen, Empfinden, Denken, Sprechen und Handeln. Die Inhalte unserer Speicherungen gehen in Ober-Bewusstsein und Unterbewusstsein ein und somit in die entsprechenden Bausteine und Atome des Körpers.
Die Negativspeicherung eines Menschen geht auch in seine Seele und über diese in die entsprechende Planetenkonstellation beider Fallkosmen ein.«

»Das Nerven-Netz in Verbindung mit dem Hautnetzwerk ist das Kommunikationsnetz zu den Kosmen. Jedes Hautpigment hat eine spezifische Kommunikation zum materiellen Kosmos, zum Kosmos der Reinigungsebenen oder zu beiden – oder aber auch zu dem ewigen Urwerk, dem Ewigen Sein.

Die Pigmentierungen der Haut spiegeln essentielle Teile von Sonnensystemen, von Kollektivverbänden der Gestirne wieder, in welchen Belastungen oder Erinnerungs-Engramme dieses Menschen gespeichert sind.«

Gemäß den Informationen, die der Mensch aufnimmt, gemäß seiner Gefühle, Gedanken, Worte und Handlungen, seinen Leidenschaften und seiner Triebhaftigkeit, sind sein Haut-Netzwerk und seine Atmung geprägt. Im Netzwerk der Haut ist alles Für und Wider gespeichert, doch nicht alles zeichnet sich in der Hautoberfläche ab.

Muttermale, braune Flecken, Warzen und Narben sprechen ihre Sprache:

- Sie zeichnen mitgebrachte Eingaben aus Vorexistenzen, die noch zur Bereinigung anstehen und noch nicht aktiv sind. Sie zeigen Chancen auf, diese im derzeitigen Dasein rechtzeitig zu beheben, bevor sie wirksam werden.
- Sie sind Ansammlungen gleicher, ähnlich schwingender Eingaben. Es sind punktuelle Planetenstrahlungen, die sich bei der Haut an der Oberfläche zeigen.
- Hautpigmente können Erinnerungen von Überwundenem, die im Bildnetzwerk der Haut noch sichtbar sind. In diesen Erinnerungen liegt eine Kraft, die wir Verwirklichungsenergie nennen können.

»Das Verwirklichungspotential eines Menschen ist Positiv-Energie, erwachsen aus der Überwindung von Allzumenschlichem, von Fehlern, Schwächen, die uns nun als Aspekt geistiger Stärke zur Verfügung steht.«

»Hautmerkmale, die schon bei Beginn des Erdenlebens erkennbar sind, hängen zusammen mit Begebenheiten aus einer Vorinkarnation. Es gibt auch Hautmerkmale, die schon bei der Geburt vorhanden sind und sich im Laufe der Jahre deutlicher ausprägen z.B. Muttermale, Feuermale, fehlende oder übermäßige Pigmentierung, bei der Geburt bereits vorhandene Hautauschläge, Hautfalten oder Linien am Hals, an Gelenken, narbenähnliche Zeichnungen an verschiedenen Körperteilen und dergleichen.

Jahrelang wissen wir eventuell, dass wir das haben, doch es stört uns nicht und sagt uns auch nichts. Eines Tages aber wird – z.B. über unseren Sehsinn, im Spiegel, durch einen Fernsehfilm, über ein Bild oder einen Bericht in der Zeitung – eine Assoziation angestoßen.
Unsere Gefühls- und Gedankenwelt gerät in Bewegung. Lassen wir die entsprechenden Bilder in uns aufsteigen, dann kommt auch die Selbsterkenntnis. Wandlungen in den pigmentbildenden Zellen bei Muttermalen und Feuermalen können sich gutartig, aber auch bösartig entwickeln. Dies können Anzeichen dafür sein, dass eine Ursache aktiv wird und sich anschickt, zur Wirkung zu werden.«

Auch leidende Organe und Zellverbände des physischen Leibes geben Signale über Gehirn und Nerven an die Haut. Da und dort spürt der Mensch plötzlich einen starken Juckreiz, oder es entstehen Rötungen, Schwellungen oder Unreinheiten in der Haut, ein Ausschlag, eine Warze oder ein aktives, also sich veränderndes Muttermal und dergleichen.
Die aus der Planetenkonstellation einstrahlenden aktiven Eingaben können auch reaktionsauslösende Impulse sein, die in uns Gefühle, Empfindungen und Gedanken erwecken, die uns aufmerksam machen wollen, dass bei uns etwas „nicht stimmt". Reagiert der Mensch auf diese Warnsignale durch Bereinigung der zugrunde liegenden Ursachen, so kann sich diese kosmische Einstrahlung abbauen, wodurch unter Umständen eine Krankheit oder ein Schicksal verhindert werden kann.«

»Über die Haut, über den Atem und auch von den Gestirnen, über die Seele, empfangen wir die Informationen, die wir zuvor ausgesandt haben, denn Gleiches zieht immer wieder Gleiches an.
Nichts kann uns beeinflussen, das nicht einen Magneten in uns vorfindet.«

Wie sprechen die Merkmale der Haut zu uns?

»Bei einem Haut-Ausschlag, einer Entzündung oder einem Ekzem, können wir in unsere Gefühlswelt hinein spüren, was uns wohl „ausschlagen" lässt, auf wen oder was wir so reagieren und warum? Was liegt in mir vor?
Was sticht uns? Wen „stechen" wir auf Schritt und Tritt?
Das Zeichen unserer Haut spricht eine deutliche Sprache. Es mahnt uns bei jedem Blick in den Spiegel. Stören uns bestimmte Haut-Falten im Gesicht, dann können wir uns fragen:
Welche Inhalte unserer Gedanken und Gefühle haben uns jahrelang bestimmt?
Welchen Zielen sind wir vergeblich nachgejagt?
Wo sind Enttäuschungen nicht verarbeitet?
Wo sind wir neidisch, missgünstig, fanatisch, hartherzig oder geizig gewesen?
Dann könnten wir uns entscheiden, ob wir so bleiben wollen oder nicht.«

»Wir ändern an der energetischen Gravur unserer Haut nichts, indem wir eventuell chirurgische Korrekturen vornehmen lassen. In den Hautschichten ändern sich dadurch markante Gravuren nicht.
Doch wir können uns zum Positiven verändern, indem wir das, was wir täglich an Allzumenschlichem erkennen, bereinigen und nicht mehr tun. Dadurch erlangen wir geistige Bewusstseinserweiterung und entwickeln uns hin zu einem von Ethik und Moral geprägten Charakter.«

Der kosmische Mensch

»Der Mensch ist ein kosmischer Mensch, weil er gemäß seinen Eingaben – seien sie positiv oder negativ – Anteil am großen Urwerk, dem Räderwerk der beiden Kosmen, des Kosmos der Materie und des Kosmos der Reinigungsebenen, hat.
Mit seinem positiven, also gottgewollten Leben steht er in Kommunikation mit dem Urwerk des ewigen Seins.

Gibt der Mensch sein Ego auf, um in seinem Erdendasein Gottes Willen zu erfüllen, also die Werte des Ewigen Seins zu leben, nähert er sich somit dem Ebenbild Gottes, dann reinigen sich seine negativen Speicherungen.

Seele und Mensch stehen mit den positiven Kräften der Unendlichkeit in Kommunikation. Dann gehört die Seele nicht mehr dem Sündhaften an, die Bindung an die Speicherplaneten der Fallkosmen ist gelöst. Die Seele hat sich in das All-Vater-Bewusstsein, in das Ewige Sein, eingeboren und steht mit Gott in Kommunikation.

Gott, der Wesenskern, ist in allem und in allen die Gegenwart. So wirkt der Geist Gottes auch in der Kosmischen Uhr, dem Räderwerk. Er ist auch der Mahner in allen Seelen und Menschen, das Gewissen und der Helfer für all jene, die ihre menschlichen Aspekten erkennen, bereuen, bereinigen und nicht mehr tun wollen, um zu Ihm, in die ewige Heimat, in das Ur-Sein, zurückzukehren.«

QUELLE: Die Göttliche Weisheit (6)

FAZIT:

Die Ursachen für Haut-Krankheiten liegen hauptsächlich in unserer Ernährung oder in unserer Gedanken- und Gefühls-Welt. Nicht immer kann man die Ursachen finden, aber es hilft uns, sich nach dem „Warum" zu fragen. Oft liegt das, was uns krank macht in unserem Unterbewusstsein. Siehe auch „Das krankmachende Unterbewusstsein" auf Seite 47.

Unsere Gedanken, Worte und Handlungen haben eine Wirkung auf uns und auf das gesamte Universum.
Achtsamkeit und bewusstes Leben kann uns viel Leid ersparen, denn alles, was wir senden kommt auf uns zurück.
Der Weg zur Gesundheit und zum Glück beinhaltet, den Sinn des Lebens zu verstehen, uns als kosmische Wesen zu sehen, uns positiv zu verändern, um so den Weg der geistigen Evolution zu beschreiten. Siehe Seite 213.

Viren

und

Bakterien

Krankheitserreger

oder

Heilungsoptimierer?

Viren und Bakterien

Krankheitserreger oder Heilungsoptimierer?

In der Schulmedizin werden seit ca. 150 Jahren die Mikroben als Schädlinge betrachtet, vergleichbar mit einer gefährlichen gegnerischen Armee, die es zu eliminieren gilt. Dies wird aber sehr schwierig sein, denn wir leben schon seit Anbeginn der Zeiten in Symbiose mit ihnen. Sie sind sehr anpassungsfähig an extreme Kälte und extreme Hitze. Sie sind für unser Auge unsichtbar klein und besitzen Mutationsfähigkeit, d.h. sie können sich verwandeln, um z.B. resistent gegen Antibiotika zu werden.

Bakterien sind die „Entgifter des Planeten". Sie bringen in ihrer Gesamtheit ein größeres Gewicht auf die Waage als alle Tiere des Planeten Erde zusammen. Bakterien sind mikroskopisch kleine Alleskönner, ohne die unser Planet an unseren Abfällen längst erstickt wäre. Bakterien sind in der Lage, sowohl alle natürlichen Fäkalien und Abfälle zu „knacken", als auch verschiedene chemische und petrochemische Schadstoffe, wie z.B. Heizöl, Benzin, Petroleum, Diesel- und Schmieröle, Paraffin, Bitumen, Asphalt, Plastik auch gewisse Lösungsmittel, ja sogar Umweltgifte, wie PCB (Polychlorierte Biphenyle – die einer der Gründe fürs Robbensterben sind).

Es gibt Bakterien, die sogar Plastiktüten zersetzen können. Myco- und Corynebakterien sind die Ölfresser, die das Meer nach Tankerunglücken von dem ausgelaufenen Erdöl reinigen. In praktisch allen Kläranlagen der Welt für Haus- und Industrieabwässer gibt es eine so genannte „biologische Reinigungsstufe", in der von Bakterien der organische Anteil aus den Abwässern „herausgefressen" wird – so wie es die gleichen Bakterien auf natürliche Weise schon immer überall im Erdboden und in unseren Bächen und Flüssen getan haben und tun.

Der Atem der Erde: Ein einziger Liter Meerwasser enthält mehr Kleinstlebewesen, als Deutschland Einwohner hat. Die pflanzlichen Eizellen aus dem Plankton hauchen der Erde den Atem ein. Die Winzlinge der Meere produzieren mehr Sauerstoff als alle Bäume der Erde zusammen, und sie fressen zusätzlich das Treibhausgas Kohlendioxid. Ohne Plankton und Meeresbakterien wäre Leben, so wie wir es kennen, nicht möglich.

Wir tragen mehr Bakterien als Körperzellen in uns

Es gibt über 30 Millionen Mikroben Arten auf der Erde. Über 200 verschiedene Mikroben-Arten sind ein fester Begleiter des Menschen.

»Der menschliche Körper besteht aus mehr Mikroben (ca. 100 Billionen) als Körperzellen (ca. 10 Billionen).«

Bakterien besiedeln die Haut, die Schleimhaut, die Nase, die Ohren, den Mund, den Darm. Darmbakterien helfen bei der Verdauung und beim Energiestoffwechsel. Ohne diese Mitbewohner wäre der Mensch nicht lebensfähig. Auch in der Luft, die wir atmen: Ein m3 Luft (1mx1mx1m) beinhaltet ca. 9000 Viren und Bakterien!
Wie sollen wir uns gegen all diese vielen Mikroorganismen schützen, die überall lauern?

Einige ganzheitliche Ärzte, die die Natur als Vorbild sehen, betrachten die Mikroben als Helfer, denn Viren, Bakterien, Myko-Bakterien und Pilze sind nicht unsere Feinde oder Krankmacher, sondern unsere symbiotischen Heilungs-Optimierer – sie tun ihre Arbeit zu unserem Nutzen.
Und die schädlichen unter ihnen können sich nur vermehren, wenn wir ihnen in unserem Körper ein für uns entsprechend schädliches Milieu anbieten.

Der französische Physiologe Claude Bernard (1813-1878) fand heraus, dass nicht die Mikroorganismen allein schädlich seien, sondern vor allem das Milieu, in dem sie sich vermehren können.

»Die Mikrobe ist nichts, das Terrain ist alles«

Der berühmte Chemiker Louis Pasteur (1822-1895), ein Zeitgenosse Bernards, vertrat dagegen die Bakterientheorie. Er war derjenige, der sagte, wir müssten die Mikroben angreifen (heute z.B. durch Antibiotika).

Aber Louis Pasteur, der als Erfinder der Schutzimpfung gilt, musste am Ende seines Lebens einräumen, dass die Mikroben lediglich Anzeiger, nicht aber die Verursacher von Leiden sind: »Wenn Sie meinen, Krankheiten einfach dadurch beseitigen zu können, dass Sie dabei auftretende Bakterien unterdrücken und abtöten, dann können Sie ganz schlimme Wunder erleben.«

Pasteur widerrief seine Theorie auf seinem Sterbebett.

Er soll gesagt haben: »Bernard hatte Recht. Die Mikrobe ist nichts. Die Umgebung ist alles.«

Aber, wie „bereiten" wir in uns einen „Boden" für schädliche Mikroben, Viren, Bakterien, Pilze, Prionen*? (*Prionen sind organische Gifte mit virusähnlichen Eigenschaften)

Dabei spielt die Ernährung eine wichtige Rolle. Ein Beispiel ist im Rahmen der BSE-Krise der Verzehr von Rindfleisch gewesen. Wenn man Fisch, Schweinefleisch oder Wurst isst, riskiert man Yersinien-Infektionen, Hepatitis A oder die Aufnahme von Parasiten, wie Nematoden oder Anisakis. Wenn man viele salzige Produkte oder viel tierisches Eiweiß wie Geflügelfleisch (Huhn, Pute, Gans, etc.) oder Wurst isst, riskiert man vermehrt Campylobakter, Salmonellen, Listerien- oder Helikobakter-Pylori-Infektionen.

Viel Zucker, wie Schokolade und andere Süßwaren, kann die Vermehrung von Candida-Pilzen fördern; Fischkonsum die Aufnahme von Schwermetallen wie z.B. Quecksilber. Man vermutet allerdings auch, dass Candida-Pilze helfen, diese Schwermetalle in unserem Körper abzubauen.

»Viele Bakterien sind nötig für die Gesundheit
und sind ein Teil des Immunsystems.«

»Was wären wir ohne die Mikroben? „Wir denken das Immunsystem ganz neu", sagt der Zoologe Thomas Bosch von der Universität in Kiel. „Wir behaupten, Bakterien sind unsere vergessenen Organe, also ein Teil des Selbst, das wir zum Überleben brauchen. Deshalb ist das Immunsystem in erster Linie kein Abwehrsystem, sondern es ermöglicht und organisiert die Kommunikation mit Mikroben im Körper.

Mikroben können Freund und Feind sein. Die meisten, die auf und mit dem Menschen leben, sind eher Freund. Denn ganz im Sinne des evolutionären Überlebens wollen sie ihren eigenen Weg zum Überleben finden, und dafür wären Krankheit oder gar Tod des Wirts nicht wirklich nützlich. Und so tummeln sich auf und in uns Menschen zehnmal so viel Mikroben wie wir Körperzellen haben.

Bakterien sind also nötig für die Gesundheit. Sie sind ein Teil des Immunsystems. Wir glauben, dass Mikroorganismen und Tiere in intimer Abhängigkeit entwickelt sind, das Immunsystem sich also quasi im Zuge der Besiedelung der Tiere mit Mikroben entwickelt hat."« QUELLE: FAZ 5.01.2011

Viele Mikroorganismen werden im Körper aus Ur-Mikroben – Endobionten – hergestellt

Antonie Béchamp (1816-1908) war ein französischer Mediziner, Chemiker und Pharmazeut, der mit dem Mikroskop winzige Zellbestandteile, sogenannte Mykrozymen im Blut entdeckt hat. Einige Jahre später hat der Mikrobiologe Prof. Enderlein (1872-1968) sie weiter erforscht und nannte sie Endobionten oder Ur-Mikroben. Es sind mit dem Mikroskop sichtbare winzige Punkte im Blut und in den Zellen.

Die Ur-Mikroben können, je nach Lebensbedingungen, als Symbiont oder als krankmachender Parasit im Wirts-Organismus leben und wirken. Sie besitzen die Fähigkeit des Pleomorphismus – mikrobielle Polymorphie –, das heißt sie können sich in Bakterien, Viren, Pilze und Parasiten verwandeln, die tote Zellen, Toxine und Stoffwechselendprodukte des Körpers abbauen und entfernen.

FAZIT: Der Körper ist in der Lage, Bakterien, Viren und Pilze auf natürliche Weise, aus winzigen Ur-Mikroben – Endobionten, Symbionten, Protiten, Kolloiden, Mykrozymen – aus unserem Blut und unseren Zellen zu produzieren. Infektionen haben einen Sinn. Die Keime, die bei einem Infekt aktiv werden, tun dies nur, wenn sich zu viele Toxine angesammelt haben oder das Gewebe schon geschädigt ist. Die Mikroorganismen vermehren sich, wo viele Abbaustoffe zu zersetzen und zu entsorgen sind.

Viele Infektionskrankheiten und Krebs sind ein cleveres Zusammenspiel von Körper und Bakterien, um Körper-Gewebe, das Lymphsystem und das Blut vor dem Ersticken und vor Vergiftungen durch toxische Substanzen zu bewahren. Siehe Kapitel „Was sind Schlacken?" auf Seite 71.

Multiresistente Keime

»Jährlich infizieren sich in Deutschland eine Million Patienten mit lebensbedrohlichen Krankenhauskeimen während ihres Klinikaufenthaltes (von insgesamt 17 Millionen Patienten in deutschen Krankenhausbetten). Bis zu 40.000 Menschen sterben jährlich durch Infektionen, die sie sich im Krankenhaus zugezogen haben. Das sind achtmal mehr als im Straßenverkehr! „Der Medizin ist es bisher nicht gelungen, für dieses brennende Problem eine befriedigende Lösung zu finden" sagte Michael Wiechmann, Leiter der Abteilung Leistungs- und Gesundheitsmanagement bei der Allianzkrankenversicherung.

Im Krankenhaus soll man eigentlich gesund werden. Viele Patienten fangen sich aber gerade dort noch zusätzliche Infektionen ein. Die multiresistenten Keime in Krankenhäusern sind entstanden, unter anderem durch wahllosen und unnötigen Antibiotika-Einsatz und mangelnde Hygiene. Es sind oft harmlose Eingriffe, wie Kniespiegelungen, ambulante Operationen oder die Entfernung von Krampfadern, bei denen sich viele Patienten mit gefährlichen Keimen infizieren – und dann ein Leben lang an den Folgen leiden.

Als der gefährlichste Keim gilt der „multiresistente Staphylococcus aureus", kurz MRSA. Das Problem: MRSA ist gegen fast alle Antibiotika resistent, sie wirken also nicht mehr als Gegenmittel!« QUELLE: www.stern.de 20.Nov.2010

Wie erklärt es sich, dass ein Bakterium - der „Staphylococcus" – den fast jeder von uns mit sich herumträgt, bei dem einen Menschen zu finden ist, ohne dass dieser Beschwerden hat, bei einem anderen wiederum zu schweren Infektionen, zu Sepsis, ja bis zum Tod führen kann?

Antwort: Zahlreiche Mikroben sind immer in uns, aber sie können mutieren (sich verändern), je nach der körperlichen oder seelischen Belastung, die wir tragen.

Krankheitserreger aus der geistigen Sicht

Den „Krieg" der modernen Medizin gegen die Viren und Bakterien wird diese so lange verlieren, bis sie erkennt, dass der Boden, das Milieu, das der Mensch sich mit seinen Gedanken, Worten und Handlungen, seiner Art, sich zu ernähren und zu leben, schafft, das Wesentliche ist.

Wer täglich Fleisch, Wurst und Fisch isst, riskiert vermehrt den Befall durch Listerien, Yersinien, Proteus, Pseudomonaden, Clostridien, Helikobakter pylori, Campylobakter, Salmonellen, E. Coli, EHEC, Staphylokokken, MRSA, Parasiten, Hepatitis Viren uvm.

Nach dem geistigen Gesetz von Ursache und Wirkung, kommt das Leid der Tiere in der Massentierhaltung und Schlachtung auf den Menschen durch Krankheitserreger zurück.

Auch alle negativen Gefühle, wie z.B. Selbstbezogenheit, Angst, Sorgen, Lieblosigkeit, Aggressionen, Hass, Streitigkeit, niedrige Sexualität, können unseren Organismus und unser Immunsystem schwächen und die Seele belasten.

Es gibt schon Mikroorganismen, die wirklich sehr schädlich sein können, wie z.B. Cholera, SARS, Grippe-, Aids- oder Ebola-Virus. Pathogene Keime können uns nur angreifen, wenn wir ihnen ein Milieu in unserem Körper und in unserer Seele anbieten.

Unser Körper ist ein Ökosystem, genauso wie es das Naturreich darstellt. Die unzähligen Lebewesen im Trinkwasser, die darin lebenden Mikroben, tragen zur Reinigung und Entschlackung der Gedärme des Menschen – wie der Tiere – bei und bauen die Darmflora auf. Sie sind die „Naturputzer des physischen Körpers" und von sich aus „nicht angriffslustig". Sie kommen einfach dorthin, wo sie sich wohl fühlen oder eine „Aufgabe" zu erledigen haben.

Das Milieu, in das sich der Mensch durch falsches Denken und Verhalten begibt, bewirkt, dass er diejenigen Viren, Bakterien, Parasiten aufnimmt, die in ihrer Schwingung mit der Schwingung von Belastungen in seiner Seele übereinstimmen.
Wenn die Körperschwingung dieses Menschen in Übereinstimmung ist mit der Schwingung bestimmter schädlicher Viren oder Bakterien, dann vermehren sie sich im Körper.

Ist deshalb Angst vor Bakterien und Viren berechtigt?

In Wirklichkeit sollten die Menschen eher Angst vor sich selbst haben, vor ihrer Gier, Selbstbezogenheit, Gewalt, ihren Aggressionen. Der Mensch ist der größte Parasit und Schädling für die Mutter Erde! Unser Feind sind wir selbst!
Mit unserer negativen Lebensart bzw. unseren Fehlhaltungen schaffen wir einen Boden, in dem sich schädliche Mikroben vermehren können. Wenn wir z.B. Tiere, Pflanzen oder Mineralien misshandeln, wenn wir der Mutter Erde schaden, sie vielleicht ausbeuten, schaffen wir Ursachen in unserer Seele – Belastungen, die den Boden für schädliche Viren und Bakterien darstellen.
Hierunter fallen z.B. Manager, Lobbyisten, Politiker, die oft zu großen Teilen für die Umweltverschmutzung verantwortlich sind. Aber auch die Atomindustrie, Waffenproduktion, Politik und das Militär spielen da eine große Rolle.
Darunter fallen auch Jäger, Fischer, Metzger, Bauern, die konventionelle Landwirtschaft anbieten, weiter die Pelzindustrie, die Pharmaindustrie mit Tierexperimenten, die Gentechnologie und alle Wissenschaftler, die durch ihre

Lehren und ihr Tun der Umwelt, den Tieren und der Mutter Erde Schaden zufügen.

Auch das normale, unaufgeklärte Volk trägt zum Leid der Tiere und der Natur bei, wenn es durch das Kaufen und Essen von Fleisch, Geflügel, Wurst, Fisch, Honig, Eier und Milchprodukten indirekt den **Auftrag zum Töten** gibt. Das alles sind Ursachen, die nach dem Karma-Gesetz – dem Gesetz von Ursache und Wirkung – irgendwann zu dem Verursacher zurückkommen, z.B. in Form einer aggressiven Virus-Erkrankung oder eines einschneidenden Schicksalsschlages.

In manchen Fällen können Antibiotika bei schweren Erkrankungen wie z.B. Lungenentzündung, Hirnhautentzündung oder Blutvergiftung eine Hilfe und lebensrettend sein. Jedoch durch den Missbrauch von Antibiotika in der Massentierhaltung und in der Medizin ist das Problem der gefährlichen multiresistenten Bakterien, wie z.B. MRSA und EHEC entstanden.

In Zukunft werden wir Pandemien durch Krankheitserreger erleben, die dem Menschen die Lust an Fleisch und Fisch essen vergehen lässt.

FAZIT: »Schädliche Viren, Parasiten und Bakterien, aus der geistigen Sicht gesehen, sind das Werk der Negativität der Menschen, und zwar vieler Generationen.«

»Aus geistiger Sicht sind die Krankheitserreger selbst nicht der eigentliche Ursprung einer gesundheitlichen Störung. Die Ursache liegt allein in uns selbst, nämlich in unseren negativen Gedanken, Worten und Handlungen zeitlebens, oftmals gar über viele Inkarnationen hinweg. Erst die Bereinigung dieser Ursachen ist echte Heilung und Schutz.«

»Der beste Schutz gegen schädliche Krankheitserreger ist die Entfaltung einer höheren geistigen Schwingung in uns – ein Schutz von innen –, und zwar durch ein positives Leben nach dem Gesetz der Liebe und Einheit gegenüber allen Menschen und gegenüber der Mutter Erde mit all ihren Pflanzen, Tieren, Mineralien.«

Krebs

und

Tumor-

Erkrankungen

Krebs und Tumor-Erkrankungen

Was ist Krebs?

Schulmedizinisch gesehen, ist Krebs eine Gruppe von ca. 100 Krankheiten, bei denen Körperzellen unkontrolliert wachsen, sich teilen und gesundes Gewebe verdrängen und zerstören. Die wahren Ursachen, so wie bei vielen anderen Krankheiten, sind unbekannt.

»Für die Schulmedizin ist Krebs ein rätselhaftes Phänomen, wie eine Autoimmunkrankheit, die den Körper dazu bringt, gegen sich selber zu kämpfen oder zu zerstören.
Aber unser Körper ist dazu gebaut, dass er sein Leben so lange wie möglich aufrechterhält.
Die Bestimmung des Körpers ist das Leben, und nicht die Selbstzerstörung.« Andreas Moritz (1954-2012), Buchautor, Iridologe und Impfgegner

Arten von Krebs

Gutartige Tumore oder Neoplasien sind Gewebsvermehrungen oder Raumforderungen im Körper, die keine Metastasen bilden: Neubildungen von Körpergewebe durch Fehlregulationen des Zellwachstums.

Bösartige Tumore, Krebs, Krebsgeschwulst oder Neoplasien sind Gewebeneubildungen mit aggressivem Krankheitsverlauf, die oft Metastasen bilden. Sarkome sind maligne, mesenchymale Tumore. Karzinome sind maligne, epitheliale Tumore.

Krebs mit Metastasen: In manchen Fällen bildet Krebs Metastasen (Tochtergeschwülste), d.h. eine Absiedlung von Krebszellen in entferntes Gewebe im Körper.
Wenn ein Tumor Metastasen bildet, bedeutet das für viele Patienten eine Verschlechterung der Heilungschancen einer Krebskrankheit, oft sogar den Tod. Aber es ist nicht immer so, denn z.B. in Deutschland gibt es viele Fälle von „spontanen Remissionen" pro Jahr, d.h. eine komplette Heilung von Krebs und Metastasen.

Krebs im Endstadium: Es ist nicht einfach Krebs zu therapieren, wenn der biologische Prozess sich schon verselbständigt hat. Für Krebs-Arten mit aggressivem Verlauf bedeutet dies aus geistiger Sicht, ein Abtragen von Seelen-Schuld aus diesem Leben oder aus Vorleben.

Muttermale sind meistens gutartige Tumore, die auch entarten und lebenswichtige Organe in deren Funktion beeinträchtigen können. Sie stehen mit Ereignissen aus Vorleben in Verbindung. Siehe „Haut aus geistige Sicht" auf Seite 105.

Ein interessantes Buch von Ian Stevenson „Reinkarnations-BEWEISE – Geburtsnarben und Muttermale belegen die wiederholten Erdenleben des Menschen". Durch eine Foto-Dokumentation legt er die Ergebnisse seiner Forschungen bei der Suche der seelischen Ursachen von Krankheiten in einem Vorleben dar.

Leid und Angst
durch Fehldiagnosen und unnötige Operationen

Die Fachzeitschrift New England Journal of Medicine hat rund 1,3 Millionen Fälle von fälschlich diagnostiziertem **Brustkrebs** identifiziert. Die Autoren ziehen daraus den Schluss: Mammographien führen dazu, dass Millionen von Frauen fälschlich glauben, sie litten an Brustkrebs, obwohl es in Wirklichkeit gar nicht so ist. Die hoch geschätzten Mammographien ergeben millionenfach fälschlich die Diagnose Krebs, die dann Millionen ahnungsloser Frauen durch weitere unnötige Untersuchungen, Verfahren, medikamentöse Behandlung und Bestrahlung jagt.
Tausende von Knoten, Zysten, Polypen, Tumore, die als Krebs diagnostiziert werden, sind kein richtiger Krebs, sondern Reaktionen des Körpers auf Fehlernährung!
Die Folge ist, dass zu viele falsch diagnostizierte Krebsarten und ernährungsbedingte Geschwülste operiert werden.
Nach Erkenntnissen von Selbsthilfegruppen werden in deutschen Kliniken jährlich rund 100.000 überflüssige Brustkrebsoperationen bei Frauen vorgenommen.

Diese Zahl nennt die Bundesvorstandssprecherin der Frauenselbsthilfe nach Krebs, Hilde Schulte.

Viele Tumore sind kein bösartiger Krebs, sondern Geschwülste, die sich auf Grund von Fremdstoffen aus Fleisch, Wurst, Transfetten, Geflügelfleisch, Fisch, Milch-produkten, Aufputschmitteln, Genussmitteln, Schokolade, raffiniertem Zucker & Co., Süßstoffen, Salz, Zusatzstoffen der Nahrungsmittelindustrie, Natriumglutamat, Phosphate, Benzopyren, Nitrite, Medikamente uvm. bilden.

Wenn die Ernährung optimiert wird verschwinden zahlreiche Beschwerden von allein und es könnte hunderttausenden von Frauen und ihren Familien viel Leid erspart werden. Über Milch, Käse, Joghurt und Milchprodukte gibt es wissenschaftliche Studien die zeigen, wie die Wachstumshormone der Milch, die Bildung von Brust- und Prostata-Krebs begünstigen.

Prostata-Adenom ist eine Prostatavergrößerung, die durch verschiedene Faktoren entsteht: Z.B. Bewegungsmangel, Übergewicht, viel Essen oder durch einen übermäßigen Konsum von Fleisch, Wurst, Fisch, Milch, Käse und Milchprodukten. Auch durch negative Gedanken und Gefühle, wenn in der Ehe bzw. Partnerschaft die Harmonie fehlt, egoistische oder übertriebene sexuelle Wünsche vorherrschen, oder, wenn der Betreffende sein Selbstwertgefühl als Mann im Betrieb oder in der Familie verloren hat.

Myom ist ein gutartiger Tumor der Gebärmutter, und wie die meisten Krankheiten, eine Mischung von Fehlernährung und negativen Gefühlen und Gedanken, wie z.B. Frustration in der Ehe und Familie, starker Wunsch nach Kindern oder einem Partner uvm.

Blutungen, als Begleiterscheinungen, sind oft ein Ventil des Körpers, um physische, seelische und psychische Schlacken zu entsorgen.

Lipome (Fettgeschwülste) sind ernährungsbedingt und meistens gutartig.

Krebs bei Kindern

Bei Kindern mit Krebs liegen die Ursachen der Krankheit in einem Vorleben. Für die Eltern dieses Kindes ist es sehr traurig, und doch hat es einen tieferen Sinn, eine Botschaft oder Lernaufgabe für alle.

Das Gesetz von Ursache und Wirkung, Wiedergeburt – Reinkarnation – erklärt, warum Kinder schon mit schweren Krankheiten wie Krebs in diese Welt hineingeboren werden. Die Ursachen haben sie selbst in vorausgegangenen Leben geschaffen und schon ein solcher kurzer Besuch auf der Erde, auch wenn er nur ein paar Tage, Monate oder Jahre dauert, ist für die Seele ein Prozess des Abtragens und der Reinigung. Die Seele kann sich von Schatten befreien und nach dem Tod des Körpers lichter und freier gehen.

Siehe auch „Leben nach dem Tod" und „Beweise über Reinkarnation" auf Seite 177.

Krebs bei älteren Menschen

Viele Menschen sind in den letzten Jahren oder Monaten ihres Lebens schwer krank, leiden z.B. an Krebs. Ähnlich wie bei Kindern, die Seele kann sich durch das Erleiden einer Krankheit von Lasten entledigen und nach dem Tod des Körpers lichter und freier gehen.

Was kann Krebs verursachen?

Es gibt immer wieder neue Theorien über die Entstehung von Krebs. Eine Schlüsselfunktion bei der Krebsentstehung spielen die Zytokine, die der Körper bei einer Entzündung ausschüttet.
Die moderne Wissenschaft findet gerne die Ursache von Krankheiten in Gen-Defekten. Aber es gibt tausende Faktoren, die Entzündungen auslösen oder das Krebsrisiko steigern, z.B. Übergewicht, Zucker, Fleisch, Viren, Rauchen, Alkohol, Mikrowellen- und Handy-Strahlung, Farbstoffe, Nitrite, Natriumglutamat, Phosphaten, Benzopyrene, Dioxin, Umweltgifte, Schwermetalle.
»Sie alle sind nur ein Auslöser, nicht die wahre Ursache.
Die wahren Ursachen sind aus schulmedizinischer Sicht ungeklärt.«
Etwa 15 % aller bösartigen Tumore weltweit werden Infektionen durch Viren und Bakterien zugeschrieben, das sind 1,2 Millionen neue Fälle jährlich. Schädliche Mikroorganismen können uns aber nur angreifen, wenn wir mit falscher Ernährungs-, Denk- und Lebensweise ein ihnen entsprechendes Milieu anbieten. Einzelne Krebsarten werden von Viren übertragen. Aus geistiger Sicht gesehen liegen die Anlagen für diese Krebsarten bereits in der Seele des Menschen. Das Milieu, in das sich dieser Mensch durch falsches Denken und Verhalten begeben hat, bewirkt bei ihm die Aufnahme derjenigen Viren, die in ihrer Schwingung mit der Schwingung bestimmter Belastungen, die in seiner Seele gespeichert sind, übereinstimmen.

Sauerstoffmangel begünstigt Entstehung von Krebs

Der Arzt Otto Warburg (1883-1970) entdeckte, dass Krebszellen schlechter atmen als normale Zellen und vermutete, dass eine Störung oder Unterbrechung der Funktion der Mitochondrien in Krebszellen der Hauptgrund für das Wachstum von Krebs sei. Er kam zu dem Schluss, dass Sauerstoffmangel die Entstehung von Krebs begünstigt. Siehe auch Thema „Atmung" auf Seite 83.

Unnatürliche Nahrungsmittel fördern Krebs

Die Nahrungsmittelindustrie hat ein Ziel: Die Menschen dazu zubringen, mehr zu essen. Das schaffen sie u.a. mit Geschmacksverstärkern und süchtig machenden Stoffen, die den Körper aus dem Gleichgewicht bringen.

Stark verarbeitete, raffinierte, konservierte, aromatisierte, genetisch modifizierte, mikrowellenerhitzte, „verbesserte" und andere veränderte Nahrungsmittel führen zu Stress und zu Mangel-Zuständen der Körper-Zellen. Dazu kommen die chemischen Zusatz- und Konservierungstoffe, Natrium-Glutamat, Phosphate, Benzopyrene, Nitrite, Transfette, Farbstoffe, zu viel Salz und die vielen Medikamente, die die Menschen täglich einnehmen. Das alles belastet massiv alle Gewebe-Strukturen des Körpers, das Blut und Lymph-System und ist die Ursache für Verschlackungen.

Die Verschlackung des Körpers ist von der Schulmedizin nicht anerkannt. Wenn man mit einem Mikroskop die Zellen von Neugeborenen untersucht, ist ihre Zellwand durchsichtig, dünn und sauber. Im Gegensatz zu älteren Menschen, die sich jahrzehntelang „normal" ernährt haben. Sie ist verdickt, verdunkelt und verschrumpelt, durch die Ansammlung von Stoffwechselabfällen und fremden Toxinen. Die Entgiftungsorgane Leber, Niere, Blut und Lymphe, das Fett- und Bindegewebe vieler Menschen gleichen in vielen Fällen einer Giftmülldeponie. Siehe Seite 71.

Eigentlich interessieren sich die Körperzellen nur für das, was ihr Leben und Wachstum unterstützt und nicht für all die Fremdstoffe, die ihre Funktionen stören.

Unser Körper möchte uns nur positiv unterstützen und uns nichts Schlechtes antun. Er ist ein Naturkörper und arbeitet nach den Gesetzen der Natur.

Er ist ein Geschenk der Mutter Erde, ein Fahrzeug für unsere Seele in diesem Leben.

Je hochwertiger die Kraftstoffqualität der Nahrungsmittel und Gedanken ist, desto besser kann er „fahren".

Die Suche nach dem Gen-Defekt

Ein Irrweg in der modernen Medizin ist die Suche der Krankheitsursachen in Gen-Defekten. Zahlreiche Studien zeigen, dass die Gene allein keine Krankheit auslösen können.

Nach den Gesetzen der Natur, bekommen wir unseren physischen Körper von unseren Eltern mit einer bestimmten genetischen Prägung. Durch karmische Verstrickungen inkarnieren wir in Familien, die magnetisch den Speicherungen unserer Seele entsprechen.

Wir neigen schon zu gleichen Krankheiten wie unsere Vorfahren, aber nur, wenn wir die gleichen Fehler mit unserer Ernährungs-, Denk-, Verhaltens- und Lebensweise machen.

Wir bestimmen täglich mit unserem eigenen Verhalten, Gedanken, Worten und Handlungen, was wir in unseren Genen speichern.

Die Gene sind gigantische Informationsspeicher, die alles, was wir in dieser und in Vorinkarnationen gedacht, gesprochen und getan haben, speichern.

Die Summe von allem bestimmt unser Aussehen und unseren Körper in der nächsten Inkarnation.

Siehe Thema „Reinkarnation" auf Seite 177.

Krebs aus geistiger Sicht

»Krebs ist die Folge des Wucherns negativer Gefühle
im Gemüt. Der Körper spiegelt nur
das seelische Geschehen wider.«

Dr. Masaharu Taniguchi

»Es gibt viele Krebsauslöser,
aber nur eine primäre Krebsursache,
die Innenweltverschmutzung und –vergiftung.«

Kurt Tepperwein (1932), Heilpraktiker, Buchautor

»Krebs ist oft ein Selbstheilungsstreben,
ein Überlebensmechanismus des Körpers.«

»Krebszellen sind Zellen, die in einem „feindlichen", giftigen
Umfeld ums Überleben kämpfen. Krebs ist ein physisches
Symptom verzweifelter Versuche des Körpers, spezifische
und lebenszerstörende Ursachen zu beseitigen.
Die Beseitigung dieser Ursachen ist eine Voraussetzung für
die Heilung von Körper und Seele.«

»Krebs schlägt nur zu, wenn einer oder mehrere Bereiche
unseres Seins nicht mehr am Leben sind, sei es physisch,
emotional oder spirituell.«

»Was wir Krankheit nennen, ist in Wirklichkeit ein Spiegel-
bild unseres Innenlebens.«

»Krebs ist ein Weg aus einer eingefahrenen Situation, die
das Herz eines Menschen paralysiert. Er hilft alte starre
Muster abzubauen.«

»Krebs ist die Alarmglocke die uns weckt: Auf einmal sind
wir uns bewusst, wie sehr wir intensive negative Gefühle
uns selbst oder anderen Menschen gegenüber hegen, oder
uns wird klar, dass wir es gewissen Nahrungsmitteln,
Getränken oder Medikamenten, wie Schmerzmitteln, Cortison oder Antibiotika erlaubt haben, unseren wunderschö-
nen Körper zu verseuchen und zu schädigen.«

Andreas Moritz (1954-2012), Buchautor alternativmedizinischer Themen, Iridologe und Impfgegner

Krankheit aus der geistigen Sicht ist ein Fließen von Schatten oder Belastungen der Seele zum Körper und eine dringende Ermahnung an den Menschen, sich zu ändern, die Ursachen zu finden und in Ordnung zu bringen.
Die Krankheit zeigt dem Menschen, dass er die angesammelten Negativenergien durch eine Umstellung seines Denkens und Lebens ins Positive auflösen sollte.

Ein Krebs kann entstehen, wenn der Mensch die Signale und Warnungen des Körpers missachtet und jahrzehntelang gegen die Gesetze der Natur verstößt, z.b. durch das Jagen von Tieren oder Fischen, durch eine Ernährung, die den Körper belastet, sowie durch ständige Negativität, die das Nervensystem verkrampft und Nervengifte absondert.

Bei zwei verschiedenen Menschen kann die gleiche Krebsart völlig unterschiedliche Ursachen haben.
Auf der Suche nach dieser Ursache sollte gefragt werden:
Mit was, mit welchen Vorkommnissen und Menschen verbinde ich meine Krankheit?
Welche Gefühle und Gedankenketten sind über lange Zeit in mir abgelaufen?

Krebs und viele andere degenerative Krankheiten sind eine Eskalation der Hinweise, die wir schon erhalten haben, eine Folge früher nicht beachteter Zeichen des Körpers, die schon längst im Seelischen hätten geändert werden sollen. Die Ahnung, dass etwas im Anzug ist, spürt der Patient oft schon Jahre vorher. Diese Impulse kommen zuerst durch die Gefühls- und Gedankenwelt oder durch äußere kleinere Unfallereignisse oder Krankheiten, die uns mahnen und uns etwas sagen wollen.

In manchen Fällen ist Krebs eine unbewusste Reaktion des Unterbewusstseins, um einen sekundären Vorteil (siehe Seite 45) oder Krankheitsgewinn zu erreichen z.B. Energie von anderen Mitmenschen in Form von Mitleid zu bekommen, Wunsch zu sterben, weil der Mensch keinen Ausweg aus Konflikten mehr sieht oder ein Pseudo-Selbstmord, um Partner oder Familie zu „bestrafen".

Krebs durch krankmachende Gedankenmuster

Wissenschaftliche Studien zeigen, dass der Beginn von Krebs sich oft in Lebensphasen zeigt von unbewältigten Problemen, Traumen, Depressionen, starken seelischen Belastungen und Unterdrückung von Emotionen.

Krebs im Bereich der Verdauungsorgane, wie Magen, Darm, Pankreas, Leber, tritt vermehrt auf, wenn „etwas" nicht verdaut werden kann, mit dem der Betroffene ständig konfrontiert wird.

Krebs entsteht, so wie viele andere Krankheiten, durch negative Gedanken und Gefühle, die der Mensch ständig wiederholt, so dass sich krankmachende Energie-Komplexe bilden. Ein Beispiel für Negativität, die Krebs verursacht ist: Feindseligkeit, Hass, Groll, Angst, Verbitterung, „übergroße" Trauer, innere Isolation, Mangel an Selbstwertgefühl, Ich-Bezogenheit, Konflikte im Bereich Sexualität und Partnerschaft, Lust zu sterben, Mangel an Liebe zu sich selbst und zu anderen Menschen.

Die Ängste, die uns krank machen sind vielseitig: Angst zu versagen, enttäuscht zu werden, verletzt zu werden, vor Krankheit und Tod. Jede Angst hat eine Botschaft und Lernaufgabe an uns. Wie wir von Angst frei werden können finden sie auf Seite 164.

Krebs durch Astral-Beeinflussung

In meinen Jahren als Medizin-Student auf der Suche nach der Ursache von Krankheiten, hatte ich Kontakt zu Yoga-Zentren und spirituellen Gruppen. In der japanischen Organisation Mahikari – übermitteln von Lichtenergie – habe ich die Gelegenheit gehabt, live zu erleben, wie bei Krankheiten, wie Epilepsie oder Krebs, Seelen von Verstorbenen aus den Astralwelten uns Menschen beeinflussen. Durch diese Ereignisse habe ich viele Parallelen zum Leben und Wirken von Jesus von Nazareth gefunden, als er bei vielen kranken Menschen „fremde Seelen" ausgetrieben hat.

Menschen mit Krebs und schweren Krankheiten oder Schicksalsschlägen, bringen oft eine selbst verursachte seelische Last aus einem Vorleben mit.

Krebsarten, insbesondere die mit schmerzhaften oder einem aggressiven Verlauf, hängen oft zusammen mit Beeinflussung oder Besessenheit durch Seelen aus der Astralwelt, die der kranke Mensch durch sein negatives Verhalten aus diesem oder aus Vorleben angezogen hat. Es sind Seelen, die unter ihm sehr gelitten haben oder es gibt ein gemeinsames Karma zu lösen unter Ahnen und verstorbenen Familienangehörigen.

Es gibt Familien, in denen sich eine bestimmte Krankheit wie z.B. Krebs oder Psychosen immer wieder wiederholt. Der kranke Mensch ist in diesem Fall das letzte Glied einer Kette und hat die Möglichkeit, durch positive Veränderungen, Vergebung und Ursachen-Bereinigung, ein Familien-Karma zu lösen.

Siehe auch Kapitel „Astral-Beeinflussung" auf Seite 64 und das Thema „Wiedergeburt – Reinkarnation" auf Seite 177.

Bei der Organ-Transplantation kann auf ähnliche Weise die Beeinflussung durch die Seele oder Schwingung des Spenders übernommen werden. Siehe Seite 57.

Das alles sind Phänomene und Hintergründe, die nicht wissenschaftlich beweisbar sind, weil die Geräte um solche Einflüsse messen oder registrieren zu können, leider noch nicht existieren.

Die Schulmedizin benutzt für viele Krankheiten die Begriffe, „essentiell" oder „idiopathisch" um zu sagen, dass die Ursache unbekannt ist.

Die Evidenz basierte Medizin kann die Ursachen vieler Krankheiten trotz tausenden von wissenschaftlichen Studien nicht erklären, weil sie nur auf rein materieller Ebene arbeitet.

Die schulmedizinische Behandlung von Krebs

Die klassische Behandlung von Krebs ist meistens nur eine Symptom-Behandlung, ein Krieg mit Waffen gegen Krebs-Zellen und den Körper:

1) Chirurgie: Resektion, operative Entfernung des Tumors und benachbarter Lymphknoten
2) Strahlentherapie mit radioaktiven Stoffen (radioaktives Jod), mit Röntgenstrahlen, Elektronen, Neutronen, Ionenbestrahlung, Protonentherapie.
3) Medikamentenbehandlung mit Zytostatika – Chemotherapie –, Hemmer des Blutgefäßwachstums, Antihormontherapie, Krebsimmuntherapie mit monoklonalen Antikörpern, Radioimmuntherapie, Immuntoxine, Hyperthermie mit Mikrowellen, Elektro-Chemotherapie.

Die Herstellung von Chemotherapie-Mitteln ist ein sehr lukratives Geschäft, das Millionen-Umsatz bringt.
Die Ergebnisse von Zytostatika-Studien werden oft von der Pharmaindustrie durch, von ihnen bezahlten Wissenschaftlern, zu Gunsten ihres Konzerns manipuliert.

Wir Ärzte bekommen während des Medizinstudiums eine Gehirnwäsche in vielen Aspekten, eine Fehlprogrammierung, z.B. dass Krankheiten sich nur mit chemischen Medikamenten behandeln lassen.

Im Krankenhaus zwingen Ärzte ihre Krebspatienten zu solchen Hammer-Chemo-Behandlungen und es wird oft viel Druck ausgeübt und mit Angst gearbeitet.
Wenn Ärzte selbst an Krebs erkranken, verweigern sie oft die Chemotherapie!
Das was sie an Patienten anwenden, möchten sie nicht für sich selbst. Vielleicht auf Grund der schmerzhaften Nebenwirkungen, Zweifel an der Wirksamkeit oder weil sie das Pharma-Kartell durchschaut haben?

Unabhängige Statistiken zeigen, dass Krebspatienten, die eine Chemotherapie bekommen, nicht länger leben als Patienten, die keine bekommen!

Dr. Ulrich Abel vom Tumorzentrum der Universität Heidelberg hat tausende von wissenschaftlichen Artikeln über Chemotherapie aus 350 Kliniken und Zentren mehrere Jahrzehnte untersucht und hat seine epidemiologische Studie in The Lancet veröffentlich. Laut diesem Bericht gibt es keinen wissenschaftlichen Beweis in irgendeiner Studie, der zeigt, dass Chemotherapie das Leben der Patienten, die unter den gängigsten Krebsarten leiden, in irgendeiner Weise verlängern würde. Dr. Abel betont, dass Chemotherapie selten die Lebensqualität erhöht, und es gibt keinen wissenschaftlichen Beweis, dass Chemotherapie funktioniert.

Bestrahlung, Chemotherapie und Chirurgie können die Tumormasse neutralisieren, in Schach halten, reduzieren oder entfernen und dadurch das Krankheitsbild verbessern aber sie bewältigen nicht die Ursachen von Krebs.
Aber nicht alles ist bei den schulmedizinischen Therapien negativ, sie können in manchen Fällen eine Hilfe sein. Trotzdem sollten parallel andere Wege versucht werden, die dem Patienten auf allen Ebenen dienlich sind.

Die Ursache der Krankheit wird in der Schulmedizin zu sehr im Äußeren auf materieller Ebene gesucht. Solange die moderne Medizin nicht erkennt, dass der Mensch sich seine Krankheit im weitesten Sinne selbst geschaffen hat, wird sie blind bleiben.

»Chemotherapie, Bestrahlung und Chirurgie bekräftigen den Patienten nur in seiner Opfermentalität und werden wohl kaum die Ursachen der Krankheit heilen können. Wunderheilungen finden statt, wenn der Patient aus seiner Opferrolle befreit, sich nicht mehr selbst bekämpft und selber die Verantwortung für seine Gesundheit übernimmt.«

Andreas Moritz (1954-2012), Buchautor, Iridologe und Impfgegner

Ganzheitliche und naturheilkundliche Krebs-Therapie

Wichtig bei der Behandlung wäre, die Voraussetzungen zu schaffen, damit der Körper sich selbst heilen kann. Sein natürliches Bestreben in folgenden Punkten zu unterstützen und zu begleiten:
Immunsystem und Selbstheilungskräfte stärken durch einen gesunden Lebensstil und einer Ernährungsumstellung auf vegetarisch / vegan mit hohem Rohkost-Anteil.

Die Oxford Vegetarian Study mit 11.000 freiwilligen Teilnehmern in einem Zeitraum von 15 Jahren zeigte, dass Fleischesser ein doppelt so hohes Risiko an Herzkrankheiten haben, ein 60 % höheres Risiko an Krebs und ein 30 % höheres Risiko an anderen Ursachen zu sterben, als Vegetarier. Ähnliches ergab die Studie des amerikanischen National Institute of Healt mit 50.000 Vegetariern: Sie leben länger, haben beeindruckend weniger Herzkrankheiten und niedrigere Krebserkrankungen als die Fleisch essenden Amerikaner. Obst, Salate und Gemüse haben eine Heilwirkung. Durch eine vegetarische und vegane Ernährung könnten über 4 Millionen Krebsfälle weltweit verhindern werden!

Der Weg zur Gesundheit ist auch der Weg zurück zur Natur! Der Kontakt mit der Natur, Sonnenlicht, Bewegung und Sport haben eine, durch viele wissenschaftliche Studien bewiesene, positive Wirkung.

Wichtig sind auch Gesprächstherapien, Psychotherapien, Entspannungstechniken.
Denn, wenn das Nervensystem entspannt ist, hat es der Patient leichter, zu Selbsterkenntnis und innerer Klarheit zu finden. So können die Selbstheilungskräfte am optimalsten den Heilungsprozess durchführen.
Doch um wahre Entspannung zu finden ist es wichtig, so wie Sebastian Kneipp sagte, die Vergangenheit abzuschliessen und Ordnung im Leben zu schaffen.

Die Unterdrückung negativer Gefühle ist oft die Ursache von Krebs, z.B. ein großes emotionales Leid oder Ängste unterdrücken, was sich oft über viele Jahre aufgebaut hat.

Aus medizinischen Studien könnte ein Profil von Menschen, die sich von Krebs geheilt haben, hergestellt werden: Sie haben ihre Lebensgewohnheiten und Ernährung verbessert, mehr Bewegung, sowie emotionalen Stress durch die Bearbeitung unterdrückter negativer Gefühle verringert.

Interessant ist, dass die, die ihre negativen Gefühle und belastenden Erfahrungen niedergeschrieben oder ausgedrückt haben, länger lebten.

Studien über Spontanheilung von Krebs, auch mit Metastasen zeigen, dass diese Menschen folgendes gemeinsam hatten:

- Sie haben ein besonderes überwältigendes Erlebnis gehabt, z.B. Nahtoderfahrungen.

- Ihrem Leben Ordnung und eine positive Wende gegeben.

- Sie haben eine vollständige Änderung ihres Glaubenssystems gefunden.

- Sie haben einen außerordentlich starken Glauben, große Hoffnung und Entschlossenheit.

- Sie haben mit Visualisierung gearbeitet, z.B. wie ihre Organe gesund werden.

- Sie haben durch Versöhnung, Vergebung und um Vergebung bitten, Frieden mit anderen Menschen geschlossen.

Die Krankheit ist kein Zufall. Sie hat eine Botschaft an uns.

Heilung ist möglich, wenn wir beginnen, uns selbst, unsere Gefühls- und Gedankenwelt zu erforschen und zu verändern.

Ein weiterer wichtiger Schritt wäre zu lernen, mit der eigenen Gedankenkraft zu arbeiten, sich auf Gesundheit zu programmieren, innere Harmonie zu finden durch ein Leben, das man mehr und mehr auf das Gesetz der Liebe ausrichtet.
Selbstlose Liebe beinhaltet viele Aspekte, z.B. Achtsamkeit, Respekt, Toleranz, Verständnis, Gerechtigkeit, Ehrlichkeit, Geduld, Feinfühligkeit, Großzügigkeit, Demut, Freiheit, Mitgefühl, Feindesliebe, Vergebung, Friedfertigkeit, Naturschutz, Vegetarismus ...

>>Das Hauptziel unseres Daseins auf der Erde

ist die Ausdehnung der Liebe.<<

Andreas Moritz

FAZIT:

Die Heilung zu finden bedeutet, die krankmachenden Gedankenmuster durch Selbsterkenntnis zu hinterfragen, innere Arbeit an sich selbst und neue Programmierung vorzunehmen, so wie der Untertitel dieses Buches:

>>Gesund werden durch Selbsterkenntnis,

Ordnung im Leben, Umwandlung, Veredelung

und die Entfaltung innerer Werte.<<

>>Ein Leben nach dem Gesetz der Liebe, Einheit und Frieden

macht uns gesund, glücklich und frei.<<

Radioaktive Zukunft?

Was hilft gegen Radioaktivität?

Radioaktive Zukunft?

Wenige Menschen ahnen, dass die Strahlenbelastung eine reale Bedrohung ist. Ein aktuelles Beispiel sind die Nachrichten in den Medien, dass täglich 300 Tonnen radioaktiv belastetes Wasser aus der Atomruine Fukushima ins Meer strömen! Oder, dass die EU die Grenzwerte für Radioaktivität in Lebensmitteln erhöht hat und parallel die Atomindustrie fördert und den Neubau von AKWs plant.

Wir kommen in eine Zeit, in der wir vermehrt mit Radioaktivität konfrontiert sein werden und die Krankheiten der kommenden Zeit werden in erhöhtem Maße auf Strahlungsschäden beruhen.

Es gibt in der Welt ca. 440 Atomkraftwerke und nirgendwo gibt es ein 100 % sicheres AKW! Wenn in Zukunft globale Naturkatastrophen auf uns zu kommen, dann kann sich jederzeit mehrmals ein Super-GAU wie in Tschernobyl oder Fukushima wiederholen.

Nie war das Risiko für einen Super-GAU so hoch wie jetzt!

Ein anderes Problem, das noch ungelöst ist, und das Grundwasser und die Meere radioaktiv verseucht, ist der Atommüll in Endlagern, die Container mit radioaktivem Material im Meeresgrund, sowie versunkene Atom-U-Boote.

Atomausstieg für Italien ist schon Realität und Deutschland plant es bis 2022. Eine andere Form von **Atomausstieg** wird bald kommen, vielleicht früher als geplant. Denn die durch den Klima-wandel ausgelösten Naturkatastrophen werden wahrscheinlich zahlreiche Atomkraftwerke zwangsläufig ausschalten. Fehlende Kühlung bringt die Gefahr der Kern-schmelze der Brennstäbe mit sich. Die Folge davon sind gewaltige Dampfexplosionen, die radioaktive Strahlung überall verstreuen und vieles wird kontaminiert sein: Grundwasser, Luft, Erde, Nahrungsmittel, Natur, Tiere und Menschen.

Das größte radioaktive Problem für die Zukunft sind nicht nur die Atomkraftwerke, sondern die **Kernwaffen** der Atommächte, die früher oder später zum Einsatz kommen werden.

Die genaue Anzahl ist geheim, aber viele Länder besitzen nukleare Gefechtsköpfe: Russland 13.000; USA 9.400; Frankreich 300; China 180; England 160; Israel 80; Pakistan 60; Indien 50; Deutschland 25; Nordkorea 10. Insgesamt = ca. 23.240 Atomsprengköpfe! Oder mehr? Von Abrüstung keine Spur! Es ist wie zu den Zeiten des Kalten Krieges – als ob sich nichts geändert hätte.

Effekt der radioaktiven Strahlung in unserem Körper

Radioaktivität kann man nicht sehen, nicht riechen und nicht schmecken. In den Geweben und Organen können sich die radioaktiven Partikel anreichern, sie entfalten oft erst nach einiger Zeit ihre schädigende Wirkung.
Das Immunsystem der Bestrahlten wird geschwächt. Die ionisierende Strahlung kann Körperzellen vernichten und zu Mutationen durch DNA-Veränderungen führen.

Bei leichten Fällen der Strahlenkrankheit kann es kurz nach der Bestrahlung zu Übelkeit, Erbrechen und Kopfschmerzen kommen. Die Symptome verklingen wieder, nach einiger Zeit kehren Schwächegefühl, Schmerzen und Fieber zurück. Menschen, die leicht verstrahlt wurden, sterben nicht unbedingt an der Strahlenkrankheit. Sie leiden häufig Wochen, Jahre oder sogar ein Leben lang an Müdigkeit, Schmerzen und einem geschwächten Immunsystem.

Wenn der Körper höheren Dosen ausgesetzt ist, führt dies zu Haarausfall, Blutungen, Schmerzen, Krämpfen, grauem Star (Katarakt), Müdigkeit, die Haut kann Rötungen oder Verbrennungen aufzeigen. Fruchtbarkeitsstörungen, Sterilität, Fehlgeburten und Fehlbildung bei Babys sind möglich. Die häufigste Krebserkrankung nach einer Verstrahlung sind Schilddrüsen-, Knochen- und Blutkrebs (Leukämie). Wenn die Strahlenbelastung sehr hoch ist, dann stirbt man innerhalb von wenigen Stunden oder Tagen an inneren Blutungen oder Infektionen.

Positiv ist, dass jede Zelle unseres Körpers Reparaturmechanismen besitzt, die ständig bestrebt sind, Schäden in der DNA oder anderen Zell- und Gewebestrukturen zu reparieren. Mehrmals am Tag entstehen defekte Zellen im Körper und alles wird so bewältigt, dass kein Krebs entsteht.

»Im Falle radioaktiver Verstrahlung, je nach Ausmaß der Schäden, kann der Körper auch das wieder in Ordnung bringen. Unser Immunsystem, die Reparaturmechanismen und die Selbstheilungskräfte des Körpers sind abhängig von unserer Gedanken- und Gefühlswelt.«

Lernen mit erhöhten Radioaktivitätswerten zu leben

Schon jetzt werden wir jeden Tag mit Radioaktivität konfrontiert, durch die kosmische Strahlung aus dem Weltall, die natürliche Bodenstrahlung, durch radioaktive Umweltverschmutzung aus uranhaltiger Munition in Kriegen, durch den Uran-Abbau, Pannen in AKWs und Abfallprodukten der Atomindustrie, durch medizinische Röntgenaufnahmen oder Computertomografien.

So lange die gesamte Strahlendosis nicht eine bestimmte Höhe überschreitet, schaffen es die Körperzellen und ihre Reparaturmechanismen, die Schäden zu bewältigen. Wo genau der Schwellenwert der Strahlenbelastung liegt, ist nicht ganz einfach zu beantworten.

Die Radioaktivitätswerte nehmen zu und unsere Körperzellen werden in Zukunft lernen müssen, mit hohen Radioaktivitätswerten zu leben. Ist das möglich? Ja!

In der Zeitschrift „Welt der Wunder", vom September 2009, gab es einen Artikel mit dem Titel:

Wie überlebt die Natur einen Atomunfall?

Der Überlebenscode der Tiere und Pflanzen

Aktuelle Studien mit Pflanzen und Tieren in der 30-Km-Sperrzone von 43.000 Quadratkilometern rund um den Katastrophenreaktor von Tschernobyl haben gezeigt, dass dieses Gebiet sich nahezu zu einem gesunden Ökosystem

entwickelt hat, dass Tiere und Pflanzen sich der Radioaktivität angepasst haben. Jetzt gibt es sogar eine höhere
Artenvielfalt als vor dem Unfall.
Der Natur geht es offenbar besser als vorher!
Warum konnte sich die Natur dort so rasch erholen?
Wissenschaftler haben festgestellt, dass Bäume und Pflanzen über einen geheimen Gencode verfügen, der sie selbst
extremste Umstände überleben lässt. Sie haben sich der
radioaktiven Strahlung angepasst und Proteine produziert,
die für die Abwehr von Schadstoffen zuständig sind. Manche
Pflanzen hatten ein Drittel mehr von einem Protein produziert, das vor radioaktiven Schäden schützt.
Aber auch die Tiere haben sich auf die gefährliche Strahlung eingestellt. Je mehr radioaktiver Strahlung die Tiere
ausgesetzt waren, desto mehr nahm die Konzentration des
Vitamins A, E und anderer Antioxidantien im Blut und in der
Leber ab.
Bei Tieren in der Sperrzone rund um Tschernobyl stellte
man zwar eine hohe Radioaktivität im Organismus fest,
aber entgegen bisheriger Annahme keine erhöhten Muta-
tionsraten und Krebs. Man fand im Erbgut der Tiere zell-
eigene Reparatursysteme, die solche Veränderungen korrigieren.
Wenn Pflanzen und Tiere in hoch radioaktiv verstrahltem
Gebiet überleben und es schaffen, neue Gene zu entwickeln, die gegen Radioaktivität schützen, warum sollte
dies bei uns Menschen nicht auch möglich sein?

Was hilft gegen Radioaktivität?

In medizinischen Studien hat man radioaktiv belastete
Mütter und Kinder aus dem Gebiet um Tschernobyl untersucht. Vor und nach der Behandlung mit Pektin aus Äpfeln
wurden die Testpersonen mit Strahlungsmessgeräten
überprüft. Die Ergebnisse waren erstaunlich: Das Cäsium
137 im Körper hat sich zwischen 44 und 49 % verringert.
Eine vitamin- und pektinreiche Ernährung kann helfen,
radioaktives Material aus dem Körper auszuscheiden.

Auch Schwitzen scheint laut Erfahrungen mit Arbeitern in Tschernobyl eine Ausscheidung der radioaktiven Nuklide aus dem Körper zu fördern.

QUELLE: KOPP Nachrichten 12/11 „Fukushima, die Folgen: Pilze und Apfelpektin"

Eine **vegetarische Ernährung** mit hohem Rohkostanteil von 50-80 % ist eine gute Quelle für Ballaststoffe, Pektine und ca. 100.000 sekundären Pflanzeninhaltstoffen, viele davon mit krebsschützender Wirkung. Rohes Gemüse, Obst und Früchte können uns auf natürliche Art helfen, Radioaktivität und andere Schadstoffe aus dem Körper zu leiten und Krebs vorzubeugen.

Sonne hilft: Sich regelmäßig sonnen am frühen Morgen oder am Abend fördert die Bildung von Melanin in den tieferen Hautschichten, das uns vor UV-Strahlung schützt.

Da radioaktive Strahlung eine ähnliche, jedoch höhere Wellenlänge hat wie die UV-Strahlung der Sonne, vermutet man, dass eine gebräunte oder durch Sonne trainierte Haut einen besseren Schutz gegen Radioaktivität bietet.

Strahlenschutz von innen

Eine vegetarische / vegane Ernährung mit hohem Rohkostanteil beinhaltet viele Vitamine, sekundäre Pflanzeninhalt-Stoffe und Antioxidantien, die uns gegen radioaktive Strahlung schützen.

Radioaktivität verursacht Mutationen, Veränderungen der DNA in den Zellen. Nicht alle Mutationen sind schlecht, das sieht man in der Evolution der Natur.

Unsere Gene sind keine passiven Strukturen. Sie verändern sich, je nachdem, wie wir leben, wie wir uns ernähren. Sie reagieren auch auf unsere Gefühls-, Gedankenwelt und auf unsere geistige Entwicklung.

»Die Entfaltung innerer Werte wie Friedfertigkeit, Güte, Toleranz, Verständnis, Wohlwollen, die Pflege einer innigen Beziehung zu Gott, der Schöpferkraft und das Anstreben eines Lebens nach dem Gesetz der Liebe – kann ein guter „Schutz" in der Zukunft sein.«

Die Macht

der

Gedanken und Worte

Die Macht der Gedanken und Worte

Die Wissenschaft hat es bestätigt, der gesamte Kosmos beruht auf Schwingung, auf Energie, ob es nun Materie ist, Licht, Klang, Gedanke oder Empfindung. Parallel zeigen zahlreiche medizinische Studien, dass Gedanken und Empfindungen, die biochemischen Vorgänge in unserem Organismus beeinflussen.

>»Macht über die Gedanken ist Macht
>über Leib, Leben, Schicksal.«
>
> Buddha

Wir leben oft zu oberflächlich, ohne unseren Gedanken und Gefühlen Wichtigkeit zu geben. Gedanken sind Energien, die auf das Wohlbefinden unseres Körpers Einfluss nehmen. Krankheit deutet darauf hin, dass in uns ein Fehlverhalten vorliegt, in Bezug auf unseren Mitmenschen und uns selbst gegenüber. Deswegen ist die beste Hilfe, um gesund zu werden, Ordnung in unseren Gedanken, in unserem ganzen Leben zu schaffen, unsere Vergangenheit zu bereinigen und Versöhnung mit unseren Nächsten anzustreben.

Was wir senden kommt auf uns zurück

>»Die Kräfte unserer Gedanken sind mächtiger,
>als wir es je erfassen können:
>Was wir denken wird früher oder später Wirklichkeit.«

Je öfter und intensiver wir Gedanken bewegen, desto stärker bildet sich ein kleineres oder größeres Energiefeld oder ein ganzer Energiekomplex. Je nach Art der Gedanken, mit denen wir uns beschäftigen, bauen wir ein Energiefeld auf, das uns Krankheit oder Gesundheit, Unglück oder Glück, bringt. Die Gedankenenergien sind nicht an Raum und Zeit gebunden und erreichen immer ihr Ziel.
Alles, was wir über andere denken oder sprechen, erreicht die Aura oder das Energiefeld der Seele unserer Mitmenschen und hat auf sie einen Einfluss.

Die Kraft der Gedanken

»Wir sollten unserem Gedankenleben Beachtung schenken und negative Gedanken nicht mehr zulassen, da die negativen Gedanken dem Fließen der aufbauenden, guten Kräfte in uns entgegenstehen und uns von Gott trennen.«

»Hüte deine Zunge. Sprich nur Wesentliches – und was du sprichst, soll edel, gut und selbstlos sein, getragen von Verständnis, Wohlwollen, Toleranz und Liebe. Dann bleibst du in der inneren Ruhe.
Viel Denken, viel Sprechen und viele unwesentlichen Worte zehren an der Körperenergie und an der „Lebensbatterie Seele". Wer sich mit der Krankheit ständig beschäftigt, hält sie fest und versperrt der göttlichen Kraft den Weg.
Jeder unnütze, „grüblerische", ziellose Gedanke, jedes unnütze Wort sind vergeudete Kraft.
Denke und sprich also nie Übles über deinen Nächsten. Denn was du denkst und sprichst, sowohl das Positive als auch das Negative, kommt wieder auf dich zurück.«

»Überlegen Sie jedes Wort und jeden Satz, den Sie sprechen, und jeden Gedanken, den Sie aufnehmen, ob er es würdig ist, aufgenommen zu werden. Überlegen Sie ganz genau, ob Sie richtig gehandelt haben! Rufen Sie sich täglich zur Ordnung, d.h. zu Gott!«

»Denke nur Gutes, spreche nur Gutes, tue nur Gutes.«

»Der Mensch, der die Macht des Wortes kennt, achtet auf sein Sprechen.«

»Der menschliche Körper ist ein Gedankenkörper. So, wie der Mensch empfindet, denkt, spricht und handelt, so ist er, und so nimmt er Einfluss auf seine Umwelt.«

»Der Mensch muss seine Gedanken, Neigungen und Regungen veredeln und seine Sinne verfeinern, um geistig zu wachsen und zu reifen. Ohne Selbstkontrolle vegetieren Seele und Mensch dahin.«

»Der Körper des Menschen ist ein Werkzeug, um in der materiellen Schöpfung wirken zu können.
In Wirklichkeit ist der Mensch ein Seelenkörper.
Der Mensch ist ein Wesen aus Gott. Als solches sollte der Mensch gesehen und behandelt werden – also nach den Gesetzen Gottes der Liebe und Einheit – und nicht nach den Gesetzen der Lehrmeinungen und Vorstellungen dieser Welt.«

»Der Mensch steht in jedem Moment in einer geistigen Führung. Er wird über seine Gedanken entweder vom Guten oder vom Negativen geführt.«

Buch »Revolution in der Medizin - Bruno Gröning - Rehabilitation eines Verkannten« Dr. med. Matthias Kamp

Harmonie ist Gesundheit

Unsere Körperzellen, Organe, und unser geistiger Leib, die Seele, sehnen sich nach Harmonie. Harmonie bewirkt folglich Gesundheit. Disharmonien in Gedanken, Worten und Handlungen hingegen machen uns krank. Gedanken sind Energien und keine Energie geht verloren. Alles hat seinen Ursprung in unseren Gedanken. Unsere Gedanken können Licht oder Schatten in der Seele und Gesundheit oder Krankheit in unserem Körper bewirken.
Um Gesundheit zu erlangen, ist eine der wichtigsten Voraussetzungen, in Harmonie mit sich zu sein und mit seinen Mitmenschen, Frieden in der Familie, mit den Arbeitskollegen und im Freundeskreis herzustellen.

»Voraussetzung für die Gesundheit ist die Harmonie,
das Eins werden mit sich selbst und mit Gott.«

Paracelsus

»Erst als man den Zustand ihrer Seele erkannte
und da Ordnung hineinbrachte,
ging es mit dem körperlichen Leiden auch besser.«

Sebastian Kneipp

Das Erlernen ruhiger zu werden

Wir Menschen sind oft zu stark negativ gepolt. Unsere Gedankenwelt ist ziemlich chaotisch und es herrscht oftmals Unordnung in unserem Gehirn. Die Gedanken springen ständig zwischen verschiedenen Themen hin und her und lösen eine Reihe verschiedener Stimmungen aus.
Der Körper spiegelt dies durch flache und kurze Atmung, innere Unruhe, Nervosität, Stress, Hektik, Disharmonie bis zu Fehlfunktionen der Organe und Krankheiten wieder.

Wir leiden an „selbst gemachtem" Stress, weil wir in unserer Gedankenwelt gefangen sind und ständig mit Vergangenheit, Ängsten, Sorgen, Problemen, Streitigkeiten, Vorstellungen, Ichbezogenheit, Träumen und materiellen Wünschen beschäftigt sind.
Wir sind oft außerhalb von uns und dadurch nicht zentriert. Dies führt uns in eine Bewusstseins-Enge, die unfrei und blind macht.

>>Gott ist immer in uns, nur wir sind selten zu Hause.<<

Meister Eckhart (1260–1328), Theologe, Philosoph

Wie kontrolliere ich meine Gedanken?

Die Gedanken 100 % zu kontrollieren ist nicht einfach, aber wir können es schaffen, weniger, langsamer, gezielter und positiver zu denken. Das ist alles eine Übungssache und die folgenden Regeln können eine Hilfe sein:

- Sich an eine langsame, lange und bewusste **Atmung** gewöhnen. Das kann uns helfen, dass die Gedankenvorgänge im Gehirn langsamer ablaufen. So öffnen wir uns auch für Impulse aus unserer Seele und unserem geistigen Bewusstsein.
- Der erste Schritt wäre, lernen zu unterscheiden, was positive und negative Gedanken und Worte sind und die letzteren stoppen und nicht nähren.

- Die „Gedanken-Vagabunden" sind flüchtig, kommen und gehen. Aber es gibt Gedanken, die sich oft mit einer Botschaft wiederholen, die uns etwas sagen will. Diese sollten aufgeschrieben und zu einem späteren Zeitpunkt interpretiert werden. Wenn wir von Gedanken, Sorgen oder Ängsten „gefoltert werden" hilft es, sie in ein Tagebuch oder in den PC zu schreiben, um sie besser analysieren zu können. Das lässt uns besser schlafen.

- Gedanken, die uns von Menschen trennen, meiden.
- Nicht richten und urteilen, Vorurteile gegenüber anderen abbauen, denn all das trennt.
- Sich angewöhnen, nicht mehr über andere negativ zu denken und zu sprechen.
- Sich immer daran erinnern, dass Gedanken und Worte Energien sind und dass alles, was wir senden, auf uns zurückkommt.
- Bewusst sprechen, weniger unkontrolliert denken, Ordnung in unseren Gedanken anstreben.

- **Vergangenheit** Schritt für Schritt in Ordnung bringen, Versöhnung anstreben, vergeben und um Vergebung bitten, bringt Ruhe in unser Inneres und unser Gehirn. Wenn wir ständig in der Vergangenheit leben oder sie immer wieder in Gedanken herholen, kann dies zu Stagnation im Leben führen. Die Vergangenheit können wir nicht mehr ändern. Wichtig ist, das zu bearbeiten, was möglich ist und sie dann in Gedanken ruhen lassen.

- Achtsamkeit: Bewusst leben, Toleranz und Verständnis für jeden Menschen entfalten.
- Lernen, sich in andere hinein zu empfinden und nicht alles aus der Ego-Perspektive oder „eigenen Brille unserer Vorstellungswelt" zu betrachten.

- **Achtsamkeit**:

»Achte auf deine Gedanken, Worte und Handlungen.
Hinterfrage und analysiere
dein Denken, Reden und Handeln.«

Ziele

»Wer kein Ziel hat, kann auch keines erreichen.«

»Nur wer weiß, was er wirklich will, lässt sich von Krisen und Niederlagen nicht aus der Bahn werfen.«

»Selbstbewusste Menschen suchen sich immer neue Ziele, mit dem Ergebnis: Sie trainieren ihre Motivation, Kreativität, Willenskraft und ihr Selbstvertrauen.«

»Selbstbewusste und starke Menschen wissen: Rückschläge gehören zum Leben. Erfolgsintelligenz bedeutet, aus ihnen etwas zu lernen.«

Lösungsorientiert denken

»Wichtig ist, sich nicht auf das Problem zu konzentrieren, sondern auf die Lösung.«

»Optimisten denken lösungsorientiert und können deshalb Probleme schnell hinter sich lassen. Das hat einen positiven Effekt auf unser Motivationssystem.«

»Man sollte nie das Ungewollte, Ungewünschte denken, sondern sich auf die gewünschte Alternative konzentrieren.«

»Wir sollten unsere Gedanken immer auf das richten, was wir wollen, niemals auf das, was wir nicht wollen.«

QUELLE: The Secret, Rhonda Byrne

Weitere Hinweise für die Gedanken-Kontrolle:

- Um **innere Klarheit** ringen: Was will ich? Ich weiß, was ich will. Ich habe klare Ziele.
- Das **Gehirn trainieren**: Sich ein „Neues geistiges Programm" erarbeiten und innere Werte entfalten.
- Auf **Ordnung** und **Sauberkeit** in unserer Umgebung, am Arbeitsplatz, in der Wohnung und im Auto achten, denn das hat einen Einfluss auf unseren Gemütszustand und unsere Gedankenwelt.

Fokussieren

- Lernen, die Gedanken in eine Richtung zu lenken, ihnen einen Fokus, ein Ziel geben, so wie viele Sportler, z.B. Formel-1-Rennfahrer, die hochkonzentriert schnell fahren.
- Universum, Schöpferkraft ... Gott als Fokus haben.
- GESPRÄCHE mit GOTT, sich mit Ihm durch Gespräche in Gedanken, Worten oder Schrift verbinden. Siehe ...
- Das Bewusstsein üben, »Gott ist gegenwärtig«, in uns und in allem, was uns umgibt. So baut man eine lebendige Beziehung zu Gott, der Schöpferkraft, auf.

Kopf und Seele mit Tagebuch entlasten

Dr. James Pennebaker, Professor für Psychologie an der Southern Methodist University, berichtete bei der Jahrestagung der American Psychological Association, dass Menschen, die ihre traumatischen Erfahrungen in Tagebüchern, Aufzeichnungen oder Briefen festhalten, seltener zum Arzt gehen und sich insgesamt einer besseren Gesundheit erfreuen.

Um mehr Klarheit im Leben zu finden, kann uns ein Tagebuch, Laptop oder Computer als Begleiter helfen.

Wir werden ruhiger und Kopf und Seele werden entlastet. Der so geschaffene Abstand zum Problem oder Krankheit, lässt uns die Lösung leichter finden.

Wir müssen keinen „Roman" schreiben. Es genügt, wenn wir das Wesentliche notieren:

- Sorgen, Probleme – einfach alles, was uns belastet.
- Was das Positive einer Situation oder Schwierigkeit ist.
- Was wir aus Schwierigkeiten oder Fehlern lernen konnten.
- Die positiven Erlebnisse des Tages, was uns gefreut hat.
- Was wir erkannt haben und besser machen können.
- Ziele, die wir uns vornehmen.
- Wir können auch Gedanken „von der Seele" schreiben – Wie ein „Gespräch mit Gott" oder mit Christus. Das macht das Schreiben im Tagebuch viel lebendiger.

Wer sich abends so frei schreibt, kann besser schlafen, und in vielen Fällen zeigt sich in den nächsten Tagen spontan eine Lösung. Wer sich nicht traut, ein Tagebuch zu führen, aus Angst „jemand könnte es lesen", kann Abkürzungen oder einen Code (Worte, deren Bedeutung nur er kennt), verwenden.

»Tagebuch schreiben kann uns helfen, Konzentration, Klarheit, Entspannung und innere Ruhe zu gewinnen.«

Kann Positives Denken gefährlich sein?

Jahrzehntelang hat weltweit das Rezept von Dr. Joseph Murphy, dem Begründer der Technik des so genannten „Positiven Denkens" sehr große Resonanz gefunden: Mit Hilfe der Technik des positiven Denkens das Unterbewusstsein in positiver Weise so zu beeinflussen, dass wir alles erreichen können, was wir uns im Leben wünschen, Erfolg, Träume, Reichtum, Gesundheit.

Der Psychotherapeut Günter Scheich behauptet in seinem Buch „Positives Denken macht krank" gerade das Gegenteil und nennt sie eine „pseudowissenschaftliche Verdrängungsmethode".

Positives Denken ist eine Lebensphilosophie, teilweise mit göttlichen Wahrheiten, die missbraucht werden kann, damit alle unsere ichbezogenen Wünsche erfüllt werden.

Wird dies aus geistiger Sicht betrachtet, liegt die Gefahr der Umpolung göttlicher Wahrheiten vor, indem nur Teilaspekte herausgelöst werden und sie für egoistische Zwecke genutzt werden.

Es kann nicht behauptet werden, dass jeder Mensch, der sich im „positiven Denken" übt, Negatives automatisch verdrängen würde. Jedoch erreichen wir mit vielen positiven „Affirmationen und Glaubenssätzen" z.B. für die Gesundheit, in Wirklichkeit eine Verdrängung der Impulse der Seele, die uns zur Selbsterkenntnis und positiven Veränderungen anregen möchte.

Wenn unsere Einstellung ichbezogen oder gegen den Nächsten gerichtet ist, dann können wir noch so intensiv positiv denken: Früher oder später werden wir das Ichbezogene oder das gegen unseren Nächsten Gerichtete ernten.

Das Unterbewusstsein ist nicht das Göttliche

Ein gravierendes Missverständnis der Technik des „positiven Denkens" liegt in der Annahme, dass das Unterbewusstsein, schon die Quelle der Kraft wäre, sozusagen das Göttliche.

Das Unterbewusstsein ist eine Art Vorhof unserer Seele, in der das Göttliche und damit die Quelle der Kraft in uns, wohnen. Im Unterbewusstsein tummeln sich auch das Verdrängte, die ungelösten Konflikte, traumatische Kindheitserlebnisse, Aggressionen und Ängste.

Wenn wir gesund werden wollen, müssen wir die verdrängten Themen bearbeiten: Das bedeutet, als erstes, Ordnung im Leben schaffen, in unseren Gedanken, Worten und Handlungen, so dass sie mehr und mehr dem Willen Gottes und seinem Gesetz der Liebe und Einheit entsprechen.

Wir bekommen täglich Impulse über unser Gewissen und das Göttliche in uns, die uns helfen, diese Last abzubauen.

Jesus von Nazareth

Wahres positives Denken ist selbstlos

Jesus von Nazareth wollte nicht, dass wir nach materiellem Reichtum streben, so wie bei Vertretern des „Positiven Denkens" verkündet wird. Er sagte:

»Suchet zuerst das Reich Gottes und seine Gerechtigkeit,
und dies alles [was der Mensch zum Leben braucht]
wird euch zufallen.«

Wer sich also ehrlich um ein Leben nach den göttlichen Geboten bemüht und z.B. das Gebot „Bete und arbeite" erfüllt, der wird seine Wünsche in den Willen Gottes stellen.

Dann wird ihm auch das nach und nach zukommen, was er für sein Leben braucht und darüber hinaus.

An anderer Stelle in der Bergpredigt erklärt Jesus:

>>Darum sollt ihr vollkommen sein,
wie euer Vater im Himmel vollkommen ist.«

Dabei zeigte Jesus jedoch einen anderen Weg auf als nur positives Denken, nämlich die tägliche Arbeit an uns selbst, die allerdings von positiven Gedanken begleitet sein sollte. Entscheidend ist dabei nicht der Gedanke an sich, sondern sein Inhalt, d.h. die innere Einstellung bzw. das Gefühl, das wir in den Gedanken hinein legen.

Ist der Inhalt unserer positiven Gedanken jedoch selbstlos, d.h. im Einklang mit der Ethik des Jesus von Nazareth, dann kann uns Gott helfen, auch als Mensch glücklich und gesund zu werden. Das wäre dann wirklich „positives Denken", das auch die entsprechenden guten Früchte ern-tet und uns zur Gesundheit führt. QUELLE: Die Göttliche Weisheit (1)

Wie befreie ich mich von Ärger und Wut?

Oft ärgern wir uns im Leben, wenn

- andere nicht machen, was wir wollen,
- nicht schnell genug sind,
- andere Verhaltensweisen als wir haben, die uns stören,
- Situationen nicht so verlaufen, wie wir wollen,
- wir unseren Wille nicht durchsetzen können,
- andere unzuverlässig sind,
- bei Meinungsverschiedenheiten.

Ärger deutet oft auf Aspekte unseres Egos. Je stärker der Ärger, desto stärker ist die Selbstbezogenheit. Unser Nächster ist für uns nur ein Spiegel zur Selbsterkenntnis, denn alles, was ich, mit Emotionen geladen, über andere sage, deutet darauf hin, dass ich genauso bin, z.B. der andere ist unehrlich, der andere denkt nur an sich, ist egoistisch, ungerecht.

>»Uns kann nur Etwas ärgern, wenn bei uns eine
Entsprechung oder Resonanz vorliegt.«

BEISPIEL:
Viele demonstrieren in ihrer Jugend gegen Kapitalismus,
Politiker oder Diktatoren, gehen auf die Straße, schimpfen
oder kämpfen gegen die Ungerechtigkeit.
Einige Jahre später, wenn sie erwachsen sind und eine
führende Position haben, machen sie oft die gleichen Fehler, Machtmissbrauch, Betrug, Korruption, wie die damals
aktuell Regierenden.

Oft passieren uns Situationen, die nicht einfach zu deuten
sind, die uns extrem ärgern und Aggressionen wecken, z.B.
ein Auto-Unfall, ein Ärzte-Pfusch, oder uns wird etwas
gestohlen. In so einem Fall, ist es normal, dass am Anfang
der Betroffene sich ärgert. Etwas später kann es uns helfen,
„die Situationen des Lebens aus der geistigen Perspektive
zu betrachten.“

>»Alles was wir senden, sagen oder tun,
kommt auf uns zurück.«

Es gibt keine Ungerechtigkeit, denn nach dem Gesetz von
Ursache und Wirkung, erntet oder zieht jeder das an, was
er selber in diesem oder in einem Vorleben gesät hat.
Siehe Wiedergeburt und Reinkarnation auf Seite 177.

Wenn ich so etwas angezogen habe, dann nur, weil in
meiner Seele eine ähnliche Resonanz vorliegt; evtl. habe
ich andere Menschen auf materieller oder energetischer
Ebene, in diesem oder in anderen Leben bestohlen, Leid
oder Schaden zugefügt.
Eigentlich sollte ich dankbar sein, weil ich so eine Seelenschuld getilgt und dabei etwas erkannt und gelernt habe.
Aus der geistigen Perspektive betrachtet, war es positiv.

>»Arbeit an sich selbst und innere Werte entfalten
ist der Schlüssel zum Frieden.«

Ärger und Ungeduld sind ichbezogene Neigungen die zeigen, dass wir uns zu wenig in andere hinein empfinden können, dass wir hochmütig sind und uns besser als andere fühlen, dass wir von unseren Meinungen und Vorstellungen zu sehr überzeugt sind, dass es uns an Demut, Feinfühligkeit, Respekt, Toleranz und Verständnis fehlt.

Durch Selbsterkenntnis lernen wir, Konflikte friedlich zu lösen!

»Menschen, die wir als schlimmsten Feind betrachten,
sind möglicherweise unsere größten Lehrer.«

Dr. med. Dean Ornish, Buch »Heilen mit Liebe«

Wir können uns auch fragen:

Was sagt mir diese Situation?
Lohnt es sich wegen dieses Gegenstandes oder Themas zu streiten?
Warum möchte ich meine Meinung durchsetzen?
Was wäre hier aus der geistigen Sicht eine gesetzmäßige Lösung?

»Selbsterkenntnis und Verständnis für andere
sind hier der Schlüssel.«

Wenn ich die Lernaufgabe oder die Botschaft einer Situation erkannt habe, dann ärgere ich mich in Zukunft nicht mehr.

»Toleranz und Respekt vor anderen Meinungen beweist
echte Stärke und besorgt dir viele Freunde.«

Erwin Corpataux, Sportler, Bergsteiger, Vegetarier, Rohköstler

»Du und ich: Wir sind eins.
Ich kann dir nicht wehtun, ohne mich zu verletzen.«

»Wer dem anderen das Anderssein nicht verzeihen kann,
ist noch weit weg vom Wege zur Weisheit.«

Gandhi (1869-1948), Rechtsanwalt, Publizist, Widerstandskämpfer,
Revolutionär, Morallehrer, Vegetarier und Pazifist

Wie lerne ich zu vergeben?

Wir leben in einer Welt, in der viele Menschen leiden und krank werden auf Grund von Missbrauch, Verletzungen, Enttäuschungen, Ungerechtigkeit, Mobbing oder schlechtem Arbeitsklima.

Den Menschen, die uns verletzt haben, zu vergeben ist oft nicht einfach. Wenn wir aber negative Gedanken und Gefühle wie Wut, Hass, Rache, Groll etc. pflegen, macht uns das krank, z.B. in Form von Herzinfarkt, Asthma, Depression, Burnout, Allergie, Migräne, Prostata- oder Brustkrebs.

Zu Beginn ist das Erlernen, die Situationen des Lebens aus der „geistigen Perspektive" zu betrachten, eine Hilfe.

Es ist kein Zufall, was auf uns zukommt.

Es könnte die Frage gestellt werden: Wo bin ich ähnlich?

Habe ich früher das Gleiche, was jetzt auf mich zukommt, anderen Menschen angetan, und schlecht über sie gesprochen oder ihnen Schaden zugefügt?

Viele Religionen glauben an die Reinkarnation, auch die ersten Christen. Wenn wir an die Wiedergeburt und an das Gesetz von Ursache und Wirkung glauben, können wir uns vorstellen, dass nichts ein Zufall ist, was uns im Leben geschieht. Wenn uns z.B. uns jemand beschimpft, beleidigt, verletzt, ausgrenzt, abwertet, schlecht behandelt oder betrügt, wenn wir geschlagen werden, dann ist es kein Zufall, wir haben es magnetisch angezogen. Wenn das nicht als Resonanz in unserer Seele gewesen wäre, hätte es uns nicht treffen können.

»Wir sind nicht nur Opfer, sondern auch Täter gewesen.«

Vielleicht haben wir früher eine leitende Position gehabt und viele Menschen haben unter uns gelitten. Oder unsere Eltern waren früher unsere Kinder und wir haben sie vernachlässigt, nicht geliebt, schlecht behandelt und oft geschlagen.

Für den Fall von sexuellem Missbrauch oder Vergewaltigung gilt das Gleiche. Die Frauen jetzt waren früher Männer. Außerdem gab es viele Frauen mit Machtposition in der Geschichte, die die Fäden der Politik bewegt haben und die Männer für ihre Zwecke „missbrauchten", Hinrichtungen guthießen oder Kriege auslösten.

Das Gesetz von Saat und Ernte und das Rad der Wiedergeburt bringen alles ans Licht, bis alle Schulden getilgt sind. Falls uns jemand körperliche Gewalt angetan hat hilft es, sich nicht zu sehr mit dem physischen Körper zu identifizieren, sondern uns mehr als inkarnierte Geistwesen zu betrachten.

Wir können uns auch jetzt im Nachhinein für unsere Fehler aus früheren Leben in Gedanken und von Herzen entschuldigen. Über Gott können wir die Seelen der Opfer und der damals leidenden Menschen um Vergebung bitten. Denn es kann sein, dass wir ihnen sehr viel Leid zugefügt haben.

Auch wenn im Moment die Situation sehr schwierig für uns ist, sollten wir immer die Versöhnung anstreben und als Ziel die Einheit mit dem Nächsten haben.

Wenn wir das Vergeben alleine nicht schaffen, kann es hilfreich sein, Gott in uns – die Kraft der Liebe – um Hilfe und Beistand zu bitten.

Wir sollten nicht Gleiches mit Gleichem vergelten, denn Rache schadet uns selbst.

Auch nicht klagen oder über andere schlecht sprechen.

Wir sollten lernen, für jede Situation zu danken, auch wenn sie schwer zu ertragen ist.

Wir sollten immer bestrebt sein, zu vergeben, oder lernen, unsere „scheinbaren" Feinde zu lieben. Die scheinbaren Feinde helfen uns indirekt und sind unsere besten Lehrmeister. Denn sie regen uns durch ihr Verhalten zum Nachdenken an.

Um bei Schwierigkeiten positiv zu reagieren, unseren scheinbaren Feinden zu vergeben und sie zu lieben, helfen die Worte von Jesus von Nazareth:

»Liebe deine Feinde, tue Gutes denen, die dich hassen.«

»Was du nicht willst, das man dir tu,
das füg auch keinem anderen zu.«

Unsere Feinde lieben, wie geht das?

»Wir sollten unseren Feinden gegenüber dankbar sein, denn unbewusst sind sie Werkzeuge und Mitarbeiter der göttlichen Ordnung und dienen schließlich unserer Läuterung und Erleuchtung.
Feinde sind auf unserem Weg zum Reiche Gottes viel nützlicher als manche Freunde. Freunde schmeicheln, der Feind, der uns härteste Kritik entgegenstellt, bringt uns letzten Endes zum Nachdenken. Wohl dem, der auf der Hut ist und dies rechtzeitig erkennt.
Haben wir gelernt, unsere Feinde zu lieben und können denen Gutes tun, die uns hassen, dann haben wir zur inneren Größe gefunden.
Durch alle Hindernisse und Schwierigkeiten wächst die Widerstandskraft unserer Seele.
Wenn auf uns viele Widerwärtigkeiten zukommen, so sollten wir trotz allem frohgemut sein und auf dem heiligen Pfad nach innen, zur Wahrheit, freudig fortschreiten.«

»Dein Nächster ist ein Teil von dir.

Ist dir dein Nächster nah, dann bist du Gott nah.

Ist dir dein Nächster fern, dann bist du Gott fern.

In jedem Augenblick bestimmst du selbst,

wie nah oder fern dir Gott ist.«

QUELLE: Die Göttliche Weisheit (4) (12)

Frei werden von Angst, wie schaffe ich das?

Die Kindheit prägt uns sehr stark und wir übernehmen oft Verhaltensmuster und Ängste unserer Eltern. Wichtig ist es, sie zu erkennen und sich davon zu befreien.
Die Art wie wir gestorben sind oder Erlebnisse aus Vorleben können in uns Ängste auslösen, z.B. Angst vor Wasser, wenn wir ertrunken sind.
Ängste hat jeder ab und zu, mehr oder weniger. Aber wenn sie stark ausgeprägt sind und unser Leben total beeinträchtigen, muss man sie bearbeiten und umwandeln. Viele Menschen leiden unter Ängsten, die sie nicht wagen, zu äußern. Sie möchten dadurch ihr Ansehen nicht verlieren. Dadurch verdrängen sie weiter Ängste, Frust, Schmerz oder Depression, und betäuben sich mit Alkohol, Ess-Sucht, Sport, Musik, Sex, Internet, Spiele.

Angst hat viele Wurzeln und ist ein Begriff, hinter dem bei jedem Menschen andere Ursachen liegen. Z.B. suchen wir die Sicherheit zu sehr im Äußeren, wo wir sie nie finden werden. Angst kann auch die Folge von einem rein materialistischen Leben sein uvm.

Es gibt verschiedene Arten von Angst:
Angst vor Menschen
Angst zu versagen
Angst vor finanzieller Not und Pleite
Angst vor Arbeitsplatzverlust
Angst vor dem Tod
Angst vor Krankheiten, Viren und Krankheitserregern
Angst, dass unserem Partner und Kindern etwas passiert
Angst, sein Hab und Gut zu verlieren, Angst vor Diebstahl
Angst, vom Partner verlassen zu werden, dass er fremd geht

Wenn Angst etwas Diffuses ist, hilft es, sie aufzuschreiben, um sie zu definieren:
Wovor ängstige ich mich? Was möchte mir die Angst sagen? Was kann ich dagegen tun?

In vielen Fällen ist Angst ein Zeichen von Selbstbezogenheit, ich denke zu sehr an mich, ich bin zu sehr materiebezogen, ich identifiziere mich zu sehr mit meinem Körper und habe die entsprechenden Bindungen an Menschen oder Gegenstände.

>>Je mehr wir an uns denken,
desto mehr Ängste verspüren wir.<<

Je weniger Fernsehen und Filme (Krimis, Aktion, Gewalt, Krieg, Horror) man schaut, desto weniger Ängste hat man. Durch Filme, Internet, Bücher, Medien können unsere Gehirnzellen und unser Unterbewusstsein programmiert werden, insbesondere bei Kindern. Die Bilder, die wir sehen, prägen uns und können unser Verhalten negativ beeinflussen. Wachsamkeit ist da angesagt.

Eine andere Hilfe, um Ängste zu reduzieren, wäre, keine Nahrungsmittel mehr zu essen, die die Schwingung von Angst und Leid tragen. Das bedeutet: weder Fleisch, Wurst, Geflügel noch Fisch.
Stattdessen hochwertigere Nahrungsmittel essen, die viel Lichtenergie beinhalten, z.B. Obst, Gemüse, Getreide und Nüsse.

Sport treiben, körperliche Kondition gewinnen, kann uns helfen Verspannungen zu lösen, uns „zu erden", das Selbstwertgefühl zu stärken und Angst zu bewältigen.
Sanfte Selbstverteidigungstechniken, z.B. Judo, Qigong, Tai Chi oder Ähnliches können eine Hilfe sein.
Bei Angst sind Sportarten zu empfehlen, die Schultern und Oberarme trainieren, z.B. Hanteln, Krafttraining.

Angst kann eine oder mehrere Ursachen haben, die in unserem Unterbewusstsein und in unserer Seele liegen. Angst ist oft mit negativen Fehlhaltungen und Gedankenmustern verbunden wie Groll, Hass und Rache oder mit Diebstahl, Geheimnissen, mit Aspekten aus der Vergangenheit, die nicht verarbeitet sind, mit Schuldgefühlen und schlechtem Gewissen.

Wenn wir anderen Menschen Leid und Schmerzen zufügen, dann haben wir unbewusst die Angst, dass das Gleiche auf uns zukommen könnte.
Wenn ich ein Dieb bin, dann habe ich Angst, dass mir etwas gestohlen wird. Wenn ich Menschen umbringe, dann habe ich Angst, umgebracht zu werden.
Wenn ich Tiere jage, dann habe ich Angst gejagt zu werden.

Zur Bewältigung von Angst kann Folgendes eine Hilfe sein:

»In unserem Leben eine hohe Ethik anstreben,
innere Werte entfalten, klare Ziele setzen,
Ordnung machen in unserer Vergangenheit und Beziehung
zu anderen Menschen.«

»Ein Leben nach dem Gesetz der Liebe, Einheit und Frieden
macht uns gesund, glücklich und frei von Angst.«

Angst ist ein Zeichen, dass wir fern von Gott leben, dass wir an Ihn und Seine Führung nicht glauben und unsere Beziehung zu Ihm noch zu schwach ist.
Die tägliche Hingabe an Gott – der Schöpferkraft – eine lebendige Beziehung zu Ihm, kann eine große Hilfe sein, um frei zu werden von Angst.
Siehe auch „Gespräche mit Gott" auf Seite 305.

DANKE – Ein magisches Wort

Mit Dankbarkeit leben und sich für alles bedanken, kann uns helfen, ruhiger, zufriedener und glücklicher zu werden. Sich bedanken für alles, z.B. was wir von der Natur bekommen, Nahrungsmittel, Obdach, warmes Wasser und für alle kleinen Dinge, die wir während des Tages erleben.
Danken für das Positive, aber auch für das Negative, denn das Letztere beinhaltet oft eine wertvolle Lernaufgabe für uns, die uns weiter bringt oder uns zu weiterem innerem Wachstum verhilft.

»Wäre das Wort DANKE das einzige Gebet,
das du sprichst, so würde es genügen.«

Meister Eckhart

Selbstbeobachtung und Selbsterkenntnis

Die Selbstbeobachtung und die Selbsterkenntnis sind die ersten Schritte auf dem Weg zur Wandlung unseres Lebens und zur inneren Heilung.

Damit uns die Selbsterkenntnis etwas bringt, sollten wir weiterforschen und z.B. folgenden Fragen nachgehen: Was ist unter diesen negativen Programmen bzw. Fehlhaltungen verborgen? Wovor habe ich Angst? Welche Gedankenkomplexe liegen hinter dieser Angst? Oder: Warum werte ich diesen Menschen ab? Was hat oder macht er, was mich stört? Wo liegt bei mir die gleiche oder ähnliche Schwäche?

Es ist nicht so einfach, alle Aspekte des Prozesses einer inneren Klärung im Kopf zu bearbeiten und zu behalten. Deswegen kann es eine Hilfe sein, die Erkenntnisse und inneren Schritte aufzuschreiben, um festzustellen, welche Programme hinter eventueller innerer Unruhe stecken. Zudem ist es das Ziel, Angst, Schmerz, Verkrampfung, Depression, Aggression, Feindseligkeit und unser Ego zu entlarven.

Um zu erkennen, was uns krank macht, können wir uns die Fragen stellen: Wie zeigt sich mein Ego?

Welche Fehlhaltungen stehen hinter meiner Erkrankung?

Beispiele von krankmachenden, negativen Gedankenmustern und Fehlhaltungen:

- Selbstbezogenheit, immer nur an sich denken, alles für sich selbst wollen.
- Nur für sich selbst sorgen oder nur für die kleine Parzelle, die Familie.
- Ego-Erfolg im Materiellen anstreben, z.B. Finanzen, Beruf, Sport.
- Über sich selbst negativ denken und sprechen, sich selbst ablehnen.
- Von der Energie anderer leben.
- Ständig über Probleme und Krankheiten sprechen, um Aufmerksamkeit und Mitleid zu erhaschen.

- Vorwürfe machen, Schuldzuweisungen an andere richten, z.B. Eltern, Lehrer, Partner.
- Oft über die Vergangenheit grübeln und sprechen.
- Richten und verurteilen, missachten, ignorieren, überreden, beherrschen, binden oder bedrängen.
- Machtansprüche, sich aufwerten, andere abqualifizieren oder abwerten.
- Recht haben wollen, sich wichtig machen, sich besser fühlen als andere = Stolz
- Habgier, Diebstahl, neiden was andere haben.
- Eifersucht, Misstrauen, Kontrolle, Furcht, Angst, Phobien.
- Trauer, Traurigkeit, Unzufriedenheit, Frustration.
- Lieblosigkeit, Boshaftigkeit, Feindseligkeit, Ausgrenzung
- Mit jemandem nicht sprechen wollen, misshandeln, beleidigen, beschimpfen.
- Respektlosigkeit, Unachtsamkeit, andere ausnutzen, begehren oder missbrauchen.
- Erwartungen haben, andere sollen uns dienen, Sklaverei.
- Rache, Hass, Wut, mit Worten oder Taten verletzen.

FAZIT: Wenn sich unsere Gefühle, Gedanken, Worte oder Handlungen gegen unseren Nächsten richten, dann sind wir auch gegen Gott, gegen die Liebe, die Energie, die uns gesund zu machen vermag, und die uns gesund erhält.
Alle Arten von Fehlverhalten fallen auf uns selbst zurück und bewirken in uns, wenn wir sie nicht rechtzeitig wieder umwandeln und auflösen, seelische Belastungen – Schatten in unserer Seele – die wahren Ursachen unserer Schicksalsschläge und Krankheiten.

Das große Hindernis, um gesund zu werden, ist unser eigenes Ego. Solange wir uns nicht selbst erkennen, unser Fehlverhalten nicht bereinigen, sind wir Gefangene unseres eigenen Ichs, das ständig auf uns einwirkt.

»Erst die Selbsterkenntnis des Kranken führt zur Heilung, die Medizin tritt als Kunst herzu mit der Religion als Basis.«

Paracelsus

168

Die Selbstheilungskräfte und das Nervensystem

Jeder von uns trägt einen inneren Arzt in sich, seine Selbstheilungskräfte. Sie arbeiten ein ganzes Leben lang, ununterbrochen, Tag und Nacht, und aktivieren auch die Reparatur-Mechanismen in unseren Zellen.

>»Es ist seltsam, dass wir hinter Ärzten herlaufen,
> die selber sterblich sind, und Gott, den unsterblichen,
> ewigen und unfehlbaren Arzt, vergessen.«

Gandhi

Die Selbstheilungskräfte sind auch „Göttliche Energien" unserer Seele. Entlang der Nervenbahnen fließen sie zu allen Organen und Geweben unseres Körpers.
Wenn sie durch die Verschlackung des Körpers oder die Verkrampfung des Nervensystems blockiert sind, werden die Körperzellen energiearm. Folgen dieser Energieblockaden könnten sein: Unpässlichkeit, Fehlfunktion der Organe, Schmerz, Krankheit, Entzündung, Müdigkeit, Sehschwäche.

»Die Selbstheilungskräfte aktivieren bedeutet, alles was das Nervensystem belastet und verkrampft, die negativen Gedanken und Fehlhandlungen, die falschen Lebens- und Ernährungsgewohnheiten, zu verändern.«

Durch naturheilkundliche Therapien kann der Körper unterstützt werden, damit die Selbstheilungskräfte besser fließen können. Aber dauerhafte Gesundheit kann nur erreicht werden, wenn wir parallel dazu die Ursachen in uns finden und bearbeiten.

Das Nervensystem ist das Organ des Körpers, das die engste Verbindung zur Seele hat. Die Heilung des Körpers erfolgt zum großen Teil über das Nervensystem, denn die Selbstheilungskräfte, die göttlichen Lebenskräfte in uns, fließen parallel zu unseren Nervenbahnen.

Unser Körper speichert Informationen. Dort, wo der Mensch seine Problemzonen hat, befinden sich körperliche und „seelische" Schlacken. Was sind Schlacken? Schlacken sind Abfallprodukte unseres Stoffwechsels bei Fehlernährung, aber auch das Ergebnis psychischen Fehlverhaltens. Durch negative Gedanken wie z.B. Hass, Wut, Ärger, Groll und ständiger Stress, können sich im Körper auch Säure-Schlacken bilden, z.B. Harnsäure, Arachidonsäure, was Entzündungen, Arthritis, Rheuma, Finger- und Gelenkschmerzen, Gicht, Fibromyalgie, Krebs u.v.m. auslösen kann.
Siehe auch Thema „Die Schlacken" auf Seite 71.

Unsere Gedanken und deren Einfluss auf das Nervensystem sind von großer Bedeutung bei der Entstehung von Krankheiten und Schicksalsschlägen. Die Heilung geht über die Entspannung des Nerven-systems. Dadurch können die Selbstheilungskräfte, der „innere Arzt", aktiv werden.

»Der Arzt verbindet nur deine Wunden.
Dein „innerer Arzt" aber wird dich gesunden.
Bitte ihn darum, so oft du kannst.«

»Wenn ein Mensch krank wird, dann nur, weil der innere Arzt und Heiler durch ein falsches Leben geschwächt und behindert wurde.
Wenn ich heilen will, kann ich nichts anderes tun, als Ihm, dem inneren Arzt und Heiler, zu Kräften zu verhelfen.«

Paracelsus

Wir leben in einer Zeit, in der viele Menschen über ein zu schwaches „Nervenkostüm" und zu schwache Nerven klagen. Sie leiden an innerer Unruhe, sind nervös und überreizt. Aber was verkrampft die Nerven wirklich?
Es sind die negativen Gedanken und Gefühle, die ständig im Gehirn, „im Gedanken-Kino" oder „Gedanken-Karussell", bewegt werden, das „Um-sich-selbst-kreisen", auch das viele Grübeln über die Vergangenheit – Streitigkeiten, Probleme, Sorgen, Ängste – sind es, die unsere Nerven belasten.

Das alles schafft Disharmonien und innere Unruhe, verkrampft die Nerven und schwächt den Körper.

Wir können auch seelische Energie verlieren oder unser Nervensystem verkrampfen, wenn unsere Sinne ständig nach außen orientiert sind, z.b. durch fortwährende, übertriebene Wünsche nach materiellen Dingen. Oder durch laute, disharmonische Musik, viel zu oft Fernsehen, durch das dauernde Schwatzen über unwesentliche Dinge, Computerspiele und Internet und nicht zuletzt durch zügelloses Ausleben der Triebe in niedriger Sexualität.

Bildung von Nervengiften durch negative Gedanken

»Stark verkrampfte Nerven sondern Giftstoffe ab, die je nach Körperschwingung des Einzelnen, entweder anfällige Organe in Mitleidenschaft ziehen oder den gesamten Körper vergiften. Nervengifte können den Organismus eines Menschen so stark beeinflussen und schädigen, dass er kaum mehr auf Naturheilmittel oder pharmazeutische Medikamente reagiert.

Reduziert der Mensch die Genussmittel – die oftmals den Körper vergiften – und bemüht er sich, positiv, also göttlich zu denken, dann wird er die Signale des Körpers nicht überhören. Er wird seinem Organismus das zuführen, was dieser benötigt, um sich für die Heilung durch den Gottes-Geist vorzubereiten.

Das Nervensystem wird hauptsächlich durch falsches Denken, aber auch durch falsche Ernährung belastet. Große Nahrungsmengen belasten ebenfalls das Nervensystem.
Es verkrampft sich und sondert mit der Zeit Gifte ab, die den gesamten Organismus vergiften, sofern sie nicht rechtzeitig erkannt werden und der Körper entgiftet und entsäuert wird.

Nervengifte bewirken auch Lähmungen. Bleiben die Nerven über längere Zeit verkrampft und lebt der Mensch ungesund, nimmt er viel Fleisch, Fisch, Drogen, Medikamente, Nikotin, Kaffee, Zucker, Alkohol und dergleichen zu sich, dann können Lähmungserscheinungen unterschiedlicher Intensität auftreten.

Auch Verkalkung, Ablagerungen in den Blutgefäßen, kann durch ständige Verkrampfungen der Nerven hervorgerufen werden – die zusätzlich noch Nervengifte absondern.

Nervengifte können sich auch auf die eingenommenen Medikamente und Naturheilmittel gegensätzlich auswirken: Sie verändern die Eigenschaften der pflanzlichen und pharmazeutischen Stoffe und können so zu Nebenwirkungen führen.

Der Mensch spricht auch von den so genannten „Seelen-Giften". Er setzt dabei allerdings das Seelische mit dem Nervensystem gleich. Die Seele, der dem Menschen innewohnende belastete Geistleib, sendet keine Gifte aus. In der Seele werden jedoch die vom Menschen geschaffenen Ursachen gespeichert und gelangen im Körper zur Wirkung.

Um gesund zu werden und zu bleiben, sollte der Mensch die Harmonie an und in sich und in seiner unmittelbaren Umgebung anstreben. Harmonie bewirkt Gesundheit.

Je mehr Seele und Mensch in Einklang mit Gott leben, umso feiner ist die Strahlung der Seele und des Leibes.

Das Leben eines solchen Menschen äußert sich sodann in der Ausgewogenheit seines Gemüts, in harmonischen Farben und Formen seiner Kleidung, in zarten, unaufdringlichen Duftnuancen, in seinen grazilen, ästhetischen Bewegungen und auch in seiner geistigen, selbstlos verbindenden Sprache. Dieser Mensch ist sodann in Harmonie.«

QUELLE: Die Göttliche Weisheit (5)

Die Heilkräfte der Natur „aufnehmen"

Wir können mit der Atmung die Heilkräfte der Natur aufnehmen. Es sind kosmische Kräfte – göttliche Odkräfte, die Heilkräfte für Körper und Seele besitzen, sofern sie durch Gedankenkraft und richtiges Atmen aufgenommen werden. Diese Odkräfte sind sehr aktiv am frühen Morgen und haften verstärkt an Bäumen, vor allem an Nadelbäumen, aber auch am Gras, den Blumen und Kräutern in den Wiesen, an Sträuchern etc.

Die Ätherkräfte – Odkräfte – haben eine Heilwirkung sowohl für den Körper als auch für die Seele.
Um die heilenden Ätherkräfte von der Natur nicht nur zu „nehmen", können wir uns z.B. folgendermaßen verhalten:
Wir stellen uns beim Einatmen vor, dass wir die Ätherkräfte der Natur in uns aufnehmen, beim Ausatmen senden wir dann, ebenfalls in unserer Vorstellung, aus unserem Herzen der Pflanzenwelt mit Dankbarkeit und Liebe einen Wärmestrahl.

Bäume, Blumen, alle Pflanzen freuen sich, wenn wir sie achten und schätzen. Sie senden uns feine Ströme der Liebe, und manchmal beginnen sie, aus Freude und als Begrüßung, sich sanft zu bewegen.
In der Natur eine „gebende Haltung" einzunehmen, kann uns das Gefühl der Einheit mit allen Lebensformen vermitteln.

»Die Natur ist die beste Apotheke.«

Sebastian Kneipp

»In uns ist das Licht der Natur, und das Licht ist Gott.«

»Die erste Säule der Heilkunst ist die Philosophie der Natur.
Der Arzt muss aus der Natur wachsen.«

Paracelsus

Zitate und Weisheiten über die Natur

»In der Natur fühlen wir uns am wohlsten. Warum? Weil die Natur still ist. Sie regt uns nicht an, aggressiv, unruhig zu werden, uns zur Schau zu stellen. Sie legt uns eher nahe, selbst in Harmonie zu gelangen. Ruhe und Stille sind die Voraussetzung dafür, Zugang zu unserem Innersten zu gewinnen, so dass sich nach und nach das innere Leben aufbauen kann. Deshalb ein Satz für alle, die wirklich den Schritt in das Kosmische Bewusstsein tun wollen; er lautet:

Sei still – Gott wohnt in dir.«

»Der Mensch ist ein „Naturkörper" und sollte als solcher auch mit der Natur leben. Es ist eine Gesetzmäßigkeit:
Wer nicht in und mit der Natur lebt, der schwächt seinen Organismus.

Wer in allem, was lebt, die göttliche Kraft erkennt und wer sich in das Leben hinein empfinden kann und im Leben ein Teil von sich selbst erkennt, der wird sein Leben positiv gestalten und auf diese Weise selbstlos auf seinen Nächsten zugehen und in allen Lebensformen sein Leben erkennen.
Wer die Natur genau beobachtet, der erkennt, dass sie ein Teil von ihm selbst ist.

In der Natur kann der Mensch sein Leben erkennen, sowohl das positive, gottgewollte Leben als auch das negative, das ichbezogene Leben. Die Natur zeigt dem Menschen, wie er sein soll oder wie er ist.

Der geistig wache Mensch erkennt, dass das Leben eine Einheit bildet, Menschen, Tiere, Pflanzen und Steine, ja sogar die Gestirne bilden eine Einheit.

Wer die Natur, die Pflanzen und Kräuter zu seinen Freunden macht, der wird auch von den geistigen Kräften der Natur geführt, gestärkt und immer wieder neu belebt.

Naturverbundene Menschen, das heißt Menschen, die in allem das Walten der ewigen Energie, Gott erkennen, werden auch entsprechend denken, leben und handeln.

Der menschliche Körper ist ein Naturkörper, dessen sämtliche Bausteine, das heißt Substanzen, aus der Natur sind. Deshalb sollte der Mensch mit der Natur leben und in allen Formen der Natur die Antriebskraft, das Leben, den Geist, erkennen. Dann würde er bald gewahr werden, dass Ich, der Geist, ihm näher bin als Arme und Beine.«

QUELLE: Die Göttliche Weisheit (5)

Die Quantenheilung in uns

Die Quanten werden als kleinste Lebensenergie-Teilchen definiert. Sie sind geistige Teilkräfte, halb Geist, halb Materie und existieren auf der Trennlinie zwischen Materie und Geist. Sie bilden der Mechanismus für die Übertragung der Geistkraft in der Materie, Sie fördern das Wachstum des Menschen und der Naturreiche. Sie arbeiten in Übereinstimmung mit dem Magnetfeld und den Magnetströmen der Erde und bewirken das Leben und den Reifeprozess in der gesamten Natur.

Je mehr Lebensenergie – Quanten – in den materiellen Atomen aktiv ist, umso gesünder ist der Mensch, umso schneller wird er wieder gesund, wenn er krank ist.
Das Denken in der Zeit, in der wir heute leben, hat in den letzten Jahren das Bewusstsein vieler Menschen für eine neue Welt- und Weitsicht geöffnet. Es gibt viele moderne Behandlungsmethoden in der Quanten-Medizin, wir wenden in unserer Arztpraxis **TimeWaver** an.

Wir können die Quantenheilung in uns aktivieren, d.h. die Anzahl der fließenden Quanten vermehren, wenn unsere Gedanken, Worte, Handlungen mehr und mehr dem göttlichen Gesetz der Liebe und Einheit entsprechen.
Siehe „Ganzheitsmedizin und Spiritualität" auf Seite 293.

Wiedergeburt – Reinkarnation
Leben nach dem Tod

Heute beginnen immer mehr Menschen intuitiv zu spüren, dass es im Leben keine Zufälle gibt, und dass es keinen strafenden Gott gibt.

Die Ursache der Krankheit sind wir selbst, und der Weg zur Gesundheit liegt in uns.

Die Vorgänge, die zur Krankheit führen, und die Krankheit selbst, das alles ist ein Teil des Gesetzes von Saat und Ernte, des Karma-Gesetzes, auch Kausalgesetz oder Gesetz von Ursache und Wirkung genannt. Dieses göttliche Gesetz hat Gültigkeit:

»Was ich aussende, kommt wieder auf mich zurück.«

Über dieses Gesetz sprach schon Jesus von Nazareth:

»Das, was der Mensch sät, das wird er ernten.«

Wie bereits erwähnt, viele Religionen glauben an die Reinkarnation, auch die ersten Christen waren von ihr überzeugt. Wer an die Wiedergeburt und an das Gesetz von Ursache und Wirkung glaubt, für den ist nichts Zufall, was auch immer ihm im Leben begegnet und geschieht.

Es gibt wirklich ein Leben nach dem Tod. Wir leben nicht nur einmal, unsere Seele lebt weiter nach dem physischen Tod und muss wieder auf die Erde kommen, wenn etwas zu bereinigen ist, sich zu versöhnen oder eine andere Aufgabe ansteht.

Das Ziel ist nicht, dass wir immer wieder auf die Erde kommen müssen, sondern dass wir uns vom Rad der Wiedergeburt befreien.

Wir ernten also im Laufe eines solchen Inkarnations-Zyklusses, der hunderte von einzelnen Erdenleben umfassen kann, was wir zuvor selbst gesät haben. Nicht das, was andere gesät haben.

Oft folgt die Ernte nicht unverzüglich auf die Saat. Es können Jahre, Jahrzehnte, ganze Inkarnationen vergehen, bis dann vielleicht in einer der späteren Inkarnationen alle Bedingungen erfüllt sind, damit eine bestimmte Ursache zur Wirkung kommen kann.

Das Wissen über „Wiedergeburt", „Reinkarnation" oder über ein „Leben nach dem Tod" kann uns helfen, vieles im Leben besser zu verstehen und zu meistern.

In der Ganzheitsmedizin wird in den Therapie-Gesprächen mit Patienten keine Rückführung in vergangene Leben praktiziert. Es hat einen tieferen Sinn, dass unsere Vorleben für uns verborgen bleiben. Wir sind dadurch gegen Eindrücke geschützt, die unsere Beziehungen zu anderen Menschen stören könnten.

Wenn wir erfahren würden, was wir in Vorinkarnationen verursacht haben, wer waren die Menschen, mit denen wir zusammen gekommen sind, könnte dies dazu führen, dass wir sie auf- bzw. abwerten, meiden oder hassen.

Unsere Vorleben mit Rückführungs-Techniken erforschen zu wollen ist gefährlich, es kann viel Negatives in uns auslösen, Schuldgefühle, Aggressionen, Wut, Depressionen, Traurigkeit etc., das uns psychisch belastet und uns für unsere weitere Entwicklung in diesem Leben blockiert.

Die Therapie-Gespräche und die göttlichen Impulse durch die Energie des Tages bringen spontan die Belastungen der Seele ins Bewusstsein, mit denen wir in der Gegenwart arbeiten sollen.

>Durch ein gesetzmäßiges Leben und positive Veränderungen des Menschen kann sich vieles von allein lösen. Wenn die Seele gesundet kann auch der Körper heilen.«

Beweise über Reinkarnation und Wiedergeburt

Intuitive Ahnungen über Vorinkarnationen kann jeder von uns aufgrund von Gesichtszügen, Aussehen, Körperbau, Vorlieben, Hobbys, Dekorationsgegenstände, die wir wählen, Fremdsprachen, die wir lernen, oder die Länder, zu denen wir uns hingezogen fühlen und reisen, erfahren.

Wer an näheren Informationen zu diesem Thema interessiert ist oder „Beweise" braucht, dem können folgende Bücher empfohlen werden, von Ian Stevenson:
»Reinkarnation – Der Mensch im Wandel von Tod und Wiedergeburt«
»Reinkarnation in Europa – Erfahrungsberichte«
»Reinkarnations-Beweise – Geburtsnarben und Muttermale belegen die wiederholten Erdenleben des Menschen«

Bücher über Nahtod-Erfahrungen von Elisabeth Kübler-Ross »Über den Tod und das Leben danach«, Dr. Jeffrey Long »Beweise für ein Leben nach dem Tod«, oder Dr. Raymond A. Moody »Leben nach dem Tod«, gaben mir schon damals Antworten in meiner Zeit als Medizinstudent.

Wie finde ich zu meiner Lebensaufgabe?

Jeder von uns ist wertvoll und hat eine bestimmte Lebensaufgabe, die auf unseren mitgebrachten Talenten und Fähigkeiten basiert. Diese sollen wir entdecken und ausbauen.

Als Hilfe kann dienen, dass wir unsere Talente und Fähigkeiten aufschreiben, eine Liste erstellen, die wir in regelmässigen Abständen erweitern.

Auf einer weiteren Liste notieren wir, was uns Freude macht? Wie können wir anderen Menschen, Tieren und der Natur dienen?

Was können wir machen, damit diese Welt besser wird?

Die Ergebnisse dieser Listen können kombiniert werden.

Dies kann uns helfen, unser Selbstwertgefühl zu steigern und den richtigen Job oder die Lebensaufgabe zu finden. Immer wachsam für Neuentdecktes sein, nicht enttäuscht sein, wenn wir nicht sofort das finden, was zu uns passt. Oft gibt es „Zwischenstationen" in Jobs oder Berufen, die uns helfen, einige innere oder äußere Aspekte zu entwickeln, z.B. Eigenständigkeit, Standfestigkeit, innere Stärke, Durchhaltevermögen, Demut, Kreativität, Eigen-Initiative.

Es kann eine große Hilfe sein, diese Prozesse in ein Tagebuch oder den PC zu schreiben. Der nächste Schritt kann sein, sich einer höheren Macht – Intelligenz, Universum, Gott, Schöpferkraft, Jesus, Christus – anzuvertrauen.

Gespräche mit Gott führen und konkrete Fragen stellen: Welches ist meine Aufgabe? Was ist Dein Wille?

Wie kann ich im Gottesplan dienen?

Wie kann ich Dir und meinem Nächsten am besten dienen?

Die Antwort dieser höheren Macht kommt oft durch **Zufälle** und die **Tagesimpulse**, die vielseitig sein können: Eine Idee oder ein Gedanke, der uns einfällt, ein Traum, eine Begegnung mit einem Menschen, ein Film, ein Programm im Fernsehen, ein Buch, eine Zeitschrift.

Wenn man „sich führen lässt", wird das Leben interessant und wir „ziehen" das an, was zu uns passt, einen Beruf oder eine Aufgabe, in der wir schöpferisch und kreativ sein können, die uns Zufriedenheit und Freude bereitet.

Wir werden dann „intuitive Herzensdenker". Unser sechster Sinn – die Intuition – wird „schärfer", wenn wir in unseren Lebensplan die „Hingabe" und den „Wunsch, Gottes Willen zu erfüllen" einbeziehen.

Das Wort „Hingabe" hört sich vielleicht „kirchlich" an, aber es hat damit nichts zu tun. Siehe Seite 305.

Wenn wir uns dieser höheren Macht oder Intelligenz – Gott – täglich mehrmals hingeben, können wir diesen Prozess der Selbstfindung beschleunigen. Und wenn wir einige Schritte auf diesem Weg getan haben, merken wir, dass

eine Sicherheit und ein Vertrauen von innen wächst und parallel dazu die Gewissheit:
Es ist richtig was ich tue! Ich lasse mich weiter führen!
Dann sind wir von innen her glücklich, leben gelassen, frei von Unsicherheit, Ängsten und Sorgen, weil wir uns von der höchsten Macht des Universums in unserer Lebensaufgabe für die Neue Zeit geführt fühlen.

>>Wenige Menschen ahnen,
was Gott aus ihnen machen würde,
wenn sie sich Seiner Führung rückhaltlos anvertrauen.<<

Alte Weisheit

Gesund werden bedeutet, den Sinn des Lebens zu erfassen

Der Sinn des Lebens ist die geistige Evolution, die mehrere Aspekte beinhaltet:
- Lernen und unser Bewusstsein erweitern.
- Frei werden von alten Schatten und Belastungen der Seele und von unserem Ego und dessen allzu menschlichen Aspekten.
- Friedfertig zu werden, uns mit den Menschen, mit denen wir zusammen kommen, versöhnen, durch vergeben und um Vergebung bitten.
- Anderen Menschen dienen, etwas beitragen, damit diese Welt besser wird.
- Unsere „Lebensaufgabe" im „göttlichen Plan" finden.
- Gott näher kommen und bestrebt sein, Seinen Willen zu tun – die selbstlose Liebe zu entwickeln.
- Die All-Einheit mit allen Menschen, Lebensformen der Natur, Mineralien, Pflanzen, Tieren erlangen.
- Wieder das werden, was wir in Wirklichkeit sind, Lichtwesen, Wesen der Liebe.
- Eins sein mit der Quelle GOTT.

>>Wir sind nicht von dieser Welt.
Wir sind inkarnierte Geistwesen,
Wesen der Liebe in einem materiellen Körper.<<

Ganzheitsmedizin

Die Vision

einer

besseren Medizin

Die Vision einer besseren Medizin

Die Ärzte, die das Volk auch „Götter in Weiß" nennt, werden in unserer Zeit überschätzt. Die Patienten glauben, sie könnten dem Wissen und Können der Schulmedizin, Pharma-Industrie, Gen-Technologie, Chirurgie und Medizintechnik vertrauen. Sie glauben, die Entwicklung der Medizin hätte quasi die Krankheit überwunden und auch den Tod weit hinausgeschoben.

Doch gerade das Gegenteil ist Realität!

Viele Ärzte arbeiten wie ein Automechaniker, der in seiner Reparaturwerkstatt an einem Auto „herumdoktert". Deshalb erfahren die meisten Kranken in einer schulmedizinischen Arztpraxis oder im Krankenhaus nur eine Symptombehandlung. Selten wird bei einem Patienten auf den geistigen Hintergrund der Krankheit eingegangen. So bleibt die eigentliche Ursache der Krankheit meist unentdeckt und unbehandelt – das aber wäre der wahre Weg zur Wiederherstellung der Gesundheit.

Die Ganzheitsmedizin als Zukunftsvision?

Die Ganzheitsmedizin ist keine Zukunftsvision, sondern eine ganz aktuelle und praktische Medizin.

Ganzheitsmedizin bedeutet, den Menschen als Ganzes mit all seinen Facetten zu betrachten und zu erfassen, d.h. Körper und Seele. Sie wendet aus der klassischen und alternativen Medizin das Beste für den Patienten an.

Ein Naturarzt, Heilpraktiker, Psychologe oder Therapeut in der Ganzheitsmedizin sollte lernen, um diesen Weg zu gehen, die Reaktionen des Körpers unter diesem Aspekt zu verstehen und bestrebt sein, mit den Selbstheilungskräften zusammen zu arbeiten.

Die folgenden Texte sind eine Sammlung von Weisheiten aus mehreren Quellen, die uns eine Alternative zeigen, wie die Medizin sein könnte. Dabei sind konkrete **HINWEISE** für Ärzte, Heilpraktiker, Psychologen, Therapeuten, Hebammen und medizinischem Personal dargestellt.

Die Entfaltung innerer Werte und Intuition

Sie sind ein guter Beobachter

Sie sind ehrlich, feinfühlig, intuitiv, tolerant, verständnisvoll, nicht wertend, nicht richtend und verurteilend.

Sie arbeiten motivierend und sind bestrebt, keine Ratschläge oder Worte weiterzugeben, die den Patienten verletzen oder negativ beeinflussen können.

Sie sollten den Patienten nie in Angst versetzen und ihn nie zu etwas zwingen. Auch von finanzieller Habgier sollten Arzt und Personal frei sein und keine diagnostischen Verfahren oder Therapien empfehlen, die eigentlich überflüssig sind – nur um damit Geld zu verdienen. Laboruntersuchungen, Röntgenbilder und andere diagnostische Verfahren können eine Hilfe sein, aber die Beobachtungsgabe und das Herz des medizinischen Personals sollten an erster Stelle stehen.

Das Gesicht des Patienten, sein äußeres Erscheinungsbild, die Augen, seine Haltung, seine Sprache, wie er redet, sein Ton, wie er sitzt, läuft, seine Körperhaltung, wie er sich kleidet, wie er atmet, wie die Augen sich bewegen bzw. was sie ausstrahlen u.dgl. sollte wachsam wahrgenommen werden.

Das alles können aufschlussreiche Informationen sein, um herauszufinden, wo und wie beim Patienten begonnen werden kann, um gemeinsam mit ihm die Ursachen seiner Beschwerden herauszufinden.

Man sollte auch bestrebt sein, die Signale und Reaktionen eines Körpers auf die diversen Erkrankungen zu verstehen. Was bedeutet z.B. eine Erkältung, Durchfall, Hautreaktionen, Fieber.

In der Sprechstunde, bei Visiten, therapeutischen Gesprächen, psychologischer Lebensberatung oder medizinischen Behandlungen sollte der Therapeut sich immer in die Psyche des Patienten hinein empfinden. Dadurch kann er die richtigen Antworten auf die Fragen des Patienten geben und letzterer kann Lösungen finden, um von innen her, mit dazu beizutragen, Linderung oder Heilung zu erlangen.

Sie sind ein gutes Vorbild für die Gesundheit

Sie sollen gesund sein, denn man kann nur kranken Menschen helfen, wenn man selbst gesund ist. Sonst haben alle Gesundheitstipps und Empfehlungen wenig Kraft.
Sie sollten gepflegt, schlank und vital sein.
Wenn man von dem, was man tut, begeistert ist, strahlt man es automatisch aus.

Sie sind naturverbunden

Wir Menschen brauchen den Kontakt mit der Natur, um gesund zu werden. Wenn man täglich oder oft in die Natur geht, sich mit dem Schöpfergeist, Pflanzen, Tieren, Mineralien und den Elementen in der Natur verbindet, baut man eine innere Beziehung zu ihr auf.
Die Natur ist eine Quelle der Gesundheit, Harmonie, Entspannung, Ruhe und Inspiration für jedermann.
Auf Seite 173 finden sie Weisheiten über die „Heilkräfte der Natur".

Sie sind Vegetarier und haben ein Herz für die Tiere

Wenn man Fisch, Fleisch, Wurst oder Geflügel isst, schafft das Dissonanzen in der Seele und belastet den Körper.
Die Tiere sind Teil der Mutter Erde. Wir brauchen keine Tiere zu essen, um gesund zu sein. Viele Zivilisationskrankheiten haben als Ursache den Fleisch- und Fischkonsum.

Die beste Ernährungsweise wäre, vegetarisch vegan (ohne tierische Produkte), als Rohköstler und Fruktarier, die sich vorwiegend von Obst, Früchten, Samen von Pflanzen ernähren, die für den Verzehr nicht „getötet" werden müssen.
Die Produktion von Eiern und Milchprodukten ist fast immer mit viel Tierleid verbunden. Ein Fruktarier isst, was die Erde von sich aus gibt – also, was die Natur an Früchten und Pflanzen schenkt, ohne dass die Pflanze bei der Ernte Schaden nimmt.
Eine Ernährung mit viel Obst, Früchten, Gemüse, Samen und wenig Getreideprodukten bietet dem Körper alles, was

er zum Leben braucht. Das beste Beispiel in der Natur sind die Großaffen, z.B. Gorillas, sie haben den gleichen Verdauungstrakt wie wir, ernähren sich vegetarisch vegan rohköstlich und sind trotzdem sehr stark.

Die stärksten Tiere in der Natur sind Vegetarier!

Aber wichtiger als die Ernährung ist unsere Gedankenwelt und eine positive Beziehung zu unseren Mitmenschen.

Sie streben nach höheren Werten

Sie sind bestrebt, eine höhere Ethik und Moral in ihrem Leben umzusetzen. Man kann sich in diesem Punkt an den Hinweisen von Jesus von Nazareth orientieren.

Siehe „Ganzheitsmedizin und Spiritualität" auf Seite 293.

Sie sind bescheiden

In medizinischen Bereichen herrscht oft eine wissenschaftliche Besserwisserei unter den Ärzten, Doktoren und Professoren. Das Konkurrenzdenken ist groß. Viele Ärzte sind überzeugt davon, dass sie als Persönlichkeit oder in ihrer Methode besser sind als andere.

In vielen Lebensbereichen will der Mensch der Sieger, der Erste, der Beste, der Mächtigste und Reichste sein.

Deutsche Ärzte betrachten oft ausländischen Ärzte oder Heilpraktiker als etwas Minderwertigeres. Sie halten sie nicht für ausreichend ausgebildet und kompetent.

Zur Ganzheitsmedizin passt dies ganz und gar nicht.

In der heutigen Medizin ist ein Professoren-, Facharzt- oder Doktortitel keine Garantie mehr für eine bessere medizinische Betreuung. Es wird zu viel operiert und oft sind sie Sklaven der Pharma-Industrie und Medizin-Technik.

Viele Patienten haben sogar Angst, überhaupt noch zum Arzt zu gehen oder gar in ein Krankenhaus. Sie fürchten sich vor jeder Art von medizinischen Behandlungen und Untersuchungen, Nebenwirkungen von Medikamenten, insbesondere aber auch vor Operationen.

Es gibt viele Patienten, die mit Heilpraktikern zufriedener sind als mit Ärzten. Oft deswegen, weil sie sich mehr Zeit für ein Gespräch mit den Patienten nehmen, vor allem aber auch, weil diese keine chemischen Medikamente verschreiben.

Wer ist besser, der Arzt oder der Heilpraktiker?

Beide sind gut an ihrem Platz.

Insbesondere der, der sich nicht mit einem riesengroßen Ego schmückt, sondern sich innere Werte erarbeitet hat, verständnisvoll und bescheiden ist und mit den geistigen Hintergründen der Ganzheitsmedizin arbeitet.

»Ich bin nur ein Werkzeug« lautet das Motto eines guten Arztes, eines guten Heilpraktikers oder Psychologen, eines jeden guten Therapeuten. Als ehrliches Vorbild kann er dem Patienten den Weg in die Gesundheit aufzeigen, der in jedem selbst liegt.

Sie sind liebevoll, sie strahlen Liebe aus

Leider wird in dieser Welt die Liebe oft falsch verstanden.

Das Gebot der Liebe, das Jesus von Nazareth vorgelebt und gelehrt hat, lautet: »Liebe Gott über alles, und deinen Nächsten wie dich selbst.«

Das kann man im täglichen Leben anwenden, in der Medizin und in allen Berufen, in dem wir achtsam und liebevoll mit Patienten, Kunden und allen Menschen umgehen.

Siehe auch „Die Ganzheitsmedizin, die Medizin der Liebe" auf Seite 299.

Sie sind Herzensdenker

Den Satz des Schriftstellers Antoine de Saint-Exupéry aus seinem Buch „Der Kleine Prinz" sagt vieles über Herzensdenker: »Man sieht nur mit dem Herzen gut.

Das Wesentliche ist für die Augen unsichtbar.«

Wir Menschen sind oft „blind" für dieses „Unsichtbare", für das Wesentliche, das Geistige. Wir neigen dazu, alles mit dem Intellekt, dem Kopf, zu analysieren und verstehen zu wollen, statt die Liebe und das Herz, unsere innere Intelligenz und **Weisheit** der **Seele**, zu entwickeln.

Wir bleiben „blind", wenn der Sinn unseres Lebens aus Essen, Trinken, Reisen, der Erfüllung äußerer Wünsche, Erfolg und Geldverdienen besteht. Wir bleiben oft zu sehr materiebezogen durch kulinarische Genüsse, Alkohol, Drogen, Aufputschmittel, Sexualität, Musik, Filme, Internet und Unterhaltungsindustrie, Reisen, Fahrzeuge, Hobbys, Spiele, Sport, und andere Götter – die Götzen dieser Welt.

Mit dem Herzen zu sehen heißt, in dieser materiellen Welt zu leben, sich aber nicht mit ihr zu identifizieren, – stattdessen der Sehnsucht unseres Inneren, unserer Seele zu folgen, die nach wahrer Freiheit, nach Feinem und Edlerem, nach höheren Werten, nach dem Geistigen strebt.

Mit dem Herzen sehen und hören zu lernen bedeutet, die Intuition zu entwickeln, uns durch unsere innere Intelligenz führen zu lassen. Es bedeutet auch, dass wir über unseren Nächsten nicht mehr richten und urteilen, ihn nicht mehr ausgrenzen oder abwerten.
Wir lernen stattdessen das Positive in ihm zu entdecken und zu bejahen – auch wenn es nicht immer einfach ist, ihn zu lieben, egal wie er sich verhält.

Mit dem Herzen zu sehen und nach dem Herzen zu leben bedeutet letztendlich, dass wir Gott, das Leben und die Kraft der Liebe in uns und in allem Sein erkennen und bejahen. Dann werden wir immer mehr in demütiger Haltung vor Seiner Schöpfung stehen und immer mehr bestrebt sein, in Einheit mit diesem unermesslichen Schatz zu leben. Die Folge davon ist, dass wir mit Menschen, der gesamten Natur dieser Erde und ihren Tieren, Pflanzen und Mineralien friedfertig, in Achtung, Toleranz und Liebe leben.
Wer mit dem Herzen zu sehen und zu hören gelernt hat und sich von seinem Herzen führen lässt, der ist ein „Herzensdenker" geworden.

Ein solcher ist bestrebt in Dankbarkeit und im Bewusstsein der Gegenwart Gottes zu leben.

Sie sind gottverbunden

Die Welt braucht gute gottverbundene Ärzte, Heilpraktiker, Psychotherapeuten und anderes medizinisches Personal, die geistig denken und leben, die um die seelischen Ursachen und Hintergründe wissen, die aus dem Vertrauen zu Gott die Kraft schöpfen, dem Patienten zu dienen und zu helfen.

Wie der Arzt Paracelsus lehrte, sollten sie bestrebt sein, nach dem Prinzip der Liebe zu arbeiten, ihre Patienten mit all ihren Gebrechen und Eigenarten annehmen, sie von innen her verstehen und dementsprechend begleiten und behandeln nach der Goldenen Regel:
»Was ich nicht will, das man mir tu, das füge ich auch keinem anderen zu.«

Gott sollte durch sie bei ihrer Arbeit für den Patienten als Sein Werkzeug wirken können.
Der göttliche Funke im Inneren jedes Menschen stammt aus dem hohen Bewusstsein Gottes. Es sollte in jedem medizinischen Therapeuten ausreichend entwickelt sein, in jedem Arzt, jedem Heilpraktiker, jedem Psychologen, in jeder Krankenschwester, in jeder Hebamme.
Diese sollten über Impulse aus ihrem entwickelten geistigen Bewusstsein entnehmen können, was der Patient braucht, damit er wirkliche Linderung und Hilfe erlangt und seelisch und physisch gesunden kann.

Das medizinische Personal sollten positive Menschen sein, die moralisch und ethisch leben. Sie helfen nicht nur mit ihren Worten, sondern auch mit ihrer Anwesenheit, allein durch eine positive, liebevolle Ausstrahlung, durch ihr Vertrauen und ihre Ausrichtung auf Gott. (Siehe Seite 301)

Der Arzt in der Ganzheitsmedizin

Ganzheitsmedizin bedeutet, dass der Arzt, Heilpraktiker oder medizinisches Personal um die geistigen Gesetzmäßigkeiten Bescheid wissen, diese in ihrem Leben weitgehend umsetzen und zum Vorbild werden. Dann haben ihre Worte Kraft, sind motivierend, erfüllt, lebendig und mit Erfahrungen angereichert. So können sie dann den Patienten auf dem Weg zur Gesundheit begleiten.

Der Arzt, der die Selbstheilungskräfte des Körpers – den inneren Arzt – unterstützen möchte, sollte zuerst das Nervensystem harmonisieren und stärken und die Organe durch Naturheilmittel unterstützen.

Geistig gesehen, wäre es die Aufgabe eines Arztes, dem Patienten zu helfen, den Zugang zu seinen eigenen Heilkräften im Körper freizulegen.
Der Arzt sollte dem Heilungssuchenden die Schmerzen lindern und den Körper für die Selbstheilungskräfte vorbereiten.

Der Patient sollte bereit sein, mitzuarbeiten und die Verantwortung für seine Gesundheit selbst übernehmen.
Wenn der Patient gelernt hat, positiv zu denken und zu leben, lassen sich die in seinem Unterbewusstsein verborgenen Negativitäten, die zu seiner Krankheit geführt haben, mit der begleitenden Unterstützung des Therapeuten in positive Kraft umwandeln.
Der Körper kommt dann dabei in eine höhere Schwingung, die es möglich macht, dass der „innere Arzt", die göttlichen Selbstheilungskräfte, in ihm wieder fließen und wirken können.

Der Arzt sollte anstreben, durch Gespräche und entsprechende Therapien den Patienten zur Selbsterkenntnis seines seelischen Zustandes zu führen, der seine Krankheit ausgelöst hat, damit sich aus dessen Ober- und Unterbewusstsein die Verkrampfungen, Gedankenverkettungen und energetischen Blockaden lösen können.

»Der Arzt der Zukunft wird kaum Medikamente verordnen.
Er wird sich mehr für seine Patienten interessieren,
sich um ihren Körper und ihre Ernährung kümmern,
und um die Ursache und Vorbeugung von Krankheiten.«

Thomas Edison (1847-1931), Vegetarier, Erfinder der Glühbirne

Hinweise für Praxen und Gesundheitszentren

Unser positives Gedankengut strahlen wir aus, es hat Einfluss auf unsere Umgebung, auch auf das Gebäude, in dem wir arbeiten.
Wenn das Betriebsklima durch Angst, Sorgen oder Streit untereinander gestört ist, dann werden sowohl die Patienten, als auch das Personal häufiger krank. Außerdem ist in einem solchen Haus mit finanziellen Schwierigkeiten, Beschwerden seitens der Patienten und anderen Problemen zu rechnen.

Wenn sich dagegen in einer Arztpraxis oder einem Gesundheitszentrum die Ärzte und das medizinische Personal eine positive Ausstrahlung erarbeitet haben und aufrecht erhalten, wirkt sich das positiv auf die Patienten aus. Sie werden schneller gesund und die Ansteckungsgefahr wird verringert.

Harmonische Farben, Formen, Musik und Düfte sind für uns alle lebensnotwendig. Sie wirken auf Seele und Körper positiv und beruhigend ein. Harmonie unter den Ärzten samt Personal und in der Ausstattung der Praxis oder des Gesundheitszentrums bewirkt auch auf Seiten der Patienten Harmonie.

Harmonie ist die Basis für die Gesundheit

Von Praxen und Gesundheitszentren sollte eine positive Atmosphäre ausgehen, die auf den kranken Menschen beruhigend, motivierend, aufbauend und kräftigend wirkt.
Das aber kann nur sein, wenn alle Mitarbeiter im Haus bestrebt sind, positiv und geistig zu denken, zu leben und zu handeln.

Medizinisches Personal sollte motivierend wirken, Ruhe und Harmonie auszustrahlen.

Eine frohe, energetisch aufbauende und positive Ausstrahlung des medizinischen Personals bewirkt in einer Arztpraxis oder in einem Gesundheitszentrum eine harmonisierende Atmosphäre.

>>Ein Haus oder ein Gebäude strahlt aus,
was die Menschen, die dort arbeiten in
Gedanken, Worten und Handlungen aussenden.<<

Das Prinzip Gleichheit

In der Ganzheitsmedizin sind die Ärzte im Haus generell keine „Götter in Weiß", sondern genauso bescheidene Diener, wie alle anderen Mitarbeiter, die Arzthelferinnen, die Krankenschwestern, die Hebammen oder das übrige Personal im Büro, in der Küche, im Garten oder mit dem Putzeimer in der Hand. Alle sind an ihrem Platz für das Funktionieren des Betriebes in gleicher Weise wichtig. Deshalb begegnen sich alle auf Augenhöhe.

>>Gleichheit heißt, ein gemeinsames Wirken
ohne hierarchische Strukturen.<<

Die Freude und positive Denk- und Lebensweise aller Beschäftigten im Haus tragen zu einer gehobenen Atmosphäre bei. Sie strahlen aus, was sie denken und leben.

Ein positives Betriebsklima zum Wohle aller

>>Dorothee Echter, eine Unternehmensberaterin für „Topp Management Coaching", rät sinngemäß Folgendes: Erfolg haben diejenigen Manager, die es verstehen, Komplimente zu machen. Die nicht destruktiv kritisieren, sondern in Wünschen sprechen. Die Großzügigkeit und Dankbarkeit zeigen.

Spitzenmanager führen über ihre Karriere, ihren Erfolg Regie. Sie nutzen ihre Freiräume, um Lobenswertes zu schaffen.

Das ist eine Weise, dem Leben zu begegnen, die sich eigentlich jeder Mensch aneignen könnte.
Eine richtige Einstellung ist für die Beraterin der „annehmende Blick" auf den anderen. Managern, mit denen sie besonders vertraut ist, empfiehlt sie den **„liebevollen Blickkontakt"** in ihren Betrieben, der für sie von großer Wichtigkeit ist.

Das Gefühl quält auch viele Angestellte in der Wirtschaft, nicht wahrgenommen, nicht ernst genommen zu werden, dass ihre Leistungen nicht gesehen, nicht anerkannt werden, zu viel Druck von allen Seiten, zu wenig Ermutigung.
Erfolgreiche Firmen haben entdeckt, dass ein positives Betriebsklima, in dem die Mitarbeiter sich wohl fühlen, entscheidend ist. Sie haben gute Wege gefunden, ihre Mitarbeiter spüren zu lassen, dass sie ein Erfolgs- und kein Kostenfaktor sind.

Lob hat mit Dankbarkeit zu tun

Ehrliches Lob und Dankbarkeit haben Potenzial:
Macht der Blick auf das Gute, das Leben besser?
Wäre die Welt nicht lebenswerter, wenn wir einander sagen würden, was uns positiv auffällt?
Die richtige Haltung im Leben ist entscheidend: Für die einen ist sie die buddhistische Achtsamkeit, für andere die christliche Nächstenliebe oder eine humanistische Ethik.
Chefs, die es schaffen, mit positiven Werte zu arbeiten, einander Anerkennung, Achtung und Respekt zu schenken, bringen „Wärme in das Unternehmen" und letztendlich auch Erfolg und Zufriedenheit für alle, vor allem für den Kunden.«
QUELLE: „Die Kunst des Lobens" - FOCUS 40/2008

Ärzte, die innere Werte verkörpern, mit denen sie auch ihre Praxis oder ihr Gesundheitszentrum führen, schaffen in ihrem Betrieb ein positives, friedliches Klima, das dem ganzen Team und nicht zuletzt den Patienten zugute kommt. Die Mitarbeiter sind ein Teil des Betriebes, und sie haben die Freiheit, sich zu entfalten.

Dadurch sind sie für den Betrieb ein vielfältiges, sehr wertvolles Potential für neue Ziele, neue Visionen, für seine Entwicklung und seine Zukunft.

Menschen mit positivem Blickkontakt begegnen

Die **Arzthelferinnen** und Sprechstundenhilfen sind die „Visitenkarte" einer Praxis. Sie sind die allererste Kontaktperson für den Patienten, wenn er das Haus betritt. Schon bei der Begrüßung können sie dem kranken Menschen mit einem positiven Blickkontakt und einem freundlichen, ehrlichen „Guten Tag" viel geben. Das gilt auch für Kontakte am Telefon.

Mit echter Freundlichkeit und Fröhlichkeit wirken sie auf alle motivierend und beruhigend, und sie können damit wesentlich zu einer positiven Atmosphäre in der gesamten Praxis beitragen. Der Patient verlässt danach zuversichtlich und mit positiver Energie aufgeladen das Haus.

Dazu eine kleine Anekdote von Kurt Tepperwein aus seiner Heilpraktikerzeit: »Eine Sprechstundenhilfe hatte schon nach ein paar Tagen ihrer Tätigkeit von Patienten Blumen und kleine Geschenke bekommen. Ich habe das damals nicht verstanden – die Patienten hätten sie ja noch gar nicht richtig kennengelernt. Bis ich zum ersten Mal beim Telefonieren zuhörte.

Sie gab dem Menschen, mit dem sie sprach, das Gefühl, nur darauf gewartet zu haben, endlich mit ihm zu sprechen. Er war im Moment die wichtigste Person für sie. Dann habe ich verstanden, warum die Geschenke da herumstanden.«

»Ich höre dem Patienten mit dem Herzen zu, und lasse durch meine Worte eine Botschaft des Herzens sprechen.«

Kurt Tepperwein (1932), Heilpraktiker, Autor

»Die wichtigste Stunde ist immer die Gegenwart. Der bedeutendste Mensch ist der, der Dir gerade gegenüber sitzt. Das Notwendigste ist immer die Liebe.«

Meister Eckhart (1260–1328), Theologe, Philosoph

Für **Krankenschwestern** gilt Ähnliches wie für die Arzthelferinnen. Sie sind nicht nur die „Befehlsempfänger" der Ärzte, sondern ihre aktiven Mitarbeiter. Über ihre wertvolle und teilweise anspruchsvolle fachliche Aufgabe hinaus können sie den Patienten im Vorbeigehen mit einem freudigen Lächeln, einem motivierenden Zuspruch, einem verständnisvollen Ohr zusätzlich Wärme geben und auch damit wesentlich zu deren Gesundung beitragen.

Auf diese Weise können sie der Garant dafür sein, dass sich im Haus eine angenehme, familiäre Atmosphäre bildet.

In der Ganzheitsmedizin werden Schwangerschaft und Geburt nicht mehr wie eine Krankheit behandelt.

Die **Hebammen** oder Geburtshelfer sind da, um zur rechten Zeit engagiert, konzentriert und mit Ruhe und Freundlichkeit zur Verfügung zu stehen.

Sie haben Geduld, Intuition und sind einfühlsam.

»Für eine Frau mit Wehen ist der erste Kontakt zur Hebamme sehr wichtig. Der freundliche Blick der Hebamme, ihr Lächeln, ihre beruhigenden Worte und Gesten wirken sich günstig auf die Geburt aus.

Die Hebammen haben eine ganz zentrale Bedeutung. Ihr Geschick und Engagement, ihre Liebefähigkeit machen eine besondere Atmosphäre aus. Sie bringen bei jeder Geburt nicht nur ihre Fähigkeiten und ihre Aufmerksamkeit ein, sondern auch Wärme und Freude. In so einer Atmosphäre entstehen weniger Probleme und Komplikationen.

Hebammen und das medizinische Personal achten im Geburtszimmer auf eine harmonische und ruhige Atmosphäre, in der die gebärende Frau sich wohl fühlt, in der die Frau auf ihren natürlichen Instinkt hören darf, die richtige Geburtsstellung findet, wodurch die normale Ausschüttung der Geburtshormone gefördert werden kann.

Die Frau hat die Freiheit, jede Haltung einzunehmen, die ihrem Wohlbefinden und ihrer Entspannung dient. Sie selbst übernimmt die Initiative, ihr wird Ruhe und Freiheit eingeräumt, damit ihr Instinkt und die natürlichen Kräfte des Körpers wirksam werden können. Die Geburt wird dadurch sowohl für die Mutter und den Vater, als auch für das Neugeborene ein freudiges, intimes Ereignis sein.«

QUELLE: Buch »Erfahrungen mit der sanften Geburt« vom Dr. Michel Odent

Die Therapien in der Ganzheitsmedizin

»Primum non nocere« = zuerst einmal nicht schaden, oder anders gesagt: »Was du nicht willst, dass man dir tu, das füg auch keinem anderen zu.«

»Medicus curat – Deus sanat« = Der Arzt hilft, Gott heilt

Dieses letzte Zitat bedeutet ganz einfach, dass der Arzt nur ein Werkzeug ist. Der Arzt zeigt nur den Weg zur Gesundheit. Die wahre Heilung bewirken die Selbstheilungskräfte im Körper des Patienten. Es sind die göttlichen Kräfte in uns. Deswegen sollte ein zentrales Ziel der Behandlung sein, die Selbstheilungskräfte – den „inneren Arzt" – zu unterstützen.

Das bedeutet als erstes, im Rahmen der „Therapeutischen Gespräche", die selbstverständlich vom Arzt, Heilpraktiker, Psychologen oder Therapeuten zu führen sind, gemeinsam mit dem Patienten die Ursachen der Krankheit zu finden – das, was den inneren Arzt zur Zeit blockiert. Anschließend unterstützt der Therapeut mit folgenden naturheilkundlichen Methoden alternativ diesen Prozess weiter durch:

- Entsäuerung, Entgiftung, Entschlackung des Körpers.
- Entspannung des Nervensystems mit Naturprodukten und mit begleitenden Behandlungen.
- Aufbau des Körpers mit vitalisierenden Stoffen aus der Natur.

In der Naturheilkunde gibt es zahlreiche „ausleitende Verfahren", die die Ventile des Körpers – Haut, Schleimhaut, Nieren, Darm und Lymphsystem – unterstützen:
Trinkkuren, Leber-Galle-Kuren, Darm-Sanierung mit Colon-Hydro-Therapie, Heilerde- und Wasser-Anwendungen, In-

frarotkabine, Sauna, Dampfbad, Massagen aller Art, tiefe Bindegewebsmassage, Lymphdrainage, Azidose-Massage, Reflexzonenmassage, Magnetfeld-Therapie uvm.

Dies alles können gute Hilfen sein, Schlacken aus Fehlernährung, Abfallprodukte aus dem Stoffwechsel, Schwermetalle, sowie Nervengifte in Bewegung zu bringen und den Körper in seiner Ausleitung zu unterstützen.

Der Körper selbst, seine Selbstheilungskräfte, leitet alles was für ihn belastend ist, zum Lymph- und Kreislaufsystem, zu den Entgiftungsorganen wie Haut, Schleimhaut, Nieren, Leber, Darm. Dadurch wird der Körper freier und kann gesunden.

Wir leben in einer Zeit, in der die Menschen nervös und überreizt sind, an innerer Unruhe leiden und ein verkrampftes Nervensystem haben. Deswegen sind Therapien sehr wichtig, die das Nerven-System entspannen. Sie sind eine gute Unterstützung, damit der „innere Arzt", die Selbstheilungskräfte, wieder zu den Organen, Geweben und Zellen fließen und zur Gesundheit beitragen können.

Das Nervensystem wird hauptsächlich durch falsches Denken, aber auch durch falsche Ernährung belastet.

Siehe dazu auch das Kapitel „Die Selbstheilungskräfte und das Nervensystem" auf Seite 169.

Der Weg zur Gesundheit

Der erste Schritt zur ganzheitlichen Heilung ist die Einsicht, dass wir selbst die Verantwortung für uns haben und sie keinem anderen zuschieben können. Nur wir selbst sind für unsere Gedanken, Worte und Handlungen verantwortlich.

Unsere Gedanken und deren Einfluss auf das Nervensystem sind von großer Bedeutung bei der Entstehung von Krankheiten und Schicksalsschlägen.

Die Heilung geht meistens über die Entspannung des Nervensystems. Dadurch können die Selbstheilungskräfte, der „innere Arzt", aktiv werden.

Die Ganzheitsmedizin setzt voraus, dass sich der Mensch, wenn er gesund werden will, mit seiner Gedankenwelt befasst, mit dem Sinn des Lebens, seiner Beziehung zu seinen Mitmenschen, zur Natur, zu den Tieren, der Pflanzen- und Mineralwelt, zum Kosmos und zu Gott – der höheren Intelligenz, dem Schöpfergeist, der das Leben und die Kraft der Liebe ist.

Naturheilkunde in der Ganzheitsmedizin

Viele schulmedizinische Ärzte sind „allergisch" gegen das Wort „Naturheilkunde" und denken dabei, dass alles schwach, nicht wissenschaftlich bewiesen oder zu esoterisch ist. Andererseits, weil Naturheilkunde gefragt und Mode geworden ist, erwerben viele Mediziner wiederum die Zusatzbezeichung „Naturheilverfahren" und lernen, einige ihrer Methoden, wie z.B. Akupunktur, mit der Hoffnung, dass, wenn es auf ihrem Praxisschild vermerkt ist, mehr Patienten kommen werden.

Der normale Mensch versteht unter Naturheilkunde, Therapien mit Homöopathie, Akupunktur, Heilkräuter, Fango- oder Wasseranwendungen.

Doch auch mit solchen Therapieformen kann man den Fehler machen, Symptome zu unterdrücken und so gegen die Selbstheilungskräfte des Körpers zu arbeiten, ohne über den Sinn oder die Ursachen der Krankheit nachzudenken.

Viele Zivilisationskrankheiten werden durch einen ungesunden Lebens- und Ernährungsstil verursacht. Der erste Schritt Richtung Gesundheit ist, ihn zu korrigieren. Deswegen, wahre **Naturheilkunde** beginnt am Tisch mit einer **vegetarisch veganen Ernährung**, wie ich am Anfang des Buches auf Seite 19 beschrieben habe.

In der Ganzheitsmedizin arbeiten Ärzte und Heilpraktiker, Psychologen und Therapeuten wie ein „Gesundheits-Coach", der Gesundheits-, Ernährungs- und psychologische Beratung macht. Sie unterstützen den Körper mit Naturheilmitteln, die bei der Entgiftung und Entspannung helfen.

Chemische Medikamente am richtigen Platz können hilfreich sein, z.B. bei Schmerzen oder bei Notfällen.

Die Schulmedizin vertritt oft die Meinung, dass die pflanzlichen Naturheilmittel zu schwach sind oder gar unwirksam. Dies kann der Fall sein, wenn der Körper durch jahrelangen ungesunden Lebensstil, Fehlernährung und zu viele Medikamente stark belastet und verschlackt wurde.

Homöopathie in höheren Potenzen ist nicht zu empfehlen, weil sie eine unterdrückende Wirkung haben kann, wodurch Krankheiten, die über den Körper ausgeleitet werden sollen oder gerade dabei sind auszufließen, wieder zurück in die Seele gedrängt werden. Hohe Potenzen können also eine Seelenschuld beeinflussen. Die Symptome sind zwar mit homöopathischen Mitteln verschwunden, aber langfristig haben Seele und Körper keine wahre Heilung erfahren.

Heilkräuter – als Tee, Extrakte, Tinkturen oder Potenzen zu verabreichen – sind aber letzten Endes bei Krankheiten nur Hilfsmittel, Stützen. Sie ebnen den Selbstheilungskräften den Weg. Heilen aber kann nur der innere Arzt. Sie wirken zum Teil auch auf den seelischen Bereich ein, doch können sie eine Seelenschuld nicht aufheben.

Durch die positiven Gedanken und durch die Freude und Begeisterung des Therapeuten, die dem Patienten beim Umgang mit den Naturheilmitteln und der Verabreichung von naturheilkundlichen Therapien und Massagen geschenkt wird, intensivieren sich die Wirkungen dieser Therapien beim Patienten.

Alle Produkte der Naturheilkunde helfen uns, egal ob Heilkräuter, Homöopathie oder Schüssler-Salze. Jedoch die Einstellung sollte nicht sein „Symptome zu behandeln oder zu unterdrücken", sondern zusammen mit dem Inneren Arzt, die Selbstheilungskräfte, den Heilungsprozess unterstützen.

Nahrungsergänzungsmittel sind ein Versuch der Menschen, die Natur nachzuahmen oder sie zu verbessern.
Oft sind zu hoch dosiert und verfügen nicht über die gleiche Bioverfügbarkeit, wie in Obst und Gemüse.

Es wird viel Werbung mit tollen Slogans gemacht, und ohne die Provision oder finanzielle Vergütung hätten viele Heilpraktiker oder Naturärzte es nicht verschrieben.
Nahrungsergänzungsmittel können eine Hilfe sein, aber nicht für das ganze Leben.
Mit unserer Ernährung können wir problemlos den Bedarf der meisten Vitamine und Minerale decken. Antworten zu diesem Thema finden sie in unserer Broschüre „Die vegetarische Vitamin-Mineral-Tabelle" - vegan / tierfreundlich.

Den Film »**Am Anfang war das Licht**« von Menschen, die „nichts essen" und keine Mangelzustände haben, zeigt uns, dass es vieles gibt, was die moderne Wissenschaft nicht zu erklären vermag. Meine persönliche Erklärung als Arzt für dieses Phänomen ist, dass der Körper unglaubliche „Recyclings-Mechanismen" besitzt und viele Bausteine aus anderen Molekülen produziert. Wir können Energie bekommen, nicht nur durch die Nahrung, sondern auch durch die Atmung, Gedankenwelt und Ausrichtung zum Höchsten.
Schlussfolgernd kann man feststellen, dass die Vitamin- und Mineral-Mangelzustände zum großen Teil verursacht werden, wenn der Mensch nicht im seelischen Gleichgewicht ist, z.B. im Blut, das Molekül Eisen im Hämoglobin ist ein Energieträger: Wenn der Mensch u.a. durch seelische Konflikte und ungesunde Lebensweise ständig Energie verliert, dann kann Eisenmangel oder Anämie entstehen.

Wir Menschen sind zu sehr auf der Suche nach einem **Wunder-Heilmittel**. Aber in unserem Körper befindet sich alles, um gesund zu sein. Unser Körper ist eine perfekte Maschine, die mehr als 40 „**Medikamente**" produzieren kann, z.B. Glückshormone, Interferon gegen Viren, Interleukine gegen Krebs, Schmerzmittel wie Opiate, Aspirin, entzündungshemmende Stoffe wie Cortison uvm.
Das funktioniert nur, wenn wir in Harmonie sind und ein Leben nach den Gesetzen der Natur und den Göttlichen Gesetzen führen. So bekommen wir Energie aus höheren reinen Quellen, die uns hilft von innen her, gesund und vital zu sein.

Die tiefe Wirkung von Massagen

Der Körper speichert **Informationen** von negativen Gedankenmustern und Emotionen im Gewebe. Oft erleben wir, dass während einer manuellen Behandlung Erinnerungen aus der Vergangenheit hoch kommen.

Manuelle Therapien und Massagen haben eine doppelte Wirkung. Sie wirken sowohl auf das Gewebe als auch auf energetische Blockaden im Körper ein.

Eine Behandlung kann uns helfen zu Selbsterkenntnis zu finden, eine tiefe Entspannung und innere Klarheit zu erreichen und dadurch uns von seelischen Belastungen zu befreien.

Massagen und tiefe Bindegewebsmassagen können eine Hilfe sein, das Gewebe im Körper frei zu schaffen, die Ventile des Körpers zu öffnen und so die Entgiftung und Entschlackung des Körpers anzuregen und zu unterstützen.

Siehe Kapitel „Die Ventile des Körpers" auf Seite 69.

Massage und Berührung bewirken im Patienten eine Ausschüttung von **Glückshormonen**, die die Schmerzen lindern, zu Entspannung, Wohlgefühl und Glücksgefühlen beitragen.
Die wichtigsten Glückshormone sind: Endorphine (Opioide), Dopamin, Serotonin, Noradrenalin, Oxytocin und Phenethylamin.

Entspannungsmassagen oder Cranio-Sakral-Therapie helfen, dass der Mensch mit seiner Gedankenwelt, seinem Nervensystem, zu einer tiefen Entspannung finden kann. Durch die Entspannung des Nervensystems können die Selbstheilungskräfte des Körpers fließen und die Heilungs-Prozesse am besten unterstützt werden.

Für viele Masseure ist die Arbeit zur Routine geworden, sie sind gestresst wegen des engen Terminplanes und arbeiten nach einem bestimmten erlernten Muster mit wenig Feingefühl.
Alles was wir in uns bewegen, übertragen wir während der Behandlung auf unsere Patienten. Deshalb so frei wie möglich sein und dem Patienten Ruhe und Harmonie vermitteln.

Während der Gespräche oder bei der Behandlung können wir üben, dem Patienten Liebe zu senden und bestrebt sein, nicht aus eigener menschlicher Kraft zu arbeiten, sondern es geschehen lassen, dass Gott durch uns wirkt.

Die naturheilkundlichen Therapien sollten mit positiven Gedankenkräften begleitet werden.
Jedoch Therapien allein bewirken keine dauerhafte Linderung und Heilung. Beides muss erfolgen: Die Therapie und die nachhaltige Umstellung der Gedankenwelt, der Ernährungs- und der Lebensweise.

Therapien mit Energie-Arbeit bergen die Gefahr, ähnlich wie bei Geistheilungen, dass die Krankheit, die karmische Schuld, die zum Körper fließen wollte, um dort ausgetragen und bereinigt zu werden, wieder zurück zur Seele gedrängt wird.
Der Patient ist vielleicht von seinen Beschwerden befreit, aber aus geistiger Sicht hat man ihm nicht wirklich geholfen. Er hat nichts an seiner Lebensweise ändern können, aber auch nichts gelernt, und die Belastung, die zum Körper fließen wollte, bleibt in der Seele.
Insbesondere bei Geistheilern besteht die zusätzliche Gefahr, dass Seelen der Astralwelt durch sie wirken und auch der Kranke von ihnen negativ beeinflusst, statt nachhaltig geheilt wird. Weitere Informationen auf Seite 63.

Therapie-Gespräche als Basis der Heilkunst

Psychologische Lebensberatungsgespräche gehören zur Ganzheitsmedizin und helfen dem Patienten, sein Leben zu ändern und den Weg zu Glück und Gesundheit wieder zu finden. Durch die Therapiegespräche werden „**Lebens-hilfen**" und „**Lebenswerkzeuge**" aufgezeigt.
Versöhnung, Frieden mit unserem Nächsten schließen, vergeben und um Vergebung bitten, die Vergangenheit abschließen, all diese positiven Lebensveränderungen können viele Krankheiten umwandeln.

In den Gesprächen mit dem Patienten wird keine Rückführung in vergangene Leben praktiziert. Es ist kein Zufall, dass all das, was im Unterbewusstsein und in der Seele des Menschen aus Vorinkarnationen gespeichert ist, für uns verborgen bleibt. Sie manipulativ erforschen zu wollen, ist nicht ungefährlich und es kann viel Negatives in uns auslösen, das uns psychisch belastet und uns in unserer weiteren Entwicklung sogar hemmt.

»Die Therapie-Gespräche und die Energie des Tages bringen uns spontan die Hinweise über die Belastungen der Seele ins Bewusstsein, mit denen wir in der Gegenwart arbeiten sollen.
Durch ein gesetzmäßiges Leben und positive Veränderungen des Menschen kann sich vieles spontan lösen.«

»Wenn die Seele gesundet kann auch der Körper heilen.«

Sebastian Kneipp

Eine gesunde Lebenseinstellung und Ernährung bewirkt mehr, als es Naturheilmittel oder gar pharmazeutische Produkte jemals könnten.
Jeder Therapeut, ob Arzt, Heilpraktiker, Psychologe oder medizinisches Personal, sollte die Patienten über die Kraft des positiven Denkens und über die Heilkräfte der Seele und des Körpers aufklären – und selbst ein gutes Vorbild in positivem Denken sein.

Ganzheitsmedizin ist die Medizin der Zukunft

Die Ganzheitsmedizin gibt es schon seit Jahrtausenden: Sie gehörte zum Wissen aller großen Heilkundigen der Menschheit, z.b. des Jesus von Nazareth, der Hildegard von Bingen, des Paracelsus und vieler anderer. Sie alle wussten um „den inneren Arzt" – „die Selbstheilungskräfte des Körpers".

Es ist die göttliche Heil- und Lebenskraft in uns, deren Strom wir durch falsches Denken und Leben blockiert haben, wenn wir krank sind. Die Ursachen aller Krankheiten beruhen auf geistig-seelischen Fehlhaltungen des Kranken.

»Die Medizin der Zukunft wird sich vermutlich zu einer Kombination von Ganzheitsmedizin für Körper und Seele – Werte der christlichen Nächstenliebe – und Naturheilkunde entwickeln.«

Die Seele
und ihre
sieben
Energiezentren

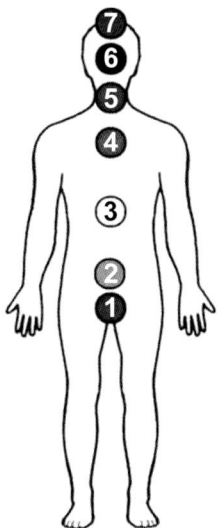

ENERGIE-ZENTRUM ETHISCHE QUALITÄT	ZUGEHÖRIGE ORGANE

7 BEWUSSTSEINSZENTRUM DER BARMHERZIGKEIT / GÜTE / SANFTMUT oder Kronen-Chakra — Großhirn, Kleinhirn

6 BEWUSSTSEINSZENTRUM DER LIEBE oder Stirn-Chakra — Augen, Nase, Ohren Gleichgewichtsorgane Hirnanhangdrüse, Zirbeldrüse

5 BEWUSSTSEINSZENTRUM DER GEDULD oder Hals-Chakra — Zähne, Thymus, Schilddrüse Nebenschilddrüsen, Mandeln Kehlkopf, Halswirbelsäule

4 BEWUSSTSEINSZENTRUM DES ERNSTES Christuszentrum oder Herz-Chakra — Herz, Lunge, Brustwirbelsäule

3 BEWUSSTSEINSZENTRUM DER WEISHEIT oder Solarplexus-Chakra — Wirbelsäule, Magen, Dünndarm, Lendenwirbelsäule, Pankreas, Leber, Gallenblase, Milz

2 BEWUSSTSEINSZENTRUM DES WILLENS oder Sakral-Chakra — Niere und Harnwege, Dickdarm Wirbelsäule

1 BEWUSSTSEINSZENTRUM DER ORDNUNG oder Wurzel-Chakra — Geschlechtsorgane, Harnblase, Enddarm, Hüfte, Knie, Füße

Die Seele und ihre sieben Energiezentren

Gibt es eine Seele?

Dem berühmten Pathologen Rudolf Virchow (1821-1902), Begründer der Zellularpathologie, wird das Wort zugeschrieben: „Ich habe sehr viele Leichen seziert, aber eine Seele habe ich nicht gefunden".
Er wollte damit sagen, dass es keine Seele gibt. Der berühmte Gelehrte hat sich in seinem Leben mehrfach in seinen wissenschaftlichen Behauptungen geirrt, und in diesem Falle ist es nicht anders. Aber der Irrtum, dass der Mensch nur aus dem physischen Leib besteht, ist ja in unserer Zeit leider in der modernen Medizin zum Standard geworden.

Kann man die Existenz der Seele beweisen?

Es gab immer wieder Versuche, die Existenz der Seele zu beweisen, z.B. mit der Kirlianfotografie, aber die Ergebnisse waren aus dem Blickwinkel der Schulwissenschaft nicht akzeptabel.
Das die Seele existiert kann man bis heute noch nicht beweisen. Man könnte einen Vergleich mit der Geschichte der Röntgenstrahlen anstellen: Wilhelm Conrad Röntgen (1845–1923) entdeckte am 8. November 1895, im Physikalischen Institut der Universität Würzburg, per Zufall bei einem Experiment, die Röntgenstrahlen. Für viele war dies etwas ganz Neues.
In den Zeitungen von damals fanden sich immer wieder Karikaturen mit klapprigen Skeletten, die ihn und seine Entdeckung lächerlich machten. Er wurde als Scharlatan verschrien und von Seiten der übrigen Ärzteschaft stark kritisiert. Im Jahr 1901 bekam er für die Entdeckung der Strahlen, die nach ihm benannt wurden, den Nobelpreis für Physik. Heute wäre eine Medizin ohne diese, seine diagnostische Methode unvorstellbar, die in der Folge vielen Menschen geholfen hat.

>Ein Mann mit neuen Ideen ist ein Narr,
bis die Idee sich durchgesetzt hat.«

Mark Twain (1835-1910), Schriftsteller

Die Röntgenstrahlen gab es schon vor ihrer Entdeckung: Es sind unsichtbare Energien, die man nur mit dafür geeigneten Geräten nachweisen und messen kann. Heute stehen uns diese Geräte und Messmethoden zur Verfügung.
Die Seele existiert, aber man kann sie bisher nicht wissenschaftlich beweisen! Sie besteht aus unsichtbaren Energien, für die man noch nicht die geeigneten Messgeräte erfunden hat.

Die sieben Energiezentren der Seele – Die 7 Chakras

Wir Menschen besitzen einen feinstofflichen Energiekörper, Seele genannt, ob wir es glauben oder nicht. Die Seele hat sieben Energiezentren, auch Chakras genannt.

Jedes negative Gefühl, jede Empfindung, jeder Gedanke, jedes Wort und jede Handlung, die gegen Menschen, Tiere, Natur oder unsere Erde gerichtet ist, richtet sich gegen das kosmische Gesetz der Liebe und nach dem göttlichen Gesetz von Ursache und Wirkung letztendlich gegen uns selbst.

Eine solche Negativität wirkt auf den Menschen wie dunkle Schatten, die sich über ein oder mehrere seiner Energiezentren herabsenken, sie verfinstern, zu Energieverlust führen und sich irgendwann in Form einer Krankheit oder eines Schicksalsschlages äußert.

Wenn eine Krankheit vorliegt, dann sind ein oder mehrere Bewusstseinszentren der Seele – Chakras – energiearm und blockiert.

Der Energie-Kreislauf der Seele

Um Gesundheit und Krankheit wirklich verstehen zu können, muss man sich mit dem Aufbau der Seele vertraut machen und mit der Wirkungsweise der göttlichen Kräfte im Menschen.

In uns vollzieht sich ein geistiger Energiekreislauf, der alle Organe und Zellen des physischen Körpers mit Energie versorgt.

Über den Wesenskern in der Scheitelregion fließt die geistige Energie, entlang der linken Körperseite die Wirbelsäule hinunter, bis in den Beckenraum. Die Geistkräfte strömen wieder auf der rechten Körperseite, entlang der Wirbelsäule empor, zum Wesenskern der Seele.

Die geistige Energie in der Seele fließt über sieben Energieknotenpunkte, auch Chakras oder Bewusstseinszentren genannt. Sie haben die Aufgabe, die Geistkräfte durch viele verästelte Bahnen über die Nerven zu den einzelnen Organen und Zellen des Körpers zu verteilen. Jedes Zentrum versorgt einen bestimmten Bereich des Körpers mit geistiger Energie. Die Bewusstseinszentren sind pulsierende und rotierende Gebilde, lichte Energiezentren in unserem geistigen Leib.

Das vierte Bewusstseinszentrum ist eine Art Schalt- und Pumpstation, welche die Energien aus dem Beckenraum wieder hochzieht und dann zum Wesenskern weiterleitet. Im vierten Zentrum wirkt eine besondere Kraft, es ist die Christuskraft, der sogenannte Erlöserfunke, der sich in jeder Seele eingebar, als Jesus von Nazareth vor 2000 Jahren Sein „Es ist vollbracht!", auf Golgatha sprach.

Das Christuslicht ist eine zusätzliche, eine stützende, erlösende und heilende Kraft in uns. Da dieser Christusgeist vor allem im vierten Bewusstseinszentrum wirksam ist, heißt es Christuszentrum.

Jedes Bewusstseinszentrum weist gleichzeitig eine bestimmte ethische Qualität auf. Es sind die sieben Grundkräfte des göttlichen Lebens und jede Kraft wiederum ist in allen anderen enthalten.

Krankheit als Schatten der Seele

Gesundheit entsteht, wenn die Geistkräfte ungehindert fließen können und alle Teile des Organismus ausreichend mit Energie versorgt werden.
Krankheit entsteht, wenn ein oder mehrere Organe nicht mehr ausreichend mit geistiger Energie versorgt werden. Dies ist dann der Fall, wenn ein Bewusstseinszentrum verpolt oder verschattet ist.

Die Bewusstseinszentren verschatten sich durch ein falsches Verhalten des Menschen, in seinem Empfinden, Denken, Reden und Handeln. Dadurch kommuniziert er nicht mehr mit den göttlichen Energien und dies verhindert, dass sie frei in ihm fließen und wirken können.
Da jedes Bewusstseinszentrum bestimmte Organe mit Energie versorgt, erhalten diese weniger Lebenskraft und werden dann schwach oder krank.
Ein Fehlverhalten besteht in der Regel aus vielen Gedanken, Empfindungen und Regungen, die mit der Zeit einen entsprechenden Energiekomplex aufbauen, der auf das jeweilige Bewusstseinszentrum einwirkt und sich irgendwann auf den Organismus schlägt, indem bestimmte Organe erkranken.

Es besteht immer ein Zusammenhang zwischen Organerkrankung, betroffenem Bewusstseinszentrum, Fehlverhalten und Gedankenformen, die gegen die dort repräsentierte göttliche, ethische Eigenschaft verstoßen.

Der Zusammenhang von Fehlverhalten und Verschattungen der Bewusstseinszentren wird in dem folgenden Kapitel dieses Buches beschrieben.

Der Weg der geistigen Evolution
Der Innere Weg zu Gott

Für die geistige Evolution ist ein Leben nach den Gesetzen Gottes notwendig, zusammenfasst in den Zehn Geboten Gottes und der Bergpredigt Jesu, als Essenz vieler Religionen. Jesus sagte schon damals: »Ihr sollt vollkommen sein, wie euer Vater im Himmel vollkommen ist.«

Die Mystikerin Teresa von Avila (1515-1582) beschreibt diesen Weg in ihren Büchern „Weg der Vollkommenheit" und „Die sieben Wohnungen der Inneren Burg".

Die Seelenburg ist für sie ein mystischer Weg mit sieben Phasen geistigen Wachstums.
Die Einübung ins Ich-Sterben – Freiwerden vom Ego –, Demut als ein ständiges Bemühen um Selbsterkenntnis und vor allem die Pflege einer intensiven Freundschaft mit Gott.

Ethisches Handeln, Nächstenliebe, Einsatz für eine bessere Welt sind für Teresa ein entscheidendes Zeichen dafür, dass, in den mystischen Erfahrungen, Gott am Wirken ist.

In meinem Buch befindet sich am Anfang und am Ende jedes, der sieben Kapitel über die Bewusstseinszentren – Chakras – der Seele, eine Zusammenfassung über die inneren und äußeren Evolutionsschritte der jeweiligen Stufe.

Die Quelle für die Zusammenfassung des Inneren Weges zu Gott war für mich die »Göttliche Weisheit«, die sich im Laufe der Jahrhunderte durch Mystiker, Propheten und erleuchtete Männer und Frauen und auch in der jetzigen Zeit immer wieder offenbart.

Der Innere Weg zu Gott, der Weg der selbstlosen Liebe, führt uns allmählich aus dem Kausalgesetz, dem Gesetz von Ursache und Wirkung heraus, zu Glück, Gesundheit und Freiheit.

Um aus dem Rad der Wiedergeburt heraus zu gelangen, bedarf es der Kenntnis und Erfüllung der sieben göttlichen Wesenheiten: Ordnung, Wille, Weisheit, Ernst, Liebe und göttliche Barmherzigkeit, gleich Sanftmut oder Güte.

Der Weg beginnt mit Ordnung im Leben machen, sowie das Erkennen und Erfüllen des Willen Gottes, was uns zu Weisheit, Gerechtigkeit und Nächstenliebe für alle Menschen, Tiere und Lebensformen führt.

Der Innere Weg ist auch der Weg zurück zu unserem göttlichen Ursprung, zu unserem wahren Selbst, zu Gott.

Das Bewusstseinszentrum der göttlichen ORDNUNG

Das erste Energiezentrum oder Wurzel-Chakra

Das Zentrum der Ordnung liegt im Bereich des Steißbeins. Es ist das unterste Zentrum und ist sozusagen die Basis für die weiteren Zentren. Die Herstellung der Ordnung in und um uns ist die Grundbedingung für die weitere Entwicklung. Wer das Göttliche in sich erschließen möchte, muss mit der Ordnung beginnen. Dies kann anstrengend sein: Es heißt Ordnung in unsere liebgewordenen Gewohnheiten zu bringen und das Umwandeln oder Löschen alter Programme.

Zum ersten Bewusstseinszentrum gehören: Hüfte, Beine, Knie, Füße. Geschlechtsorgane, Harnblase, Enddarm.

Wurzel-Chakra
aus der Sicht der Vedischen Medizin

Steht für ursprüngliche Lebenskraft, grundlegende Überlebensbedürfnisse des Menschen, körperliche Ebene der Sexualität, Urvertrauen, Verbundenheit mit der Erde, Beziehung zur materiellen Ebene des Lebens, Stabilität und Durchsetzungskraft.
Auf der psychischen Ebene steht es für Selbsterhaltung, Geldverdienen, Erfolgreich sein, Dynamik.

Das erste Chakra verbindet uns mit der Erde und enthält die primäre Lebenskraft, den Überlebenstrieb. In einem harmonischen Zustand erfahren wir durch das Basis-Chakra eine tiefe Verbundenheit mit der Erde und allen Lebewesen. Wir haben tiefes Vertrauen in das Leben, können unsere Spiritualität in den physischen Bereich integrieren und unsere Ziele leicht verwirklichen.
Das Basis-Chakra ist auch zuständig für die körperliche und seelische Widerstandskraft.

Auf Über- oder Unterfunktion im Basis-Chakra können Labilität und Unsicherheit, Beinbeschwerden und Krankheiten im Beckenbereich und der unteren Wirbelsäule hinweisen. Eine Fehlfunktion dieses Chakras macht sich eventuell durch geringe Vitalität, Geschlechtskrankheiten, Wachstumsstörungen, Entwicklungsschwierigkeiten oder psychische Störungen bemerkbar und kann unter Umständen Krebs, Knochenkrebs, Leukämie oder Allergien nach sich ziehen. Störungen in diesem Chakra lassen oft große Lebensangst entstehen. QUELLE: Datenbank TimeWaver

Geistige Grundlagen zum Zentrum der Ordnung

Ordnung im äußeren Bereich: In unserer Wohnung, Kleidung, Planung, Tages- und Körperrhythmus. Die Untertreibung der Ordnung ist die Unordnung, das Durcheinander, bis hin zum Chaos um uns.

Die Übertreibung ist die zwanghafte Ordnung, die statische und unflexible Ordnung. Durch eine äußere, jedoch undynamische und unflexible Ordnung, will man oft eine Starrheit und innere Unordnung kompensieren. Z.B. die putzsüchtige Hausfrau mit staubfreien Möbeln und akkurat in der Mitte eingedellten Sofakissen, tyrannisiert ihre Umwelt und verwirklicht nicht die göttliche, sondern eine menschliche Ordnung.

Ordnung in unserer Beziehung zu den Übernächsten: Zur Natur, zum Nächsten, zu uns selbst und zu Gott. Man sollte sich in allen Beziehungen einen friedlichen, verbindlichen und störungsfreien Umgang erarbeiten.

Ordnung zur Natur: Das nicht Ausbeuten der Natur in Form von Essen von Fleisch und Fisch, das Töten und Misshandeln von Tieren, Jagd und Fischerei, großen Erdverlagerungen, Gewässerveränderungen, Abholzen von Bäumen, Einsatz von Düngemitteln, Pestiziden, Herbiziden uvm.
Ordnung zu Mitmenschen: In der Beziehung zu unseren Nächsten sollte Ordnung herrschen, indem wir beispielsweise Klarheit und Eindeutigkeit herbeiführen.

So ist nicht in Ordnung, wenn wir mehrere Menschen in Abhängigkeit von uns halten, um von ihnen Zuwendung zu bekommen.

Jeder Streit und jeder Konflikt mit Menschen unserer Umwelt ist eine Form von Unordnung. Es sollte eine Bereinigung und die Herstellung von Klarheit und Offenheit stattfinden. Fragen wir uns: Können wir alle Nächsten annehmen, wie sie sind, und das Positive in ihnen in uns aufnehmen, oder haben wir Abneigungen und Vorurteile?

QUELLE: Die Göttliche Weisheit (1)

Welche Fehlhaltungen belasten die Organe?

Männliche Geschlechtsorgane

* Die Vertauschung der Geschlechterrollen kann zu einer Disharmonie im hormonellen und sexuellen Bereich führen.
* Falsche Gehirnprogrammierung mit sexuellen Phantasien, niedriger egozentrischer Sexualität und Pornographie-Sucht schwächen diesen Bereich. Durch häufigen Samenerguss geht männliches Potential der Seele verloren.

Prostata

* Übergewicht und viel Essen, sowie viel Käse, Milchprodukte, fördern Prostatavergrößerung bis zu Krebs.
* Auch Verdrängung, Übertreibungen, Egoismus und Zwanghaftigkeit im Bereich Sexualität.
* Krankheiten der Prostata treten oft im höheren Alter auf, wenn es im Laufe des Lebens nicht zu einer Harmonisierung und inneren tiefen Liebesbeziehung in der Partnerschaft gekommen ist. Es besteht dann keine positive Beziehung zum Unterleib; die spirituelle Männlichkeit wurde nicht in rechter Weise gelebt.
* Das Gefühl des Mannes, versagen zu können, dem Stress, den Anforderungen – sowohl beruflich als auch privat – nicht mehr gewachsen zu sein und das Leben als dauernde Prüfung zu sehen.

Hoden und Penis

- Nicht gelöste Probleme mit den Eltern.
- Als Mann keine Verantwortung im Leben übernehmen.
- Egoismus und Übertreibung im Bereich Sexualität führen zu Energieschwäche. Ein richtiger Mann geht sparsam mit seinen Energien um!
- Die Körperlichkeit oder Sexualität sollte man nicht unterdrücken, aber auch nicht ausleben, denn beide Extreme können sich negativ auswirken. Eine Hilfe ist, bewusst damit umzugehen, mit dem Ziel, sie zu veredeln.
- Selbstwertgefühl in diesen Organen suchen macht krank und programmiert unser Gehirn dementsprechend.
- Eine „gefährliche" Kombination ist Ichbezogenheit, Gewalt, Perversion und Sexualität. Die dadurch entstehende, sehr negative Schwingung bereitet einen Boden für Erreger von sexuell übertragbaren Krankheiten (Chlamydien, Syphilis, Aids).
- Die Frau als Sexobjekt missbrauchen und starke sexuelle Wünsche pflegen, führt zu Krankheit: Männlichkeit hat nichts zu tun mit „Sexprotzerei". Der spirituelle Mann entwickelt sich in Richtung des Gebenden-Prinzips!
- Potenzstörungen und Geschlechtskrankheiten treten verstärkt dann auf, wenn der Penis im Mittelpunkt des gedanklichen und realen Lebens steht.

Potenzstörungen beim Mann können sogar „hilfreich" sein. Es sind Hinweise des Körpers und der Seele, die uns zur Veränderung anregen möchte. Der Körper sagt vielleicht: „Stopp, du hast genug Energie durch die übertriebene Sexualität verloren.
Du solltest die Frau nicht mehr als Sex-Objekt begehren und missbrauchen! Ändere deine alten Gedanken und Gewohnheiten! Jetzt sollst du dich veredeln und die selbstlose Liebe und innere Verbundenheit anstreben."

Wertvolle Hinweise über die Gesetze der Evolution in Ehe und Partnerschaft sowie über die Veredelung der Sexualität finden sie in unsere Broschüre „Glücklich sein in Partnerschaft, Ehe, Familie und als Single".

Weibliche Geschlechtsorgane

Für Frauen gilt in komplementärer Weise ähnliches, wie bei den Männern.

Eierstöcke, Scheide und Gebärmutter

- Viel Zucker, Süßigkeiten, Käse und Milchprodukte, tierisches Eiweiß (Fleisch und Fisch) können zu Myomen- und Zysten-Bildung, sowie Menstruationsbeschwerden führen.

- Nicht gelöste Probleme mit den Eltern.
- Übertreibungen und Unterdrückung der Sexualität.
- Das Gefühl „ausgeliefert zu sein", Resignation, frustriertes Leben als Frau.
- Disharmonien im „Frau sein", innere Härte, männliche Rolle im Leben spielen.

- Angst vor einer Schwangerschaft.
- Fixiert auf egoistischen Kinderwunsch.
- Unerfüllter Partnerwunsch.
- Sich an den Partner anpassen oder anlehnen wollen.
- Den Mann als Sexobjekt oder Sicherheitspfand sehen.
- Die weiblichen Attribute missbrauchen, um Männer zu verführen, um „geliebt zu sein" oder, um Selbstwertgefühl und Aufwertungs-Energie zu gewinnen.

Harnblase

- Zucker, Süßigkeiten, Käse und Milchprodukte, tierisches Eiweiß (Fleisch und Fisch), Salz, verändern die Zusammensetzung des Urins und können zu Blasenentzündungen führen.
- Übersäuerung des Körpers, Vitamin-C-Mangel.
- Übergewicht, Verstopfung und Kaffee-Konsum können Inkontinenz bewirken.
- Stress, Angst, Disharmonien im Körperrhythmus wirken sich auf die Harnblase aus.
- Erwartungshaltungen, binden- und besitzen wollen.
- Wenn wir etwas halten wollen, nicht loslassen wollen: Das betrifft nicht nur materielle Dinge oder Menschen, oft speziell den Partner, sondern auch alte Vorstellungen, Meinungen, Ansichten, Urteile, Vorurteile und diese Fixierungen blockieren die Harnblase.
- Bettnässen bei Kindern: Familiäre Spannungen? Angst vor den Eltern?

Beine

Krankheiten der Beine sind eine Spiegelung dessen, in welcher Art und Weise ich mich im Leben bewege, gehe und mich entfalte.
So wie unsere Grundhaltung im Leben ist, so sind unsere Beine.
Eine Beinkrankheit kann auch in Form eines „sekundären Vorteils" missbraucht werden, dann wenn der Mensch im eigenen Leben keine Ziele mehr hat und sich von anderen bedienen lässt. So eine Haltung führt zu Stagnation.

Wenn auf Grund einer Krankheit ein Mensch im Rollstuhl sitzen muss, kann dies auch auf eine karmische Schuld hindeuten, evtl. weil er in diesem oder anderen Vorleben Menschen auf ihrem Lebensweg behindert hat.

Siehe auch „Reinkarnation" auf Seite 177.

Hüfte

Bewegungsmangel, Übergewicht, wenig Sonne (Vitamin D) und eine Ernährung mit säurebildenden Nahrungsmitteln (Fleisch, Fisch, Zucker, Salz, Kaffee) fördern Entzündungen (Arthritis, Rheuma, Gicht, Gelenk- und Rückenschmerzen), die bis zu degenerativen Krankheiten wie Arthrose und Osteoporose führen können.
Kaffee fördert Rheuma, – Käse, Joghurt, Quark und alle Milchprodukte verschlechtern alle Knochen-Probleme.

Bewegung fördert starke Knochen. Bestes Vitamin D bekommen wir durch Sonnenstrahlung. Bestes Calcium für den Körper bekommen wir aus pflanzlichen Quellen. Lesen sie auch unsere Broschüre „Die vegetarische Vitamin-Mineralstoff-Tabelle" - vegan und tierfreundlich.

Krankheiten sind ein Symbol. Bei Hüft-Problemen können folgende Fragen hilfreich sein: Wie gehen wir im Leben? Beschwingt und leicht oder gedrückt, bedrückt, dahinschleppend oder gebeugt, wie unter einer Last?
Hüftgelenke erkranken symbolisch gesehen dann, wenn wir viel „Last" im Leben tragen. So wie unsere Haltung im Leben ist, so wirkt sie auf unsere Hüfte.
Probleme und Sorgen haben eine Botschaft für uns, eine Lernaufgabe, die wir durch Selbsterkenntnis und innere Arbeit bewältigen können.

Knie

Ähnliches wie für die Hüftgelenke gilt auch für das Knie.
Eine Ernährung mit viel Eiweiß aus Fleisch, Wurst, Fisch, Käse, Milchprodukten, Brot, Getreide, Nüsse, Soja und Hülsenfrüchte hinterlässt Säuren (Harnsäure, Arachidonsäure u.a.). Oft sind die Blutwerte normal, weil nur das gemessen wird, was im Blutkreislauf ist und nicht, was im Gewebe als Schlacken und Säureablagerungen deponiert ist und Schmerzen verursacht. Eine basisch vegetarisch vegane Ernährung mit hohem Rohkost-Anteil von 50 % wirkt entzündungshemmend und schmerzlindernd.

Aus ganzheitlicher Sicht weisen Störungen im Knie darauf hin, dass wir vor etwas „Falschem" knien oder in die Knie gehen, z.B. vor anderen Menschen, vor Anerkennung und Urteilen anderer oder vor dem Mammon, der Materie.

Das Knien ist ein Symbol der Unterwerfung, des Sich-Unterordnens. Dies sollten wir als freie Kinder Gottes nur vor Gott tun.

Diese materielle Welt bietet uns viele Götter / Götzen, die uns täglich beeinflussen, die die Menschen anbeten und verehren: Geld, Reichtum, Macht, Ruhm, Titel, Idole und Promis, aber auch Hobbys, Sport, Autos, Motorräder, Technik, Wissenschaft, Luxus, materielle Güter, Kunst, Antiquitäten, Schönheit, Sexualität, Reisen, Unterhaltungs-Industrie wie Filme, Musik, Internet, Spiele, Drogen, Alkohol, Süßigkeiten, Essen …

Jeder von uns hat mehr oder weniger solche materiellen Wünsche. Wenn die Anziehung oder Abhängigkeit zu stark ist, besteht die Gefahr, dass wir in der Materie verhaftet bleiben, auch über den Tod hinaus als Seele.

Wichtig ist, dass wir uns von materiellen Wünschen nicht umnebeln oder gar besitzen lassen. Es ist ratsam, bewusst damit umzugehen und sich nicht steuern lassen. Man kann Fußball spielen oder ein schönes Auto fahren, aber dies sollten nicht unsere Götzen und alleinigen Lebensinhalte sein.

Nicht jeder Mensch, der eine oder mehrere Götzen verehrt oder um das „Goldene-Kalb" tanzt, bekommt Knie- oder Beinprobleme, aber es kann andere Energie-Zentren und die entsprechenden Organe des Körpers schwächen.

Sprunggelenke

Sie können Hinweise dafür sein, ob wir unseren Lebensweg Schritt für Schritt gehen oder aber lieber hüpfen möchten. Auch hohe Ansprüche und überhöhte Vorstellungen, ge-paart mit Ungeduld, auch auf dem Weg zur Gesundheit oder Spiritualität, können Probleme in den Sprunggelenken auslösen.

Füße

Die Füße, symbolisch gesehen, tragen uns durch das Leben. Wenn uns die Basis im Leben fehlt, wie z.B. Lebensziele, Richtung, Orientierung, Inhalt, Stütze, dann können wir an den Füßen erkranken.
Störungen an den Füßen und an der Ferse hat man, wenn wir jemanden (zumindest in Gedanken) treten wollen oder die Herrschaft über andere besitzen möchten.
Alle oben genannten Ernährungshinweise und spirituellen Hintergründe für die Beine gelten auch für die Füße.

Knochen und Seele

Die Knochen repräsentieren im Körper das Prinzip der Festigkeit, des Halts, sowie die Basis oder Struktur im Leben. Warum werden die Knochen krank?

- Mangel an innerer Festigkeit, Selbstsicherheit.
- Mangel an innerem Halt,
  wenn man sich zu sehr an andere Menschen anlehnt.
- „Bewegungsmangel" aus „geistiger" Sicht,
  keine Lebensaufgabe mehr haben.
- Wenn man nicht zentriert ist.
- Wenn man sich zu sehr mit Problemen und Sorgen von anderen beschäftigt.
- Energieverlust durch senden von Negativität,
  in Gedanken, Worten oder Handlungen.
- Osteoporose symbolisiert, der Mensch verliert Substanz oder Lebensenergie.

Knochenbrüche, Verletzungen, Unfälle, Krebs sind oft ein karmischer Schicksalsschlag, ein Fließen von Schatten der Seele in den Körper. Wir haben uns selbst, anderen Menschen, Tieren oder der Natur Schaden zugefügt.
Sie können für uns auch ein Alarmzeichen bedeuten, das uns zur Veränderung ermahnt, damit wir unser Leben in eine neue und bessere Richtung führen.

Osteoporose ist eine Alterskrankheit der Knochen durch Substanzverlust. Oft ist sie die Ursache für Knochenbrüche. Ein Grund für die Verringerung der Knochenmasse ist, dass der Körper die Calciumsalze als Puffersubstanz verwendet, um der Übersäuerung des Körpers entgegenzuwirken.
Als Hauptursache für die **Übersäuerung** sind Ernährungs-fehler mit säurebildenden Nahrungsmitteln:
Industriezucker, Süßigkeiten, Weißmehl-Produkte, Fast Food und Fertiggerichte uvm.
Auch phosphathaltige Lebensmittel wie z.B. Käse, Joghurt, Quark, Butter, Milchprodukte, Backpulver, Wurst, Schinken, Cola-Getränke und tierisches Eiweiß (Fleisch, Wurst, Fisch, Geflügel). Eine protein- und fleischreiche Kost fördert den Calciumabbau aus den Knochen und die Calciumaus-scheidung über die Nieren. Ähnlich durch starken Kaffee-, Schwarztee-, Alkohol- und Tabakkonsum.

Andere Faktoren die Osteoporose bewirken können sind:
Dünndarmerkrankungen, Magersucht.
Bewegungsmangel, bettlägerige Menschen, bei Astronauten die Schwerelosigkeit.
Medikamente, durch lange Behandlungen mit Cortison, Schilddrüsenhormonen, Chemotherapie, Psychopharmaka, Heparin, Marcoumar, Abführmittel, Antazida.

Die ganzheitliche und naturheilkundliche **Therapie** bei Os-teoporose beinhaltet, als erstes, die o.g. Ursachen meiden und parallel dazu: Ernährungsumstellung auf basisch, vege-tarisch, vegane Kost.
Bestes Calcium erhalten wir aus pflanzlichen Quellen, siehe. unsere Broschüre, „Die vegetarische Vitamin-Mineralstoff-Tabelle" - tierfreundlich und vegan.
Vitamin D kann mit Hilfe des Sonnenlichts im Körper selbst gebildet werden. Im Winter sind zweimal wöchentlich 20 Minuten im Freien mit Bewegung an der frischen Luft für die Vitamin-D-Produktion ausreichend. Auch wenn die Sonne nicht scheint.
Körperliche Aktivität schützt vor Knochenschwund.

Krampfadern sind eine häufige Krankheit an den Beinen. Die Ursache ist nicht wie man immer wieder hört, schwaches Bindegewebe oder genetisch bedingt durch familiäre Veranlagung, sondern schlechte Blut-Qualität, dickflüssiges Blut, Stau in der Leber, Stau im Bauchbereich auf Grund von Blähbauch und Verstopfung.

Das Blut als Lebenssaft, als Symbol der Lebenskraft, will dann nicht zum Herzen fließen, weil das Zentrum der Gefühlswelt verpolt ist.

Krampfadern symbolisieren also einen Gefühlsstau, das Herz ist nicht erschlossen, die Kraft kann nicht dorthin fließen.

Eine häufige Ursache für Gefühlsstau ist, wenn wir uns in der Familie oder im Beruf überfordert fühlen, vom Leben und Menschen enttäuscht sind, oder in Feindschaft leben. Das alles schafft eine Schwere und Negativität, die den Körper und die Blutgefäße belastet.

Wenn Krampfadern stark fortgeschritten sind hilft nur eine Operation. Aber damit sie nicht in ein paar Jahren wieder zurückkommen ist es sehr hilfreich, die Ernährung auf vegetarisch vegane Kost umzustellen, um den Stau im Bauchbereich zu vermeiden oder naturheilkundlich zu therapieren.

Gleichzeitig ist auch wichtig, auf die seelischen Aspekte einzugehen, die zur Krankheit geführt haben, innere Arbeit an sich selbst und Neuorientierung im Leben.

Durchblutungsstörungen der Beine haben oft Arterienverkalkung als Ursache. Siehe auf Seite 253.

Kalte Füße haben als Ursache: Bewegungsmangel, zu wenig Kontakt mit der Natur, ein Stau im Bereich Verdauungsorgane, Fieber oder Verdauungsleukozytose auf Grund des vielen Essens oder zu viel gekochter Nahrung. Auch wenn der Mensch an Energiemangel leidet oder aufgrund von psychischen Fehlhaltungen und Ängsten der freie Energiefluss im Körper gestört wird.

Die Stufe der ORDNUNG
auf dem Inneren Weg zu GOTT

»Möchtest du den Weg zur inneren Seligkeit und zur Lösung all deiner Probleme beschreiten, so beginne auf der Stufe der göttlichen Ordnung.

Überprüfe dein Denken und Wirken, und übergib deine menschlichen Gewohnheiten Gott, auf dass Er dich lenken und führen kann, auf dass du dein menschliches Ich nach und nach verlierst.

Erst wenn der Mensch sein Ich aufgibt, wird er die göttliche Kraft, das uneingeschränkte, ewig liebende und hilfreiche Gesetz Gottes erfahren.

Diese innere Kraft, der Führer und Heiler der Seele und des Menschen, schenkt sich dem Ihm zugewandten Kind und lässt Seine Kräfte sowohl in der Seele als auch im Menschen verströmen.

Deshalb, o Mensch, sehne dich nach der Erfüllung der göttlichen Gesetze und strebe allzeit danach, den Willen des Herrn zu erfüllen.«

»Erkenne: Deine Seele ist der Motor deines Körpers.

Dein Körper ist das Gehäuse.

Der Treibstoff ist der ewige Geist, der Wesenskern deiner Seele. Wenn der Mensch sich nicht auf den ewig harmonisch fließenden Geist, den alldurchdringenden göttlichen Äther, ausrichtet, indem er ein gotterfülltes, gesetzmäßiges Leben führt, so bewirkt er zwischen Geist, Seele gegensätzliche Schwingungen.

Verstößt der Mensch gegen die göttlichen Gesetze, indem er gesetzwidrig empfindet, denkt, und handelt, so kommen Motor und Gehäuse, das heißt Seele und Mensch, in Disharmonie.

Jeder hasserfüllte Gedanke oder jedes bösartige Wort, auch jede disharmonische Geste bringen sowohl die Seele als auch den Körper in Aufruhr.

Durch diese Gesetzesverstöße treten im Menschen Gegensatzkräfte auf, die an seiner Seele und auch an seinem physischen Leib zehren.
Unruhe, Hast, alle aufgeführten Unpässlichkeiten und Krankheiten entstehen, weil der Mensch durch niedere Neigungen und Triebe Seele und Körper, den Motor und das Gehäuse, mit dem Treibstoff niederer Gedanken, Worte und Werke, also mit gegensätzlichen Kräften, vergiftet.

Durch eigennütziges, selbstsüchtiges, unlauteres Denken und Handeln zieht sich der Gottesgeist, der göttliche Treibstoff deiner Seele, mehr und mehr zurück, um dem Kind den freien Willen zu lassen.«

»Ordne dein Leben:
Überprüfe deine Gedanken und Worte.«

»Sprich niemals negativ über deinen Nächsten sondern erkenne: Alles, was dein Nächster spricht und vollzieht, betrifft nur Gott und Sein Kind, nicht dich.

Durch negatives Denken und Handeln schadest du dir nur selbst, denn was der Mensch sät, wird er auch ernten.
Stört dich z.B. das Benehmen deines Nächsten, so haften bereits in dir gesetzwidrige Gedanken.«

»Überprüfe dich selbst!«

»Frage dich, ob du jedem Menschen angenehm bist.
Beziehe deine Empfindungen, Gedanken und Worte,
die du über einen anderen ausgießt, auf dich selbst!
Frage dich, ob du besser bist!

Wenn du dich durch diese ständige Selbstanalyse näher kennen lernst, wirst du bald über deine eigene Person beschämt sein!

Durch die Praxis der Selbstanalyse wirst du immer weniger deinen Nächsten in Gedanken, Worten und Werken verurteilen, weil du den Balken in deinem eigenen Auge gewahr wirst.
Durch diese fortlaufende Selbstkontrolle erkennst du sehr bald, wie schwer dein eigener Balken in deinem Auge liegt.«

»Über dein Herz und deine Lippen soll nur Gutes kommen!«

»Hast du nun gelernt, dich selbst zu zügeln, so wirst du auch feststellen, dass jede Unruhe, die von dir ausgeht, in dir eine Disharmonie, eine nicht göttlich-gesetzmäßige Denk- und Handlungsweise beschert, unweigerlich mannigfaltige menschliche Plagen und Leiden herauf beschwört.

Diese Ursächlichkeiten, die vom Menschen ausgehen und zu unübersehbaren Wirkungen führen, sind nicht gottgewollt. Gott lässt die Wirkungen zu, damit der Mensch durch Selbsterkenntnis zur Gotteserfahrung gelangt und ein gesetzmäßiges Denken und Handeln anstrebt.

Veredle deshalb, o Mensch, auf jeder der 7 Grundstufen deine fünf Sinne, indem du deine niederen Neigungen und Leidenschaften erkennst und diese zügelst.
So wirst du bald die göttlichen Kräfte verspüren, die dich führen und deine Seele und auch deinen Körper beseelen.«

QUELLE: Die Göttliche Weisheit (3)

Das Bewusstseinszentrum des göttlichen WILLENS

Das zweite Energiezentrum – Sakral-Chakra

Sakral-Chakra
aus der Sicht der Vedischen Medizin

Bei vielen Menschen befindet sich dieses Chakra in einem traumatisierten, disharmonischen Zustand. Gefühle wie Schuld, Ablehnung, jeder in der Kindheit erfahrene Mangel an Liebe, jede Zurückweisung, die zu Schuld und Angst führenden Moralvorstellungen, sitzen hier fest. Daraus erfolgt ein emotionales Verhalten, das auf Vermeidung wieteren Schmerzes ausgerichtet ist.

Unsere Kreativität und unsere Beziehung zu anderen Menschen auf der reinen Ebene sowie die Reflektion unseres Selbst in Beziehung zu unserer Umwelt haben hier ihren Sitz. Mental gestörte Kinder, Kreativität auf einer niederen Ebene, übermäßiger Sexualtrieb oder Impotenz sind Zeichen einer Störung in diesem Bereich.

Das zweite Chakra ist das Zentrum der emotionalen und sexuellen Energie. In einem ausgeglichenen Zustand hilft es uns, die Liebe des Herzens und die Göttlichkeit der Seele auf menschliche Art und Weise auszudrücken.
Unsere zwischenmenschlichen Beziehungen, insbesondere, die zum anderen Geschlecht, werden entscheidend von der Funktion des zweiten Chakras geprägt, wie auch Erotik und sexuelle Vereinigung.

QUELLE: Datenbank TimeWaver

Zum zweiten Bewusstseinszentrum gehören:
Nieren, Nebennieren, Lendenwirbelsäule, Dickdarm

Welche Fehlhaltungen belasten dieses Zentrum?

- Verstöße gegen den göttlichen Willen.
- Übertreibungen des eigenen Willens, selbstsüchtiger Eigenwille.
- Sein-Wollen, Haben-Wollen, So-Haben-Wollen, Durchsetzen, Sich-Durchsetzen-Wollen.
- Das andere Extrem ist der fehlende (eigene) Wille, die Passivität, die Gleichgültigkeit, die Wurstigkeit, die Lethargie.
- Der Mittelweg wäre die gesetzmäßige selbstlose Dynamik.

Geistige Grundlagen zum Zentrum des Willens

»Je geringer der Eigenwille ist, umso mehr sind wir in Harmonie. Je größer der Eigenwille, umso mehr vergiften wir uns selbst. Wir sind dann Sklaven unseres eigenen Ichs.

Solange wir noch ein Ich-Ego haben, besteht in jedem von uns ein Widerspruch zwischen göttlichem Willen und Eigenwillen. Der Eigenwille des Ichs ist dem göttlichen Willen überwiegend entgegengesetzt, da das Ich selbstsüchtig nur etwas für sich, für den Menschen, für den Körper möchte, während der göttliche Wille selbstlos, unpersönlich und universell ist.

Bringen wir unseren Eigenwillen mit dem göttlichen Willen in Übereinstimmung, so sind wir in Harmonie; dann werden die Organe des Zentrums des Willens hinreichend Energie erhalten.

Meistens folgt unser Eigenwille jedoch dem, was die Seelenhüllen, die gespeicherten menschlichen Programme, die Entsprechungen wollen.
Ein persönlicher Wille, der Gesetzmäßiges will, der die Bergpredigt und die Zehn Gebote Gottes verwirklichen will, stimmt überein mit dem Willen Gottes.«

QUELLE: Die Göttliche Weisheit (1)

Nieren

Sie haben vor allem die Aufgabe, den Körper von allen Schlacken und Giften zu befreien, die ihm zugeführt wurden, über die Nahrung, die Umwelt und die negativen Gedanken, die der Mensch pflegte.

- Viele Medikamente sind für die Nieren schädlich, z.B. Schmerzmittel, Psychopharmaka.
- Zu viel Salz, auch verstecktes oder „gesundes" Salz.
- Eine Ernährung mit viel Eiweiß – Fleisch, Wurst, Fisch, Käse, Quark und Milchprodukte, Brot, Getreide, Nüsse, Hülsenfrüchte – belastet die Nieren mit vielen Abfallprodukten des Eiweißstoffwechsels, wie Harnstoff, Purine, Ammoniak, Harnsäure.
- Die Nieren erkranken, wenn man eigenwillig etwas halten will, aber auch, wenn wir mit viel Negativität den Körper vergiften, z.B. schlecht über andere denken und reden, ständig über Ängste, Probleme und Sorgen „grübeln", wir uns zu sehr mit der Vergangenheit beschäftigen.

Die rechte Niere ist vor allem zuständig für das Sein-Wollen: Wer will ich sein? Jemand der anerkannt ist, der Macht über andere Menschen ausübt, der die Nummer Eins oder der Größte sein will. Auch durch unter-schiedliche Aufwertungs-Programme wie, Sexy-Körper, Aussehen, Villa, Auto, Aufgabe, Beruf mit Doktor-Titel, als Professor, Wissenschaftler. Ähnlich im spirituellen Bereich als Guru, Meister, Hellseher oder Heiler.

Sein-Wollen als Frau, als die Tyrannin im Haushalt, als überstarke Mutter oder in karitativen Vereinigungen. Wenn die Selbstbestätigung, Zuwendung und Aufwertung nicht kommt, kann sich ein Kränkungszustand entwickeln.

Der „sekundäre Vorteil der Krankheit": Als letzte Ersatzmöglichkeit steht die Krankheit zur Verfügung, in die geflüchtet wird, um die Umwelt zu zwingen, in Ruhe gelassen zu werden und Energie in Form von Mitleid zu geben. So eine Haltung führt zu geistiger Stagnation. Siehe Seite 45.

Die linke Niere ist vor allem zuständig für das Haben-Wollen, bevorzugt bezüglich des Partners oder auch der Kinder. Existiert der Partner nicht, wird er mit allen Sinnen herbeigewünscht, jedoch auch nicht jeder, sondern nur ein solcher, der die hohen Ansprüche erfüllt, der adäquat ist. Auch wenn es über Phantasien und Vorstellungen abläuft.

Unzufriedenheit innerhalb der Partnerschaft, wenn keiner von beiden bereit ist, die Eigenschaften, die ihn zunächst angezogen haben, selbst zu entwickeln. Stattdessen entsteht eine Dauerkritik am anderen; es schwinden Achtung und Respekt.

Nebennieren und Stress

Die Nebennieren sind das typische Stress-Organ. Sobald ich etwas erreichen will, setzte ich mich unter Druck, unter Stress. Dies gestehe ich mir jedoch nicht ein, sondern erkläre die Umwelt, mit ihren Anforderungen, verantwortlich für den Stress, unter dem ich leide. Ich bin nicht bereit, die Dinge zu nehmen, wie sie sind, sie zu akzeptieren, sie anzunehmen, meine anderen Vorstellungen von den Verhältnissen loszulassen, sondern will meine Idee Realität werden lassen. Dieses So-Haben-Wollen bezieht sich dann weniger auf einen Menschen, sondern auf sämtliche Umstände und Verhältnisse um mich herum: Es soll so sein, wie ich es will, und zwar sofort.

Darm

Viel Essen – Völlerei – ist eine Art Ichbezogenheit, die vermehrt zu Krankheiten der Verdauungsorgane führt.

Fehlernährung, Nahrungsmittel mit einer niedrigen Schwingung, tierische Produkte aus Fleisch, Wurst und Fisch, Käse und Milchprodukte, viel Zucker, Schokolade, Süßigkeiten, Salz, Phosphate, Konservierungs-, Zusatz- und Farbstoffe, stark raffinierte und verarbeitete Nahrungs-mittel, können zu Reizdarm, Colitis, Blähungen, Divertikeln- und Polypen-Bildung bis zu Darm-Krebs führen.

Siehe auch „Darm als Entgiftungsorgan" auf Seite 75.

Bauchschmerzen haben oft die o.g. Punkte als Ursache, auch Verstopfung, Blähungen sowie Verkrampfungen im Bereich Solar Plexus. Die Verdauungsorgane erkranken, wenn symbolisch „etwas" nicht verdaut werden kann, mit dem der Mensch ständig konfrontiert wird.

Durchfall (1 bis 5x am Tag) reinigt den Darm. Es ist eine Abwehr- und Entgiftungsreaktion des Körpers, z.B. wenn Nahrungsmittel verdorben und mit Krankheits-erregern kontaminiert waren. Schwerer Durchfall (5x bis 20x am Tag) deutet auf starke seelische Belastungen und in manchen Fällen kann er, auf Grund von Elektrolytenverlust, zum Tod führen.
Chronische Durchfall-Krankheiten, wie Morbus Crohn oder Colitis ulcerosa hängen mit Fehlernährung (siehe oben) zusammen, sowie krankmachenden negativen Gedankenmustern, unterdrückten Aggressionen und nicht gelösten familiären Konflikten.

Verstopfung vergiftet den Darm. Alles, was sich zu lange im Darm aufhält führt dazu, dass der Darm einiges aufnimmt, was er nicht sollte, nämlich Gifte, was zu Aggressionen, Umnebelung, Kopfschmerzen, unreiner Haut, Akne, Allergien uvm. führen kann.
Bewegungsmangel kann auch zu Darmträgheit führen. Die beste Therapie gegen Verstopfung ist eine Ernährung mit viel Ballaststoffen; wenig Vollkornbrot und Trockenfrüchte, viel mehr ca. 500 bis 750 g pro Tag rohes Gemüse (Gurke, Zucchini, Salat) und reifes Obst (Mango, Wassermelone, Birne, Orange, rote süße Äpfel etc.).
Die Cellulose-Fasern aktivieren die Darmperistaltik. Nahrungsmittel aus Obst und Gemüse, die nicht erhitzt (über 42 Grad) sind, haben die höchste Heilkraft und mehr Biophotonen.
Verstopfung aus psychologischer oder ganzheitlicher Sicht tritt dann auf, wenn wir etwas festhalten wollen. Das betrifft nicht nur materielle Dinge oder Menschen, speziell den Partner, sondern auch Vorstellungen, Meinungen, Ansichten, Urteile, Vorurteile.

Reizdarm-Syndrom ist eine Volkskrankheit mit starkem Unwohlsein, Blähungen, Bauchschmerzen und Unregelmäßigkeiten beim Stuhlgang (von chronischem Durchfall bis Verstopfung). Es hängt zusammen mit Fehlernährung und mit seelischen Belastungen im Bereich Solar Plexus. Siehe 3. Chakra oder Zentrum der Weisheit auf Seite 239.

Hämorrhoiden (Venenstau) und After-Probleme deuten auf schlechte Blut-Qualität, dickflüssiges Blut, Stau in der Leber, Stau im Bauchbereich, auf Grund von Verstopfung und Blähbauch. Eine Ernährung mit wenig Ballaststoffen aus Obst und Gemüse führt zu hartem Stuhl und zu Problemen im After-Bereich. (siehe Verstopfung)
Hämorrhoiden aus psychologischer und ganzheitlicher Sicht treten auf, wenn Gehirn, Leber und Darm mit vielen negativen Gefühlen und Gedanken belastet sind, z.B. Wut, Ärger und Aggressionen.
Übergewicht, chronische Verstopfung und Blähbauch sind oft die Ursachen für Divertikel und Hämorrhoiden.

Blähungen sind die Folge von Gasansammlungen im Darm, sogenannte Ausatmungsluft von Darmbakterien.
Wenn wir mehr essen als nötig, dann haben wir auch die doppelte Menge an Bakterien (und Gas!) im Darm.
Blähungen treten vermehrt auf, wenn wir große Portionen schnell und hastig essen und dabei sprechen, viele Mischungen, viel Süßes, viel Getreide- oder raffinierte Produkte zu uns nehmen.
Auch bei Verstopfung, Bewegungsmangel, flacher Atmung sowie bei innerer Unruhe, Kummer, Streit und Verspannungen im Bereich Solar Plexus.

Lendenwirbelsäule und Rückenschmerzen

Bewegungsmangel, Übergewicht und eine Ernährung mit säurebildenden Nahrungsmitteln (Fleisch, Fisch, Zucker, Salz, Kaffee) fördern Entzündungen – Arthritis, Rheuma, Gicht, Gelenk- und Rückenschmerzen – die bis zu degenerativen Krankheiten wie Arthrose und Osteoporose führen.

Zucker und Co. verstärken jegliche Art von Schmerzen!
Kaffee, Käse, Joghurt, Quark und alle Milchprodukte begünstigen alle Knochen-Probleme.

Bewegung fördert starke Knochen. Bestes Vitamin D gewinnt unser Körper aus Sonnenstrahlung. Bestes Calcium für den Körper bekommen wir aus pflanzlichen Quellen. Siehe auch unsere Broschüre „Die vegetarische Vitamin-Mineralstoff-Tabelle" – vegan und tierfreundlich.

Eine Ernährung mit viel Eiweiß aus Fleisch, Wurst, Fisch, Käse, Milchprodukten, Brot, Getreide, Nüssen, Soja und Hülsenfrüchten hinterlässt Säuren (Harnsäure, Arachidonsäure und andere). Oft sind die Blutwerte normal, weil nur das, was sich im Blutkreislauf befindet, gemessen wird und nicht, was im Gewebe als Schlacken deponiert ist und Schmerzen verursacht.

Eine basisch vegetarische vegane Ernährung mit hohem Rohkost-Anteil, mindestens 50 %, wirkt entzündungshemmend und schmerzlindernd.

Negativität als Ursache für Rückenschmerzen

- Eigenwille durch Sein- und Habenwollen, der offen gezeigt wird oder den man unterdrückt.
- Eigene Vorstellungen durchsetzen wollen, das Überzeugen wollen, das Missionieren, das Beeinflussen,
- Jemanden zu seinem Glück zwingen wollen, ich weiß es besser als andere oder das Besserwissen, was für den Nächsten gut ist.

- Haltung des Unverstanden-Seins bis hin zur Verbitterung.
- Steckengebliebene Revolte, verdrängte Rebellion.
- Wenn Situationen des Lebens eine Last werden und man sich als Opfer sieht, dabei mit unterdrücktem Ärger oder Frustration reagiert.
- Nicht einverstanden sein mit Entscheidungen oder Entwicklungen.
- Zugunsten einer Pseudoharmonie Dinge verdrängen, die man sagen möchte.

Was an Schwierigkeiten auf uns zukommt, sollten wir nicht als Feind bekämpfen, sondern als Lernaufgabe in unserem Leben sehen. Dann wird die „Störung" von außen zur Herausforderung, aus der wir seelisch und körperlich gestärkt hervorgehen.

Die Stufe des WILLENS
auf dem Inneren Weg zu GOTT

»Erkenne, dass der göttliche Wille den Menschen frei macht. Hat der Mensch gelernt, seine Empfindungen, Gedanken, Worte und Handlungen unter Kontrolle zu bekommen, so möge er auch seinen Willen beachten.

Übe dich, den göttlichen Willen zu erkennen.

Sei bestrebt, jeden Morgen um die Führung Gottes zu bitten, und stelle deinen Willen unter den Willen deines himmlischen Vaters.

Überprüfe deine Sprechweise.
Sie sollte harmonisch und ausgewogen sein.
Trenne Unwesentliches von Wesentlichem.

Beobachte dich! Lauten deine Sätze immer noch:
„Ich will dies oder jenes", oder: „Dies oder jenes sollte anders geführt oder gelenkt werden"?

Diese Argumentationen deines egoistischen menschlichen Ichs treiben wiederum deinen Seelenmotor und auch dein Gehäuse zu ungesetzmäßiger Aktivität und Leistung an.

Erkenne: Der Geist Gottes unterstützt deinen Eigenwillen nicht. Durch deinen ständigen Hang, nach deinem Eigenwillen zu handeln, zehrst du laufend an deinen seelischen und körperlichen Kräften!
Der Mensch verspürt nicht sogleich, wie sich die Gegensätzlichkeiten in seinem Körper aufbauen.

Das Resultat des menschlichen Sein- und Habenwollens sind seelisch-physische Verkrampfungen.
Sie führen zu Depressionen, die deine Nerven belasten und deine Organe schwächen.

Jede gesetzwidrige Empfindungs- und Handlungsweise führt zu einer Disharmonie. Die dadurch herbeigeführte niedere Schwingungszahl der Seele und des Körpers schafft Ursachen, die ihre Wirkungen nach sich ziehen.

Deshalb, o Mensch, empfinde, denke und sprich göttlich!

Sei bestrebt, den Gotteswillen zu erfüllen, und bitte tagtäglich aufs Neue, dass Er, dich, Sein Kind, führe.

Arbeite in völliger Harmonie, auch wenn dich deine Arbeitskollegen bedrängen und ihre Hektik auf dich übertragen wollen.

Versuche, über den weltlichen Dingen zu stehen, die Hast, Mühsal und Plagen hervorrufen.

Erfülle deine täglichen Pflichten nicht in Unruhe und Hast.

Stehe über diesen Dingen, dann dienen sie dir.

Dränge nicht, unbedingt dies und jenes heute erledigen zu wollen.

Arbeite in Ruhe, jedoch zielstrebig, um allen Menschen und Aufgaben, dem göttlichen Willen gemäß gerecht zu werden.

Ist dein Nächster erzürnt, weil du heute eine scheinbar wichtige Arbeit oder Aufgabe nicht erledigen konntest, so sei ihm deshalb nicht gram.

Sofern du deine täglichen Pflichten gewissenhaft erfüllt hast, kannst du sicher sein, dass Gottes Allmacht und Liebe auch dem aufgebrachten Mitmenschen Verständnis eingeben und ihn beruhigen können, damit er einsichtig wird und sich mit dem nächsten Tag begnügt, an dem seine Wünsche sicherlich Erfüllung finden werden.

Gott ist allmächtig, vertraue Ihm, dann wirst du wahrlich ein geistig Weiser werden.«

QUELLE: Die Göttliche Weisheit (3)

Das dritte Bewusstseinszentrum der göttlichen WEISHEIT

Drittes Energiezentrum – Solarplexus-Chakra

Solarplexus-Chakra aus der Sicht der Vedischen Medizin

Steht für Sitz der Persönlichkeit, bewusste Gestaltung des Lebens. Kraft und Fülle, Einfluss und Macht. Verarbeitung und Transformation der vitalen Antriebe und Wünsche. Integration von Gefühlen und Lebenserfahrungen.

Auf der geistigen Ebene steht es in Verbindung mit intellektuellen Fähigkeiten, ist verbunden mit Vitalität, Dynamik, Kreativität und Erhaltung.

Man kann es auch das Gefühls-Chakra nennen, da von ihm die zwischenmenschlichen Beziehungen, die Sympathien und Antipathien gesteuert werden. Eine Verkrampfung oder Unterfunktion dieses Chakras ruft im feinstofflichen Bereich eine Art von Atemnot hervor. Diese Unterfunktion kann auf den physischen Körper übergreifen und sich dort als Lustlosigkeit, Apathie und Kraftlosigkeit ausdrücken.

Bei Überfunktion reagiert der Mensch mit Aggression und ist überaktiv. Es mangelt an innerer Gelassenheit.

Die ständige Ruhelosigkeit kann in ihm Zwänge auslösen, der Mensch ist dann oft rechthaberisch und unberechenbar.

QUELLE: Datenbank TimeWaver

Geistige Grundlagen zum Zentrum der Weisheit

»Das Zentrum der Weisheit befindet sich im Übergangsbereich von der Brust- zur Lendenwirbelsäule und ist dem Sonnengeflecht (Solar Plexus) benachbart. Dieses Sonnengeflecht ist ein Zentrum des vegetativen Nervensystems und damit sehr schwingungssensibel. Sowohl die mit der Nahrung aufgenommenen Schwingungen als auch die des Sauerstoffs, der bei der Atmung die Nähe des Sonnengeflechts erreicht, werden aufgenommen.

Der Oberbauch ist entsprechend empfindlich für negative Schwingungen: Eine üble Schwingung, eine schlechte Atmosphäre oder auch ein Schock treffen uns hier und führen umgehend zu Übelkeit. Das Sonnengeflecht steuert die unwillkürlich ablaufenden Leistungen der großen Stoffwechsel- und Verdauungsorgane.

Die göttliche Weisheit ist sehr vielfältig; wenige haben von ihr klare Vorstellungen. Die Weisheit beinhaltet das Schauen statt des oberflächlichen Sehens, vor allem das Hinter-die-Masken-Schauen. Sie hat den Durchblick, erkennt die Hintergründe und Motive, schätzt Menschen und Situationen realistisch ein, ohne dabei zu urteilen. Sie führt zur Erkenntnis und Selbsterkenntnis, steht aber über den Dingen und nicht mitten drin.
Sie ist eine Mischung aus der Weisheit des Alters und der Dynamik der Jugend. Dazu gehören ausgeprägte Flexibilität und geistige Diplomatie, die Wahrheiten offen aussprechen kann, ohne dabei zu verletzen.

Zur Weisheit gehören die universelle Gerechtigkeit, die Tat, das demütige Annehmen und Dienen. Die Verwirklichung und Umsetzung des geistigen Wissens ist die Tat.
Eine Übertreibung der Weisheit wäre die menschliche Diplomatie, ein intrigenhaftes Spielen mit den Menschen und den Informationen, eine schlangenhafte Schlauheit, eine Bauernschläue, die dazu führt, dass der Betreffende, wie ein Fettauge immer oben schwimmt.
Die häufigste Fehlhaltung folgt aus dem menschlichen Wissen, aus dem Intellekt, aus dem angelesenen, das kopfbezogen verwendet wird und zum Hochmut, zur Überheblichkeit, zum Urteilen, zum Abwerten der Nächsten führt.
Wenn wir im zwischenmenschlichen Bereich intellektuell vorgehen und dabei das Herz, die Gefühlswelt, die Empfindungen beiseitelassen, dann nehmen wir das Positive des Nächsten nicht an und auf, sondern konzentrieren uns auf das deutlichere Negative und kritisieren es aus persönlichen Motiven heraus.
Den Balken im eigenen Auge übersehen wir dabei.

Ein Aufwallen gegen die Ungerechtigkeiten in der Welt: Dieses Rechtsempfinden ist zwar verständlich, stimmt jedoch oft nicht überein mit der göttlichen Gerechtigkeit. Denn wie wollen wir aus unserer begrenzten dreidimensionalen Sicht – üblicherweise ohne Kenntnis der Hintergründe, der Zusammenhänge und der Vergangenheit – Dinge beurteilen, die das Karma-Gesetz ablaufen lässt und die erst aus der siebendimensionalen Sicht voll erfassbar sind!

Wir bauen mit unserem begrenzten Denken ein subjektives Gebäude von Recht, halten es für Gerechtigkeit und rebellieren, wenn die Wirklichkeit uns zeigt, dass es nicht mit dem göttlichen Plan übereinstimmt. Unser Beurteilungsmaßstab ist dabei das, was uns selbst oder den uns nahestehenden Menschen nützt.

Wenn wir uns bewusstmachen, dass nichts unverschuldet oder zufällig passiert, dass alles Geschehende dem Betroffenen zu Recht widerfährt, so werden wir ihm zwar beistehen, werden versuchen, seinen Schmerz zu lindern, und werden Verständnis für ihn haben, werden jedoch nicht die ablaufenden Vorgänge verhindern wollen. Dies bedeutet das demütige Annehmen der Dinge.« QUELLE: Die Göttliche Weisheit (1)

Was sind Verstöße gegen die göttliche Weisheit?

- Überheblichkeit, richten und urteilen.
- Sich aufwerten und andere Menschen abwerten.
- Geistiges Wissen, was nicht umgesetzt wird und belastet.
- Mangel an Selbsterkenntnis.
- Passivität, Bequemlichkeit, leben von der Energie anderer.
- Falscher Gerechtigkeitssinn, Helfersyndrom statt selbstlosem Dienen.
- Liebe- und Anerkennungsenergie von anderen Menschen erwarten oder nehmen.
- Übertreibung der Weisheit fürs Ego, z.B. Diplomatie, Intrigen.
- Intellekt und Verstand fürs Ego benutzen.

»Viele Menschen sind sehr stolz auf ihr Verstandesdenken, das sie als Intellekt oder gar als Intelligenz bezeichnen. Viele Wissenschaftler z.B. suchen und forschen nur im materiellen Bereich.

Sie sehen im materiellen Sein die einzige Realität und die einzige Möglichkeit, Erfahrungen sammeln zu können, um eventuell berühmt zu werden. Je intellektueller der Einzelne ist, umso enger ist sein Bewusstsein.

Wer nur mit dem Verstand, ohne Weisheit, agiert und reagiert, bleibt in seiner Beurteilung einseitig.

Er ist ein Gefangener seines Ichs.« QUELLE: Die Göttliche Weisheit (8)

Welche Fehlhaltungen machen uns krank?

Zum dritten Bewusstseinszentrum gehören: Milz, Leber, Gallenblase, Magen, Dünndarm, Pankreas, Wirbelsäule.

Magen und Dünndarm

- Zu schnell und zu viel essen.
- Nahrungsmittel mit niedriger Schwingung, wie Fleisch, Wurst und Fisch essen.
- Zu viel Käse und Milchprodukte.
- Zu viel Zucker, Süßigkeiten, Schokolade, Salz, raffinierte Produkte.
- Kaffee, schwarzer Tee, Alkohol, Medikamente (Aspirin, Schmerzmittel etc.).
- Zu viel Nüsse und Getreide, Brot, Nudeln, Gebäck, Kuchen.
- Verstöße gegen die Göttliche Weisheit.
- Mit nichts zufrieden sein und an allem herummäkeln.
- Übertrieben durch Ärger reagieren und scharfes kritisieren.
- Wenn wir unseren intellektuellen Verstand gegen andere verwenden.
- Mangel an Einfühlungsvermögen und Verständnis.
- Herunterschlucken statt Probleme und Konflikte zu verarbeiten, mit denen wir konfrontiert sind.

- Wenn Dinge und Menschen nicht so sind, wie wir es uns vorstellen und es als einen Affront gegen uns sehen.
- Bulimie: Hoffnungsloses Entsetzen. Verzweifeltes Hineinstopfen und Abführen von Selbsthass. Gestörte Beziehung zu den Eltern, zum Vater.

Leber und Gallenblase

Die Leber ist das zentrale Organ des Stoffwechsels und die größte Drüse des Körpers. Sie produziert lebenswichtige Eiweißstoffe, Gerinnungsfaktoren, ist zuständig für die Verwertung von Nahrungsbestandteilen, Speicherung von Glukose und Vitaminen, steuert den Glukose-, Fett- und Eiweißstoffwechsel, ist zuständig für die Gallenproduktion und den Abbau und die Ausscheidung von Medikamenten, Alkohol, Stoffwechselprodukten und Giftstoffen.

Die Gallenblase ist zuständig für die Speicherung und Eindickung der Galle, die für die Verdauung von Fetten im Darm benutzt wird. Gallensteine sind Abfallprodukte der Gallenflüssigkeit und bestehen aus „Schlacken" und Gallenbestandteilen der Gallensäure und Cholesterin.

Leber und Darm arbeiten zusammen. Wenn der Darm nicht in Ordnung ist, z.B. bei Fäulnisprozessen, chronischem Meteorismus (Blähungen), Reizdarm oder Verstopfung, kann das auch die Leber stark belasten. Auch viel Süßes: Schokolade, Zucker, künstliche Fruktose, sowie synthetische Zuckerersatzstoffe wie Aspartam und Saccharin, können zu Leberschäden führen.

Menschen, die keine alkoholischen Getränke konsumieren, haben unter Umständen Leberkrankheiten, denn negative Gefühle und Gedanken können dieses Organ belasten: Zorn, Wut, Frust, Traurigkeit, Negativität.
Ähnlich wie bei den Nieren spielt die Ernährung und unsere Gedankenwelt eine wichtige Rolle bei Leberproblemen.

Äußere Faktoren

- Zu viel essen kann zu Fettleber und Gallensteinen führen, auch Milchprodukte, Fett- und Zuckerhaltiges.
- Zusatz- und Farbstoffe der Nahrungsmittel.
- Alkoholische Getränke, Milchprodukte, Zucker, Schokolade und Süßigkeiten.
- Fäulnisprozesse im Darm auf Grund von Fleisch- und Fisch-Konsum.

Innere Faktoren

- Verstöße gegen die Göttliche Weisheit.
- Verstandesmäßiges Werten bis hin zum Abwerten.
- Richten, Urteilen bis hin zum Verurteilen.
- Selbstbezogenheit, alles durch den persönlichen Blickwinkel betrachten: Was bedeutet es für mich?
- Trauer, gekränkt sein bis hin zur Melancholie und Depression.
- Frustration, unterdrückte Aggressionen und Wut.
- Kritik der Mitmenschen nicht als Hilfe zur Selbsterkenntnis annehmen, sondern als „Bekämpfung" des eigenen Ichs sehen und durch verletzt sein und Rückzug in das eigene „Schneckenhaus" reagieren.

Bauchspeicheldrüse – Pankreas

- Zu viel essen. Zu viel Eiweiß (Fleisch, Wurst, Fisch, Käse und Milchprodukte).
- Alkoholische Getränke, Zucker, Schokolade und Süßigkeiten.
- Verstöße gegen die Göttliche Weisheit.
- Energie nehmen statt geben.
- Hungern nach menschlicher Liebe, Zärtlichkeit, Zuwendung, Zuneigung.
- Rebellieren gegen Ungerechtigkeit, in Wirklichkeit gegen das Gesetz von Ursache und Wirkung (Karma).
- Sich als Opfer sehen und nicht annehmen, was uns geschieht – die Wirkung unserer selbst gesetzten Ursachen.

Milz

- Diesseitsbezogene Betriebsamkeit oder Vitalität anstatt geistiger Dynamik.
- Dienen um Anerkennung und Aufwertung zu gewinnen, ohne selbstlos zu sein.

Sonnengeflecht – Solar Plexus

Das Sonnengeflecht, ein zentraler Nervenkomplex im Menschen, ist eine wichtige Schaltstelle im Nervensystem.

Wird diese Schaltstelle, einschließlich des Nervensystems, durch Dissonanzen verschiedener Art in Mitleidenschaft gezogen, dann können Krankheiten und Schicksalsschläge die Folge sein.

Dissonanzen entstehen durch

- Töne, grelle oder dunkle Farben,
- durch Gedanken des Hasses, des Neides, durch Streit,
- durch grüblerische, ziellose Gedanken,
- durch schwerwiegende Probleme und Sorgen,
- durch Nachdenken über schon längst Vergangenes,
- durch Nicht-Vergeben-Können oder weitere Schwierigkeiten, die der Mensch nicht loszulassen vermag.

QUELLE: Die Göttliche Weisheit (5)

Die Stufe der WEISHEIT
auf dem Inneren Weg zu GOTT

»Die Weisheit Gottes ist die Tat, das formende Element. Bitte täglich um die Weisheit.

Wenn du dein Empfinden, Denken, Reden und Handeln und auch deinen Eigenwillen unter der Obhut Gottes weißt, wird dich Gottes Weisheit beflügeln. Deine Tätigkeit wird dir schneller von der Hand gehen, da du ruhig und in dich gekehrt bist.

Du hast gelernt, dem inneren Treibstoff, dem Wesenskern deiner Seele, die Führung zu überlassen. Der Treibstoff in dir, die Gotteskraft, vermehrt sich sodann, und du wirst zum Handschuh an der Hand Gottes werden.

Er, die wahre, allwissende Energie deiner Seele und deines physischen Leibes, wird dich so zu führen wissen, dass du in völliger Harmonie und Ruhe täglich mehr zu leisten vermagst, als es deine Mitarbeiter in ihrer Hektik und Stresssituation jemals vermögen. Deine vollbrachte Arbeit wird gut und lobenswert sein.

Du wirst durch deine Gottesnähe für deine Mitmenschen zum ruhenden, ausstrahlenden Pol werden und ihnen, dank deiner inneren Führung, mit Rat und Hilfe zur Seite stehen können.

Durch eine beständige Selbstkontrolle hast du gelernt, über den Dingen dieser Welt zu stehen.

Zu deinen Mitmenschen jedoch sollst du allezeit freundlich und hilfsbereit sein.

Erhebe dich niemals über deinen Nächsten. Ein wahrhaft geistig Weiser wird dies unterlassen, da er um den Kampf mit sich selbst weiß.

Auch die innere Kraft, die Kraft der Unendlichkeit, die dich leitet und dir alles zuführt und schenkt, was dir zum Wohle dient, wird dich immer wieder merken und erkennen lassen, dass ein wahrer geistig Weiser dem Nächsten in dem Maße dient, wie sein Bewusstsein entwickelt ist.«

QUELLE: Die Göttliche Weisheit (3)

Das Bewusstseinszentrum des göttlichen ERNST

Das vierte Energiezentrum oder Herz-Chakra

»Das Bewusstseinszentrum des Ernstes befindet sich zwischen Herz und Wirbelsäule und versorgt energetisch das Herz, die Lungen mit den Bronchien, die Rippen, die Brüste der Frau, die Brustwirbelsäule.
Es ist ein großes Zentrum, das zweitgrößte des Körpers. Dort befindet sich der Christusfunke. Dieser ist in uns allen die erlösende Kraft, die uns Christus auf Golgatha übertragen hat. Er verströmte dabei Seine Teilkraft aus der Urkraft in Form von vielen kleinen Funken in alle Menschen und Seelen, um die weitere Degeneration des materiellen Universums zu verhindern. Seitdem ist keine weitere Rückentwicklung mehr möglich.

Der Weg der Heilung stellt ein Teilstück des Weges zur Erlösung dar; beide Wege sind nicht voneinander zu trennen. Deshalb ist der in Seinem Erlöserfunken präsente Christus gleichzeitig unser Innerer Arzt und Heiler. Ihm können wir unsere negativen Gedanken übergeben, Ihn können wir um Hilfe bitten, die Er uns gewährt, sofern es für unsere Seele gut ist.

Unsere Aufgabe in diesem Leben ist es, den Christusfunken zur Flamme zu entfachen. Wie ein Funke materiellen Feuers dazu Sauerstoff braucht, so benötigt der Christusfunke ein Leben nach den göttlichen Gesetzen, vor allem nach dem Teil der Bergpredigt, der das Bereuen, Vergeben und Um-Vergebung-Bitten beinhaltet. Voraussetzung ist also, dass wir mit allem Ernst unser Ich abbauen. In dem Maße, in dem unser Ich kleiner wird, kann die Flamme größer werden.
Viele Menschen betrachten den Ernst als etwas Bedrohliches, das ihnen die Freude am Leben nehmen möchte.

Genommen wird jedoch nur die äußere, die veräußerlichte Freude, die aus dem Ich stammt.

Kleben wir am Ich und an seinen Leidenschaften und Bedürfnissen, so wird und muss uns tatsächlich der göttliche Ernst als Bedrohung erscheinen. Der Finsternis gegenüber wirkt der Ernst als das zerstörerische Element.«

QUELLE: Die Göttliche Weisheit (1)

Herz-Chakra
aus der Sicht der Vedischen Medizin

Das Herz-Chakra bildet den Schlüssel zur geistigen Entfaltung. Die Entwicklung des Herz-Chakras bestimmt die allgemeine Lebenseinstellung.

Die Fähigkeit zur selbstlosen Liebe ist abhängig von der Schwingung dieses Chakras. Ein gut entwickeltes Herz-Chakra lässt eine warme Ausstrahlung entstehen, welche die Herzen der Mitmenschen öffnet und Vertrauen weckt.

Herzlichkeit und Fröhlichkeit sind Gefühlsäußerungen, die hier ihren Ursprung haben.

Menschen mit einem schwach ausgebildeten Herz-Chakra sind oft anderen gegenüber gehemmt. Ihr Händedruck ist kaum spürbar. Mangelnde Sensibilität, Taktlosigkeit und Kontaktarmut zeichnet sie aus.

Die Folgeerscheinungen im gesundheitlichen Bereich sind nervöse Herzbeschwerden und Kreislaufstörungen. Das körperliche und seelische Gleichgewicht geht verloren.

Es ist das Zentrum wahrer, bedingungsloser Liebe, einer Liebe, welche nur um ihrer selbst willen da ist, die man nicht haben oder verlieren kann.

Das Herz-Chakra wird oft „Tor zur Seele" genannt, denn es ist nicht nur der Sitz unserer tiefsten und lebendigsten Gefühle der Liebe. Wir können über dieses Energiezentrum mit dem universellen Teil unserer Seele, dem göttlichen Funken in uns in Verbindung treten.

Die Ausbildung des Herz-Chakras bestimmt die Reinheit und Qualität unserer Gedanken und unserer gefühlsmäßigen Beziehung zu Gott.

QUELLE: Datenbank TimeWaver

Welche Fehlhaltungen belasten dieses Zentrum?

Die zentrale Fehlhaltung im Bereich des Ernstes ist somit der Egoismus, die Egozentrik.
Wie können wir unser Ego abbauen?
Wir lernen, nicht mehr unser Ich in den Vordergrund zu stellen; wir lernen zu geben, statt zu nehmen; wir entwickeln das Herz in uns, die Herzensbetontheit, die uns oft verlorengegangen ist. Nicht umsonst bildet das Herz das Zentrum des Körpers und nicht der Kopf.
Wir bauen alle negativen Energiekomplexe ab, die sich um unser eigenes Ich drehen und gegen unseren Nächsten gerichtet sind.
Die Ich-Bezogenheit bewirkt gleichzeitig Verschlossenheit unserem Nächsten gegenüber, eine unzureichende oder falsche Kommunikation; sie verhindert die Einheit mit dem Nächsten und dem Übernächsten d.h. Tiere, Pflanzen und Mineralien.

Herz

Das Herz sorgt dafür, dass der Hauptlebensstoff, der Sauerstoff, über das Blut in alle Körperzellen gelangt.
Das Herz gilt als das Symbol des Lebens, der Vitalität, der Dynamik, der Herzlichkeit, der emotionalen Liebesfähigkeit. Verstehen wir die Liebe falsch und leben sie aus dem Ego heraus, dann schwächen wir das Bewusstseinszentrum der Liebe. Eine Form der Eigenliebe ist das Selbstmitleid, auch der Liebeskummer.

Warum haben wir „Herzschmerzen" wegen Liebeskummer? Zumeist weil wir den Partner, den wir zu besitzen glaubten, verloren haben. Wir beweinen also letztlich einen Verlust an uns zuvor zugeflossener menschlicher Energie, wir kommen mit der plötzlichen Energiearmut nicht zurecht. Somit ist Liebeskummer eine weitgehend egozentrische Reaktionsweise. Eine andere Art von Herzschmerzen sind Angina pectoris oder Herzinfarkt.

QUELLE: Die Göttliche Weisheit (1)

Eine Ernährung mit Fleisch und Fisch fördert das Töten von Tieren, ca. 65 Milliarden jährlich weltweit. Diese Herzlosigkeit, Blindheit oder Egoismus ist ein Verstoß gegen das kosmische Gesetz der Liebe. Der Mensch setzt Ursachen, die zur Wirkung kommen werden in Form von Krankheit. Diese Art von Ernährung fördert Arterienverkalkung und als Folge Herzinfarkt, Schlaganfall, Thrombosen, Demenz und viele andere Zivilisationskrankheiten.

Fehlhaltungen gegen das Herz

- Herzlosigkeit, Mangel an Herzlichkeit.
- Feindseligkeit, Streitsüchtigkeit.
- Zynismus, Gefühle von anderen Menschen missachten.
- Egoismus, Selbstbezogenheit, Depression.
- Traurigkeit, Trauer, Angst vor Zuwendungsverlust.
- Angst, weil das Leben auf äußere Sicherheit gerichtet ist.

Wie wir frei von Angst werden finden sie auf Seite 164.

Blut

Unser Blut transportiert nicht nur Sauerstoff und Nährstoffe, sondern auch einen Elektronenstrom, wie aktuelle Forschungen entdeckt haben.
Dauerhafte negative Gefühle und Gedanken als auch Erregungen und Konflikte, die uns in Wallung bringen und länger beschäftigen, können auf die Zirkulation des Blutes in unserem Körper störend wirken.

Anämie und Eisenmangel

Der rote Blutstoff Hämoglobin ist mit seinem Eisenbestandteil einer der wichtigsten Energieträger im Körper. Die Ergebnisse von Blutuntersuchungen können wie ein Symbol in Form einer Botschaft für uns sein.

Anämie und Eisenmangel spiegelt u.a.:

- Mangel an innerer Festigkeit.
- Mangel an Selbstwertgefühl.
- Mangel an Lebens-Energie.
- Energie-Verlust durch viele Gedanken über Probleme, Sorgen und Ängste.
- Müdigkeit und Energielosigkeit, wenn man sich von der Lebensenergie Gott abwendet.

Hoher Blutdruck

- Ältere Menschen haben höhere Werte durch Verhärtung der Blutgefäße, was „normal" ist.
- Nieren-Erkrankungen.
- Überdruck, innere Anspannung, ständige seelische Belastung.
- Leistungsdruck, Festhalten an starren Vorstellungen.
- Aggressionen und Ärger unterdrücken.
- Selbstbeherrschte Menschen.
- Sie sollten Flexibilität lernen, Ego-Ehrgeiz loslassen und erkennen, was für Entsprechungen oder Fehlhaltungen hinter Ärger und Aggressionen liegen.

Niedriger Blutdruck

- Vegetarier und Veganer haben niedrige Werte, was „normal" ist.
- Ohnmacht oder Schwindel können symbolisieren, dass etwas im Leben uns belastet.
- Müdigkeit durch Energieverlust und Resignation im Leben.
- Mangel an Dynamik und Vitalkraft.
- Probleme im Bauch-Bereich nach Ernährungs-Sünden, z.B. viel Süßes.
- Sie sollten lernen sich ihren Problemen zu stellen, nicht mehr zurückzuweichen und aktiv im Leben sein.

Bluthochdruck lässt sich auch ohne Medikamente behandeln, durch regelmäßige tägliche Bewegung in der Natur oder Sport, Entspannungs-Behandlungen und eine Umstellung auf vegetarische Ernährung mit viel Cellulose durch Obst und Salate. Siehe auch „Vegetarismus" auf Seite 19.

Niedriger Blutdruck lässt sich auch durch Bewegung therapieren, wichtig ist, sich an eine tiefe und lange Atmung zu gewöhnen, ein feuchtes kühles Tuch im Nacken, Unterarme einige Minuten unter kühles fließendes Wasser halten.
Hier gelten die gleichen Ursachen, wie bei Anämie.

Blutungen
Bei Menschen, die oft an Blutungen leiden, liegt meistens etwas Karmisches aus Vorleben vor, z.B. viel Blutvergießen durch Gewalt gegen Menschen und Tiere.

Nasenblutung
Eine Nasenblutung ist oft eine Entgiftungsreaktion des Körpers, wenn dieser verschlackt ist. Sie kann aber auch ein Zeichen von erhöhtem Blutdruck sein, Migräne oder dass der Mensch unter starkem „seelischen Druck im Kopf" steht, d.h. gequält ist von sorgenvollen, problem-beladenen Gedanken.
Oft kommt es zu einer Nasenblutung nach üppigen Mahlzeiten. Dann ist der Körper „überfüllt" und voller Schlacken. Im Mittelalter nannte man diesen Zustand Plethora sanguine (Überfülle) und man hat ihn mit Aderlass therapiert. Ein feuchtes kühles Tuch im Nacken kann helfen, sowie oben genannte Ursachen bearbeiten.

Monatsblutung bei Frauen
Die Monatsblutung bei Frauen kann eine Entgiftungsreaktion des Körpers sein, insbesondere dann, wenn das Blut dunkelrot ist und die Menstruation von starken körperlichen Beschwerden begleitet wird.
Ursache ist oft die Verschlackung des Körpers durch Fehlernährung, sowie seelische Konflikte im Bereich Partnerschaft und Sexualität. Siehe Seite 219.

Venenprobleme werden oft auf das angeblich „schwache Bindegewebe" zurückgeführt. Doch Krampfadern, Hämorrhoiden, Besenreiser sind nichts anderes als ein Anzeichen von Stau im Körper, von dickflüssigem Blut.
Zu viel oder falsches Essen auf dem Teller, Bewegungsmangel, Verstopfung, auch Leberbelastung sind oft die Ursachen für einen Stau im Bauchbereich, der sich in der unteren Hälfte des Körpers in Form von Gefäßstau äußert.

Ursachen von Arterienverkalkung

- Übergewicht, viel Essen, Bewegungsmangel
- Fehlernährung mit Fleisch und Fisch, die Transfette beinhalten.
- Viel Gebratenes und Frittiertes essen.
- Hohe Cholesterinwerte (sind umstritten): Cholesterin wird z.T. vom Körper selbst produziert, als Stoff mit Pufferfunktion, um Gifte und Übersäuerung zu neutralisieren.
- Mangel an Obst und Gemüse.
- Viel Zucker und Süßigkeiten.
- Salz, Natrium, Calcium aus Milchprodukten.
- Einnahme von Calcium-Tabletten!
- Kalkhaltiges Leitungswasser.

- Nervengifte durch negative Gedanken und Gefühle führen zu Sklerose. Siehe auch Seite 171.
- Feindseligkeit, Aggressionen und Egoismus machen Adern krank: In einer Studie mit 5600 Italienern in vier Dörfern, fanden Wissenschaftler heraus, dass jene, die zynisch, arrogant, skeptisch, misstrauisch, die besonders schnell aufbrausend, aggressiv und ärgerlich waren oder die vorwiegend für ihre eigenen Interessen kämpften, verdickte Gefäßwände und damit auch ein höheres Risiko für Herzkreislaufleiden aufwiesen. Feindselige Frauen hatten ähnliche Veränderungen der Arterien wie die Männer.

Lunge und Bronchien

Siehe „Die Atemwege als Entgiftungsorgan" auf Seite 78.

Fehlhaltungen gegen Lunge und Atemwege

- Wenn die Kommunikation mit der Umwelt und anderen Menschen gestört ist.
- Nicht vergeben können. Vertrauen und Offenheit gegenüber dem Nächsten fehlen.
- Nehmende Haltung; nehmen statt geben.
  Alle mit „geben" zusammenhängende Worte weisen auf Unfähigkeiten hin, wie etwa das Übergeben, das Hergeben, das Vergeben, das Zugeben, das Nachgeben.
- Wenn wir Mitmenschen als möglichen Feind betrachten, der uns etwas Böses möchte. Statt sich selbst zu erkennen, projizieren wir die negative Grundhaltung, die wir selbst haben, in ihn hinein. Dies verhindert die von Gott gewollte Einheit der Menschen.

Brustwirbelsäule und Rückenschmerzen

Der Machttrieb ist nach der Sexualität der stärkste und wohl auch der schlimmste Trieb des Ichs des Menschen und führt zu Missbrauch, zur Vergewaltigung des freien Willens der Mitmenschen.
Bewegungsmangel und ein übermäßiger Konsum an zuckerhaltigen Nahrungsmitteln, tierischem Eiweiß und Milchprodukten kann durch Übersäuerung des Körpers zu Rückenbeschwerden führen. Andere innere Fehlhaltungen sind:

- Eine schwere Last tragen, zu sehr über Konflikte, Ängste und Sorgen grübeln, sowie Sorgen und Probleme von anderen übernehmen und sich zu eigen machen.
- Nach außen orientierte Menschen, mit Aufwertungssucht, evtl. mit Fassaden.
- Zu viel auf den Schultern tragen, auch um sich aufzuwerten.
- Hilflosigkeit gegenüber Problemen, Situationen im Leben.

- Ein übertriebenes Ego um Minderwertigkeitskomplexe zu kompensieren.
- Herrschsucht, Macht ausüben, auch durch unehrliche Art der Sanftheit. Herrschsucht, auch wenn sie unterdrückt wird, kann sich in Form von Verspannungen und Schmerzen im Bereich Brustwirbelsäule zeigen.
- Dienern anstelle des selbstlosen Dienens.
- Es fehlt das Bewusstsein, ein freies Kind Gottes zu sein.

Brustdrüse

Äußere Faktoren

- Zystenbildung, Mastopathien, Brustkrebs haben viele Ursachen, eine davon ist Fehlernährung. Zahlreiche wissenschaftliche Studien zeigen, dass Fisch-Konsum (siehe unsere Broschüre „Fisch essen macht krank") sowie Nahrungsmittel mit Hormonen oder ungesättigten Fettsäuren aus Fleisch, Wurst und Geflügel, Brustkrebs auslösen können.
- Auch Käse, Joghurt, Quark und Milchprodukte führen zu Zysten- und Knoten-Bildung.
- Eine Ernährung mit viel raffiniertem Zucker und Süßigkeiten kann Mastopathien, Brustschmerzen, bis zu Brust-Krebs auslösen.

Innere Fehlhaltungen

- Die Brüste sind zum Stillen, also zum Geben geschaffen. Sie werden krank, wenn der Mensch Energie nimmt, anstatt gibt.
- Ein Geben zum Zwecke des Bindens, des Besitzen-wollen, ist eine Form der Egozentrik.
- Groll, nachtragend sein und nicht vergeben können.
- Übertriebenes bemuttern und beschützen.
- Selbstwertgefühl als Frau in den weiblichen Attributen suchen, z.B. Sexy-Figur.
- Weibliche Attribute missbrauchen, um Männer zu verführen, letztlich um Energie in Form von Aufwertung oder Bewunderung zu bekommen.

Die Stufe des ERNSTES
auf dem Inneren Weg zu GOTT

»Der göttliche Ernst lässt dich deine unlauteren Gewohnheiten erkennen. Durch die innere Stille, die du durch ein hinwendungsvolles Leben gelernt hast, erleben sowohl deine Seele als auch dein physischer Leib den Ernst des Lebens. Auf Grund dieser beständigen Führung durch den inneren Geist wirst du zum guten Beobachter deiner Umgebung.

Der göttliche Ernst, der sich aus der vierten Grundstufe deines Bewusstseins verströmt, führt dir immer wieder deine eigenen Fehler und Schwächen vor Augen.
Da du eine geistige Reife erlangt hast, wirst du dadurch gesetzmäßig auch die Fehler und Schwächen deiner Mitmenschen erkennen. Gerade über diese Grundstufe des Ernstes darfst du die Nöte, die Schwächen und auch das Ringen deiner Mitmenschen erleben und schauen.

Durch diese beständige Schulung des Geistes wirst du ein barmherziger Mensch, der allen Menschen ihren geistigen Erkenntnissen entsprechend beistehen kann. Du, als aufwärts strebender Geistmensch fühlst in dir Gesundheit und wachsende geistige Lebensfreude. Dein kleines menschliches Ich, das dich immer wieder herabziehen möchte, verringert sich mehr und mehr.

An die Seite ichbezogenen Denkens und Strebens treten Selbstlosigkeit, Verständnis, Opferwille und Opfermut. Dadurch empfangen sowohl deine Seele als auch dein irdischer Leib vermehrt göttliche Kräfte. Diese Heilsgaben wirst du dem Gesetz entsprechend nach und nach zu lenken wissen. Durch umfangreiche Erkenntnisse, die auf dem absolut göttlichen Gesetz basieren, wirst du die Kraft zur Selbstheilung im Namen des inneren Arztes und Heilers erlangen.«

QUELLE: Die Göttliche Weisheit (3)

Das Bewusstseinszentrum der göttlichen GEDULD

Das fünfte Energiezentrum oder Hals-Chakra

»Das fünfte Zentrum befindet sich im Bereich des Nackens vor der Wirbelsäule.

Unsere Geduld sollte der göttlichen Langmut nahekommen. Gott hat mit Seinen gefallenen Menschenkindern eine außerordentliche Geduld.

Der Mensch erhält eine Reihe von Mahnungen oder Warnungen. Nimmt er diese nicht ernst, ändert er sich nicht, so muss er die Folgen seiner gesetzten Ursachen tragen. Das Motto lautet: Lernen oder Leiden.

Geduld verlangt das Verstehen können des Nächsten, ein Einfühlungsvermögen, getragen von Güte.

Das unbegrenzte Tragen des Nächsten, d.h. also seines Ichs, ist jedoch eine missverstandene Geduld, da es dem Nächsten eigentlich nichts nützt, seiner Seele schadet.

Voraussetzung für die Geduld ist Bescheidenheit, deren höchste Ausprägung die Demut ist. Jedes Sich-über-den-Nächsten-Stellen führt zur Ungeduld.

Eine weitere Voraussetzung für die Geduld ist das Akzeptieren des Ist-Zustands, also das Annehmen-Können des Schicksals, ein Annehmen auch des Negativen.

Ungeduldig sind wir dann, wenn wir unseren Eigenwillen durchsetzen wollen, wenn wir der Zeit, dem Raum, den Dingen und den Menschen unseren Willen aufzwingen wollen.«

QUELLE: Die Göttliche Weisheit (1)

Zum fünften Bewusstseinszentrum gehören:
Luftröhre, Speiseröhre, Kehlkopf mit den Stimmbändern, Rachen mit den Mandeln, Mundhöhle mit den Speicheldrüsen und den Zähnen, Schilddrüse, Nebenschilddrüsen und Thymus.

Hals- oder Kommunikations-Chakra
aus der Sicht der Vedischen Medizin

Das Hals-Chakra ist das Kommunikationszentrum. Das Hals-Chakra dient als Brücke zwischen unserem Denken und Fühlen, zwischen Kopf und Herz.

Die innere Aufrichtigkeit, sich selbst und anderen gegenüber, drückt sich auch in einer aufrechten Haltung aus. Wir können aber nur das ausdrücken, was wir in uns empfinden. Je weiter dieses Zentrum entwickelt ist, umso mehr Wärme kommt in die Stimme. Ein geöffnetes Hals-Chakra ist frei von Ängsten, verleiht Furchtlosigkeit und Vertrauen in die höhere Führung. Eine Blockade kann Kommunikationsschwierigkeiten bewirken, eine klare Selbstdarstellung verhindern und die Verbindung zwischen Kopf und Herz ist gestört. Intellektuelle Abkapselung, Beschwerden der Halswirbelsäule und des Schultergürtels sind darauf zurückzuführen. Die spirituellen Energien können so im wahrsten Sinne des Wortes im Hals stecken bleiben. Dann findet ihre transformierende Kraft nur schwer den Zugang zu den Gefühlen. Die Energien der unteren Chakras geben den oberen nicht die erforderliche Durchsetzungskraft und Stabilität, um die Spiritualität im Leben zu verwirklichen.

QUELLE: TimeWaver Datenbank

Allgemeine Fehlhaltungen gegen dieses Zentrum

- Ungeduld ist eine Art Selbstbezogenheit.
- Eigenwillen, Ehrgeiz, Geltungsbedürfnis, Herrschsucht, sich über den Nächsten stellen, Hochmut und Überheblichkeit.
- Kommunikationsstörungen mit anderen Menschen durch Mangel an Einfühlungsvermögen, Geduld, Toleranz, Verständnis, Bescheidenheit und Demut.
- Die Grundhaltung zur Umwelt ist die Rivalität, die Konkurrenz; der Nächste ist ein möglicher Feind.
- Schicksal nicht annehmen können.
- Die Abwertung all dessen, was außerhalb unseres Ichs liegt.
- Innere Unruhe, Disharmonien, Ängste.

Welche Fehlhaltungen belasten die Organe?

Thymus

Er ist das Zentrum der Körperabwehr. Dort sind alle Informationen gespeichert, die der Körper für das Immunsystem braucht.

Der Ausdruck einer Fehlfunktion des Thymus zeigt sich durch Allergien und Autoaggressionen, wenn der Körper sich selbst angreift, z.B. die Gelenke bei Rheuma, Multiple Sklerose, Pankreas bei Diabetes, oder bei bestimmten Schilddrüsen- oder Nierenkrankheiten.

Allergien, gegen wen oder was bin ich gedanklich oder empfindungsmäßig allergisch? Welche Menschen oder welche Situationen kann ich nicht annehmen, bin jedoch andererseits nicht bereit oder in der Lage, eine Veränderung vorzunehmen, sondern wehre mich dagegen, mit Hilfe negativer Gedanken oder Empfindungen?
Siehe auch „Allergien und Psyche" auf Seite 98.

Die Haupt-Fehlhaltung, die den Thymus belastet, ist das nicht annehmen können des eigenen Ist-Zustandes, aufgrund der Ablehnung des eigenen Charakters oder Körpers seiner negativen Anteile wegen, da die Realität nicht den eigenen hohen Ansprüchen genügt. Statt tagtäglich, Schritt für Schritt an sich zu arbeiten, glaubt man, mit Hilfe der hohen Ansprüche schnell rein zu werden. Dies ist ein Irrtum, der krank macht. QUELLE: Die Göttliche Weisheit (1)

Mandeln, Stimmbänder, Kehlkopf, Luftröhre

Äußere Faktoren

- Entzündungen und Verschleimung durch bestimmte Nahrungsmitteln: Zu viel Zucker, Süßigkeiten, Schokolade, Brot und Getreide-Produkte (Müsli, Pizza, Pasta). Auch Milch, Käse, Joghurt, Quark, Sahne, Butter.
- Durch den Mund atmen, statt durch die Nase, fördert Hals-Entzündungen. Sich von der Natur entfernen, selten draußen sein, schwächt die Abwehrkräfte.

Innere Fehlhaltungen

- Gestörte Kommunikation mit unseren Mitmenschen.
- Zu viel reden, negativ über andere reden, schreien.
- Die Stimme verändert sich durch Erregungszustände wie Schreck, Schock, wodurch wir plötzlich in Unruhe geraten. Hohe Stimme deutet auf ständige innere Anspannung. Disharmonien zeigen sich mit belegter oder rauer Stimme, wir müssen uns räuspern.
- Grundhaltung von Misstrauen allem gegenüber, was außerhalb von uns liegt.
- Verschlossen sein gegenüber der Umwelt, mangelndes Vertrauen. Man betrachtet alles, was in der Umwelt ist, als potentiell gefährlich und feindlich. Man projiziert die Fehlhaltung der Rivalität, die man in sich hat, in die Umwelt hinein. Alles Unbekannte wird für fremd und gefährlich gehalten.

Frieden finden, durch Selbsterkenntnis, die Einheit mit den Nächsten erarbeiten sind hier das beste Heilmittel.

Schilddrüse

Die Schilddrüse ist eine wichtige Steuer-Drüse für den ganzen Körper und sie ist repräsentativ für den Vergiftungszustand des Körpers.

Die Schilddrüse wird von Steuerungshormonen beeinflusst, die im Gehirn gebildet werden. Sie arbeitet eng mit der Hirnanhangdrüse (Hypophyse) zusammen und ist zuständig für Wachstum, Fortpflanzung, Stoffwechsel und Abwehr.

Die Schilddrüsenhormone unterstützen die Verwertung von Nahrungssubstanzen in den Zellen, im Energie- und Wasserhaushalt, die Temperatursteuerung, das Skelettwachstum, die Aktivität der Schweiß- und Talgdrüsen der Haut, die Darmmotorik.

Schilddrüsenhormone wirken auf Herz, Blutdruck und Blutgefäße. Sie wirken auf den Zucker-, Fett- und Bindegewebsstoffwechsel. Sie wirken im Knochenstoffwechsel und verhindern den Knochenabbau.

Die Schilddrüse steuert unseren ganzen Stoffwechsel. Jodmangel symbolisiert das „sich nicht ernährt und geliebt fühlen".

Jedes Organ des menschlichen Körpers steht mehr oder weniger in einer engen Beziehung zu bestimmten seelischen Aspekten und Bereichen innerhalb des eigenen Wesens. So sind auch Erkrankungen der Schilddrüse sehr häufig an eine entsprechende seelische Thematik im Leben des jeweiligen Menschen geknüpft, z.B. verdrängte Gefühle und Erlebnisse, emotionale Krise, ein Trauma, Verlust eines Familienmitgliedes, Trennungsprobleme, Scheidung, eine schwere Krankheit der Mutter/der Eltern, Mangel an Geborgenheit als Kind durch Überforderung, Desinteresse oder Unfähigkeit der Eltern.

Die Drüsen in unserem Körper sind die Transformatoren unserer Lebensenergie. Je nachdem welches Temperament wir haben, wie wir veranlagt sind und mit unserer Lebensenergie umgehen, wird die Energie gestaut oder kann frei fließen.

Äußere Faktoren

- Knoten- und Zystenbildung durch bestimmte Nahrungsmittel: Schokolade, Süßigkeiten, Zucker & Co.
  Auch durch hormonbelastete Nahrungsmittel wie Fleisch, Wurst, Geflügel, Fisch, Milch, Käse, Joghurt, Quark, Butter. Milchprodukte beinhalten Wachstumshormone, die die Bildung von Zysten, Knoten und Tumore fördern!
- Fisch essen macht krank! (siehe unsere Broschüre gleichen Titels). Umweltgifte belasten die Schilddrüse.
- Obst und Gemüse aus konventioneller Landwirtschaft, aber auch Leitungswasser, das mit Pestiziden (wirken wie Hormone) belastet ist, können zu Fehlfunktionen der Schilddrüse führen.
- Durch Überdüngung der Böden (Mist, Gülle, Düngemittel) haben viele Nahrungsmittel erhöhte Nitratwerte. Jod und Nitrat konkurrieren miteinander. Wird Nitrat aufgenommen, so entsteht häufig ein Jodmangel.

- Wurst und Fleischwaren sind besonders mit Nitriten belastet und können zu Fehlfunktionen der Schilddrüse und des Jod-Stoffwechsels führen.
- Als Lebensmittelzusatzstoffe befinden sich Nitrite in Form von Kalium- (E 249) und Natriumnitrit (E 250) als Farbstabilisatoren im Nitrit-Pökelsalz. Nitrite sind toxisch insbesondere dann, wenn gepökelte Fleischwaren bei höheren Temperaturen gegrillt werden, dann bilden sich Nitrosamine, die als kanzerogen (krebserregend) gelten.

Innere Fehlhaltungen

- Mangel an Selbst-Bewusstsein, Selbst-Vertrauen und keine Motivation zum Selbst-Sein. Für sich selbst nicht sprechen können, seine eigenen und individuellen Bedürfnisse nicht artikulieren und für sie nicht einstehen können.
- Sich an Menschen anpassen, um die Energie von ihnen zu bekommen, was sich durch einen „dicken Hals" oder Schilddrüsenerkrankung äußert. Diese Krankheit symbolisiert die Ansammlung der natürlichen Lebensenergie, die der Mensch für sich nicht genutzt hat, da ihm die Anpassung an andere wichtiger war, als das Erleben seines Lebens.
- Frustration: Der ständig frustrierte Mensch, der sich dauernd benachteiligt fühlt, der es nicht wagt, so zu sein, wie er ist, nicht das fordert, was er fordern möchte, erzeugt eine Unterfunktion. Der Mensch wird langsam, schlapp, lethargisch, müde.
- Die Drüsen unseres Körpers werden müde, weil der Mensch durch beständige innere Unruhe und Disharmonien so viel Energie verliert, dass die Drüsentätigkeit nicht mehr nachkommt. Dauerstress durch Ängste, Leid, Enttäuschung, Kummer, Sorgen, Grübeln, Aggressionen, zehren und nagen am Organismus. Verkrampfte Nerven produzieren Giftstoffe, die schädigend wirken.

Siehe Thema Nervengifte auf Seite 171.

Bei Überfunktion ist der Mensch hektisch statt dynamisch; der Körperrhythmus ist disharmonisch und überdreht. Die Überfunktion ist der direkte Repräsentant der Ungeduld, der Mensch fühlt sich getrieben und glaubt, dagegen nicht ankommen zu können. Er ist zwar äußerst leistungsfähig, überfordert jedoch seine Reserven und am Ende neigt er oft zu Energieverlust, Müdigkeit bis zum Burnout-Syndrom.

Der Weg zur Gesundheit erfordert Selbsterkenntnis, sich nicht als Opfer sehen, sondern aktiv werden und sich auseinandersetzen mit dem eigenen Leben und den bislang noch ungelösten Gefühlen.

QUELLE: Göttliche Weisheit, (1, 2), W. Reich, R. Dahlke, K. Tepperwein, R. Steiner, G. Soldner, M. Sommer

Nebenschilddrüsen und Calcium-Stoffwechsel

Die vier Nebenschilddrüsen regulieren zusammen mit der Bauchspeicheldrüse (Pankreas) den Haushalt von Calcium und Phosphat.
Ein normaler Spiegel des Calciums ist wichtig für eine harmonische Funktion von Nerven und Herz.
Nahrungsmittel mit künstlichen Phosphaten, wie z.B. Wurst, Käse, Cola-Getränke uvm., können zu Calcium-Verlust in Knochen und Zähnen führen.

Die Einnahme von Calcium-Tabletten belastet insbesondere Nieren und Blutgefäße (Nierensteine, Arterienverkalkung).
Die Ursachen von Osteoporose sind Bewegungsmangel, Vitamin D Mangel und die Übersäuerung des Körpers durch ungesunde Ernährungs- und Lebensweise.
Sonnenlicht hilft uns, dass im Körper das richtige Vitamin D produziert wird. Siehe Thema Osteoporose auf Seite 224.

Durch ständige nervliche Anspannung und innere Unruhe werden sogenannte Nervengifte produziert. Seite 171. Dadurch entstehen Fehlsteuerungen im Calcium-Haushalt wie z.B. Arterienverkalkung, Osteoporose, Gelenk-Arthrose, Wirbelsäulen- und Zahnprobleme, Katarakt uvm.
Siehe auch die allgemeine Fehlhaltungen auf Seite 258.

Zähne

Die Zähne sind ein Spiegel der Vitalität des Körpers.
Karies, Zahnstein und Zahnfleischprobleme (Parodontose, Parodontitis) sind ernährungsbedingte Zivilisationskrankheiten. Sie sind zum Teil eine rheumatische Erkrankung durch chronische **Entzündung** und **Übersäuerung** des Körpers, z.B. durch tierisches Eiweiß: Fleisch, Wurst, Geflügel, Fisch, Milch, Käse, Joghurt, Quark etc.
Calciumverlust, wie bei Osteoporose. Siehe Seite 224.

Zahnstein entsteht oft durch Chips, Pizza, Nudeln, Pasta, Backware und raffiniertem Mehl.

Zahnfleischprobleme und **Zahnschmelzverlust** durch künstliches Vitamin C (Ascorbinsäure), konzentrierte Säfte trinken statt Obst essen, sowie durch Vitaminmangel auf Grund viel gekochter Nahrung, wenig rohem Obst und Gemüse sowie denaturierten Nahrungsmitteln.

Alle Knochen des Körpers werden in Mitleidenschaft gezogen, auf Grund von Mangel an Bewegung, Vitamin D und Sonnenlicht.

Karies und Entzündungen durch Zucker & Co. (Fructose, Glucose, Maltose, Dextrose, Sirup), Süßigkeiten, Fruchtgummi, Schokolade, Kuchen und Konditorei-Produkte, Kekse, künstliche Säfte, versteckter Zucker in Fertigprodukten, Backwaren, Eis, Pizza, Ketchup, Mayonnaise, Salatsoßen, saure Gurken uvm.

Obst verursacht weder Karies, Diabetes noch Krebs, da es natürlichen Fruchtzucker enthält, der langsam absorbiert wird. Gorillas und Großaffen, unsere naheste Spezies, sind Vegetarier Vegan und Rohköstler und haben keine Karies.
Eine vegetarisch, vegane Ernährung wäre zu empfehlen, mit mindestens 50 % Rohkost-Anteil täglich, mit reifem Obst und Gemüse. An einigen Tagen kann man auch Fasten-Kuren mit Obst und Gemüse machen.

Fehlhaltungen, die zu Zahnproblemen führen

- Fehlernährung und Mangel an Vitamin D / Sonnenlicht.
- Vitalitätsverlust des Körpers durch ein exzessives Leben.
- Zähneknirschen wird ausgelöst durch innere Anspannung, seelische Konflikte, Feindseligkeit, unterdrücktem Frust, Ärger, Wut oder Aggressionen.

Schulter, Arme und Hände

Bewegungsmangel, wenig Sonne (Vitamin D) und eine Ernährung mit säurebildenden Nahrungsmitteln (Fleisch, Fisch, Zucker, Salz, Kaffee) fördert Entzündungen – Arthritis, Rheuma, Gicht, Gelenk- und Rückenschmerzen – die bis zu degenerativen Krankheiten wie Arthrose und Osteoporose führen können.

Kaffee, Käse, Joghurt, Quark und alle Milchprodukte verschlechtern alle Knochenprobleme und sind oft die Ursache für Schmerzen und Verspannungen in der Hals-Wirbelsäule. Bewegung fördert starke Knochen. Bestes Vitamin D bekommen wir durch Sonnenstrahlung. Bestes Calcium für den Körper bekommen wir aus pflanzlichen Quellen. Siehe Broschüre „Die vegetarische Vitamin-Mineralstoff-Tabelle".

Fehlhaltungen, die zu Schulter-, Arm- und Hand-Problemen führen

- Verteidigungshaltung und Ängste zeigen sich oft in der Schulter-Zone.
- Ellbogen sind für den Konkurrenzkampf gut geeignet. Links das Privatleben, rechts das Berufsleben.
- Egozentrische Ziele verfolgen, Neid und Eifersucht.
- Die Hände und speziell die Finger ermöglichen vieles, mit dem ich negativ auf die Umwelt einwirke: Ich kann krallen, festhalten, kratzen, die Daumen auf jemanden legen, mit dem Finger auf Menschen zeigen, mit Hilfe von Schmuck und Ringen Größe und Reichtum demonstrieren; ich kann boxen, schlagen, quetschen und zerquetschen. Tue ich all dies nicht öffentlich, sondern in Empfindungen und Gedanken, so werden Hände und Finger krank.

Die Stufe der GEDULD
auf dem Inneren Weg zu GOTT

»Mit diesen selbstlosen Gaben des Geistes ausgerüstet, betrittst du die fünfte Stufe, die Geduld.
Ein auf der geistigen Leiter emporsteigender Mensch hat gelernt, mit sich selbst Geduld zu üben.
Diese Geduld und Ruhe wird er auch ausstrahlen und seinem Nächsten zu übertragen wissen.

Durch die vermehrten göttlichen Gaben der Weisheit hat der Aufwärtsstrebende gelernt, über den irdischen Gepflogenheiten zu stehen. Sein Körper gehorcht ihm weitgehend.

Der zu Gott Strebende wird dadurch zum „Empfindungsmenschen", der sogleich eine Situation erfasst.
Das ermöglicht ihm, seinem Mitmenschen zu helfen, die Nöte und Sorgen leichter zu tragen. Auf den Erkenntnisstufen zum höheren Selbst hat sich der willige Schüler geübt, seinem Nächsten beizustehen und ihn, sofern dieser es wünscht, zu beraten.

Ein geistig strebsamer und wissender Mensch, der darauf bedacht ist, die Gesetzmäßigkeiten Gottes zu erfüllen, wird jedoch seinen Nächsten nicht mit seinem geistigen und weltlichen Wissen bedrängen. Er wird mit ihm reden und seinem Bewusstseinsstand entsprechend auf sein Anliegen eingehen. Behutsam wird er dem Unwissenden nahe bringen, wo letztlich die Ursachen seiner Plagen und Krankheiten liegen können und wie er diese behandeln oder aufheben kann.

Der geistige Schüler hat an sich selbst all die Zustände seiner Mitmenschen erlebt. Er weiß, wie schwierig und langwierig es oftmals sein kann, bis der Mensch begreift, wie Gottes Allmacht und Liebe wirken können.«

QUELLE: Göttliche Weisheit (3)

Das Bewusstseinszentrum der göttlichen LIEBE

Das sechste Energiezentrum oder Stirn-Chakra

Das Zentrum der Liebe befindet sich in der Mitte hinter der Stirn. Es ist das größte Zentrum des Körpers, es pulsiert stark.

Zum sechsten Bewusstseinszentrum gehören: Augen, Nase, Ohren, Gleichgewichtsorgan, Zirbeldrüse (Epiphyse), Hirnanhangdrüse (Hypophyse) und Gehirn.

Stirn-Chakra oder Drittes Auge
aus der Sicht der Vedischen Medizin

Das Stirn-Chakra versorgt das zentrale Nervensystem und Augen mit Energie.

Es steht für Erkenntnisfunktionen, Sitz des Geistes und des Verstandes, Intuition und Fähigkeit zur Visualisation, Projektion unseres Willens, Manifestation durch Gedankenkraft.

Hormoneller Einfluss über die Hypophyse, dem Steuerungszentrum aller Drüsentätigkeiten im Körper. Ein blockiertes Chakra ruft oft Vergesslichkeit und verworrene Gedanken hervor.

Das 3. Auge ist das Zentrum des Christusbewusstseins.

Ein Mensch mit einem geöffneten 3. Auge lebt aus seiner Mitte, löst all seine Probleme im Sinne des Geistigen Gesetzes, in ihm ist vollkommenes Gleichgewicht.

Das Stirn-Chakra kann sich entfalten, wenn alle Wünsche des Egos in den Hintergrund treten, wenn Emotionen lautlos und ruhig geworden sind, wenn wir in jeder Hinsicht gelassen und neutral sind.

In diesem Zustand der inneren Stille nimmt die Strahlkraft der Geistigen Sonne an Intensität zu. Die Grenzen des Verstandes lösen sich auf – wir bekommen Zugang zu tiefem Wissen, kosmischem Bewusstsein. QUELLE: TimeWaver Datenbank

Allgemeine Fehlhaltungen gegen die Liebe

Mangel an Liebe, Eigenliebe oder Selbstbezogenheit kann viele Aspekte beinhalten:

- Alles „durch die eigene Brille" sehen, durch eigene Wünsche und Vorstellungen.
- Zu sehr nach seinen eigenen Vorstellungen leben.
- Nur an sich denken und andere Menschen vergessen oder ignorieren.
- Ständiges richten, urteilen, „tratschen" und schlecht über andere reden.
- Andere mit Gedanken, Worten oder Taten ausgrenzen, abwerten.
- Dominant sein, immer Recht haben wollen, streitsüchtig sein.
- Meinungsbildner sein, andere mit der eigenen Meinung beeinflussen wollen.
- Intoleranz, z.B. gegenüber anderen Denkweisen oder Religionen.
- Druck ausüben, andere zwingen.
- Der „sekundäre Vorteil der Krankheit":
  Eine Art Energie von anderen zu stehlen, ist das immer wieder Erzählen von eigenen Krankheiten, neuen Symptomen, Arztbesuchen und Operationen. Chronische Krankheiten werden gerne missbraucht für selbstbezogene Zwecke. Siehe „Krankheitsgewinn" auf Seite 45.
- Eine Depression kann auch auf Selbstbezogenheit und Mangel an Liebe hindeuten: „Ich denke nur an mich, ich kreise nur um mich."
- Zu lange trauern nach dem Tod eines Familienangehörigen: Oft wird auch lange getrauert, weil man nicht mehr die „gewohnte" Energie bekommt.
- Diebstahl, wenn ich Gegenstände oder Energie von anderen nehme.
- Viel essen und Völlerei deuten auch auf Selbstbezogenheit hin: Es ist ein Energie-Diebstahl an der Mutter Erde.

- Fleisch und Fisch essen bedeutet blind sein für das Leid der Tiere und ist ein Verstoß gegen das kosmische Gesetz der Liebe.
- Sich wie ein Pascha bedienen lassen, z.B. „Die Partnerin soll mir wie eine Sklavin dienen und für mich kochen, arbeiten" oder umgekehrt.
- Männer oder Frauen, die nicht arbeiten oder ihr Leben in die Hand nehmen wollen, leben oft aus der Energie des Partners oder der Eltern.
- Jugendliche oder Erwachsene, die das Hotel Mama „missbrauchen".
- Frauen, die Models sein wollen oder als „Amazonen" ihre Körper-Attribute und ihre Schönheit missbrauchen, um Männer zu verführen, um so Energie zu holen.
- Männer, die sich ein Luxus- oder Sport-Auto kaufen um anzugeben, die Bodybuilding machen, Muskeln vergrößern lassen, um Ego-Selbstwertgefühl und Anerkennungs-Energie von anderen zu bekommen.
- Männer, die zu Sportlern werden, deren Gedanken sich nur noch um den eigenen Erfolg und das Medaillen gewinnen drehen.
- Andere kontrollieren oder besitzen wollen.
- Eifersucht nach dem Motto „der Partner ist mein Eigentum".
- Die niedrige Sexualität, andere missbrauchen oder vergewaltigen.
- Groll, Rache, anderen schaden oder mit gleicher Münze zurückzahlen wollen.
- Mangel an Verständnis und Feinfühligkeit. Wie sich der andere fühlt, ist mir egal.
- Es kann auch Selbstbezogenheit sein, wenn man „nach dem Munde redet", Lob austeilt, um andere zu manipulieren, um etwas zu erreichen.
- Härte und Ungeduld z.B. wenn man möchte, dass der andere schneller dies oder jenes für mich erledigt.
- Selbstbezogenheit ist auch, anderen Schmerzen zufügen, Foltern, Töten oder Morden.

Wir sehen, das Ego kann viele Gesichter und viele Varianten an Selbstbezogenheit haben. Wenn wir es nicht abbauen, kann es uns krank machen; denn die Gedanken-Energien, die wir senden, kommen früher oder später wie ein Bumerang auf uns zurück.
Alles, was gegen die selbstlose Liebe verstößt, kann uns krank machen.
Ein Aspekt des Lebens-Sinnes ist es, unsere eigenen selbstbezogenen Aspekte und unsere Eigenliebe zu erkennen und umzuwandeln.

Augen

Die Augen sind das wichtigste Sinnesorgan, da der Kontakt zur Umwelt weitgehend über das Sehorgan verläuft. Die Augen gelten als der Spiegel des Körpers und der Seele.
Das linke Auge betrifft die persönliche Umwelt, das Familien-Leben und Gefühlswelt. Das rechte Auge eher die Bereiche der beruflichen Verwirklichung und die Beziehung zur Außenwelt.
In der psychosomatischen Medizin wird bei Augenproblemen oft die Frage gestellt: Was will ich nicht sehen? Wovor verschließe ich die Augen? Wen oder was übersehe ich? In manchen Fällen können diese Fragen hilfreich sein, aber nicht bei allen. Durch das Gespräch mit unseren Patienten haben wir festgestellt, dass die Ursachen oft tiefer liegen.

Die Augenkrankheiten und Fehlsichtigkeiten kommen vermehrt durch eine energetische Schwächung des 6. Chakras oder Bewusstseinszentrums der Liebe, auf Grund von Verstößen gegen das kosmische Gesetz der Liebe in diesem oder einem vorherigen Leben.
Auch eine Ernährung mit tierischen Produkten aus Fleisch und Fisch verstößt gegen die Liebe und bewirkt Dissonanzen im Körper, die zu Krankheit führen können.
Eine Hauptursache für Augenprobleme ist Mangel an Liebe, Egoismus, das „Blind sein" gegenüber anderen Menschen, Tierwelt und Natur.
Siehe die oben genannte Liste der möglichen Ursachen.

Augenkrankheiten und Fehlsichtigkeiten

Katarakt – Grauer Star

Eine wesentliche Ursache der Verhärtung bzw. des Ver-lustes an Elastizität der Linse bei Katarakt ist falsche unaus-gewogene Ernährung, zu viel gekochte Nahrung über Jahre hinweg, fehlende lebendige Nahrungsmittel (Frisch-kost, Rohkost) und Vitalstoffe, Vitamin-Mangel (u.a. Vita-min C, A und Carotin), zu viel tierisches Eiweiß (Fleisch, Wurst, Fisch, Käse und Milchprodukte etc.), zu viel Zucker und raffinierte Nahrungsmittel.

Trübungen bilden sich durch Ablagerungen und Kristalle in der Linse, hervorgerufen durch zu viel Salz, Calcium, tierischem Eiweiß, Rauchen, Einnahme von über 200 Medi-kamenten, die auf dem Markt sind z.B. gegen Gicht, Cholesterinsenker, Antibiotika, Diuretika, Steroide-Cortison.

Auch seelischer Stress, nervliche Anspannung, Energieman-gel, negative Gedanken und Emotionen, sowie karmische Belastungen, können zu Katarakt führen. Weitere Tipps für die naturheilkundliche Behandlung von Katarakt finden sie in meinem Buch „Besser sehen mit dem Herzen".

Glaukom – Grüner Star

Ist Glaukom eine Entzündungskrankheit mit seelischem Anteil? Aktuelle Studien zeigen, dass eine Hauptursache für die Zerstörung des Sehnervs nicht, wie man bis jetzt gedacht hat, der erhöhte Augeninnendruck ist, sondern eine entzündliche Zusammensetzung des Augenliquors (Augen-flüssigkeit) auf Grund von Fehlernährung (viel tierischem Eiweiß Fleisch, Wurst, Fisch, Käse und Milchprodukte, etc.), zu viel Zucker, Salz und raffinierte Nahrungsmittel. Siehe auch Kapitel „Entzündungskrankheiten" auf Seite 23.

Auch seelischer Stress, nervliche Anspannung, Energie-mangel, negative Gedanken und Emotionen, sowie kar-mische Belastungen, können zu Glaukom führen. Weitere Tipps für die naturheilkundliche Behandlung von Glaukom finden sie in meinem Buch „Besser sehen mit dem Herzen".

Macula Degeneration und Netzhaut-Krankheiten

Macula-Degeneration ist zum Teil eine Durchblutungsstörung der Netzhaut verursacht durch Arterienverkalkung, Ablagerungen (Drusen, Zellschutt) und Entzündungen der kleinen Blutgefäße, das zum Absterben der Sehzellen in der Netzhaut führt.

Fehlernährung, negative Gedankenmuster und durchlebte Traumas sind die Hauptursachen. Auch seelischer Stress, nervliche Anspannung, Energiemangel sowie karmische Belastungen, können zu Macula Degeneration und Netzhautkrankheiten führen. Positive Veränderungen des Menschen können viel zur Augen-Gesundheit beitragen.
Weitere Tipps für die naturheilkundliche Behandlung von Netzhautkrankheiten finden sie in meinem Buch „Besser sehen mit dem Herzen".

Blindheit und Teil-Blindheit

Karmische Belastungen durch negative Gedanken, Worte und Handlungen, durch Verstöße gegen das Gesetz der Liebe sind oft die Ursachen die zu Blindheit führen.
Es ist kein Zufall, dass man blind oder sehbehindert ist. Die Ursache liegt in der Seele, oft aufgrund von selbst geschaffenen Belastungen in dieser oder in einer vorhergehenden Inkarnation. Mit einer Krankheit kann eine Seelenschuld getilgt werden.

Dankbar dieses Schicksal annehmen, trotz aller Probleme, die die Blindheit mit sich bringt. Sie kann uns helfen, die Chance zu nutzen, um weiter zu kommen in diesem Leben.
Eine angeborene Krankheit kann eine Hilfe sein, weil sie uns zur Umkehr bewegen kann, um uns das Herz zu öffnen für das Wesentliche im Leben, evtl. für das Göttliche in uns und in allem, was uns umgibt.
Weitere Tipps für Blinde und Teil-Blinde finden sie in meinem Buch „Besser sehen mit dem Herzen".

Kurzsichtigkeit – Myopie

Die Ursache der Kurzsichtigkeit ist die Summe mehrerer Faktoren, die Augen werden zu wenig für die Weite benutzt, der fehlende Kontakt mit der Natur, Bewegungsmangel, ungesunde Ernährungs- und Lebensweise.
Auch seelische Fehlhaltungen können zu Kurzsichtigkeit führen, viel Denken, kopflastig und intellektuell sein z.B. Wissenschaftler, Professoren, Doktoren, Politiker, auch innere Unruhe, nicht zentriert sein, nervliche Anspannung, starker Ehrgeiz oder Selbstbezogenheit, Kontrollverhalten, Ängste, gestörtes Selbstwertgefühl, Minderwertigkeitskomplexe, Partnerschaftsprobleme, Traurigkeit.

Zu langer Augapfel ist nicht die Ursache, sondern nur die Folge all dieser Fehlhaltungen. Auch seelischer Stress, Energiemangel, negative Gedanken und Emotionen, sowie karmische Belastungen, können zu Kurzsichtigkeit führen.
Weitere Tipps für die Behandlung von Kurzsichtigkeit finden sie in meinem Buch „Besser sehen mit dem Herzen".

Weitsichtigkeit – Hyperopie

Die Ursache der Weitsichtigkeit ist die Summe mehrerer Faktoren, fehlender Kontakt mit der Natur, Bewegungsmangel, ungesunde Ernährungs- und Lebensweise.
Auch diverse seelische Fehlhaltungen können die Ursache der Weitsichtigkeit sein, z.B. Anpassungsschwierigkeiten im Leben, Rebell, Dominanz, familiäre- und Partnerschaftsprobleme, angespanntes Nervensystem, innere Unruhe, starke Selbstbezogenheit, Ängste, gestörtes Selbstwertgefühl, Minderwertigkeitskomplexe. Zu kurzer Augapfel ist nicht die Ursache, sondern nur die Folge all dieser Fehlhaltungen.

Viele Babys kommen mit einer leichten Weitsichtigkeit auf die Welt, die mit dem normalen Reifungsprozess des Kindes verschwindet. Kinder sind durch unsichtbare Bande mit den Eltern verbunden und nehmen auf, was sich in der Familie abspielt.

Eltern sind in vielen Fällen die Ursache der Krankheit ihrer Kinder, durch nicht verarbeitete seelische Konflikte oder durch schlechte Lebens- und Ernährungs-Gewohnheiten.
Positive Veränderungen der Eltern tragen zur Genesung der Augenprobleme des Kindes bei.
Weitere Tipps für die Behandlung von Weitsichtigkeit finden sie in meinem Buch „Besser sehen mit dem Herzen".

Altersweitsichtigkeit – Presbyopie

Altersweitsichtigkeit ist weit verbreitet und hängt zusammen mit einer Verhärtung der Linse durch Fehlernährung oder innerer Anspannung.
Der Elastizitätsverlust des Gewebes der Linse durch den normalen Alterungsprozess erklärt nicht die Häufigkeit der Presbyopie.

Eine wesentliche Ursache der Verhärtung bzw. des Verlustes an Elastizität der Linse bei Altersweitsichtigkeit ist falsche unausgewogene Ernährung, zu viel gekochte Nahrung, über Jahre hinweg, fehlende lebendige Nahrungs-mittel (Frischkost, Rohkost) und Vitalstoffe, Vitamin-Mangel (u.a. Vitamin C, A und Carotin), zu viel tierisches Eiweiß (Fleisch, Wurst, Fisch, Käse und Milchprodukte etc.), zu viel Zucker und raffinierte Nahrungsmittel.

Starrheit und Trübungen der Linse bilden sich durch Ablagerungen (in kristalliner Form?) in der Linse, hervorgerufen durch zu viel Salz, Natrium, Calcium, tierischem Eiweiß, Rauchen, sowie die Einnahme zahlreicher Medikamente, z.B. gegen Gicht, Cholesterinsenker, Antibiotika, Diuretika, Steroide (Cortison).
Auch seelischer Stress, nervliche Anspannung, Energiemangel, nicht zentriert sein, negative Gedanken und Emotionen können zu Augenkrankheiten führen. Weitere Tipps für die Behandlung von Alters-Weitsichtigkeit finden sie in meinem Buch „Besser sehen mit dem Herzen".

Hornhautverkrümmung – Astigmatismus

Hornhautverkrümmung tritt oft in Kombination mit Kurzsichtigkeit und Weitsichtigkeit auf. Für viele ist die Diagnose Hornhautverkrümmung ein Schock, da man meint, dass sie genetisch bedingt und nicht heilbar sei. Warum sollen unsere Augen die einzigen Organe des Körpers sein, die nicht heilen können? Ein Großteil der Bevölkerung hat leichte Hornhautverkrümmung – dies ist jedoch keine Krankheit und braucht auch nicht therapiert zu werden!
Hornhautverkrümmung wird immer von Weit- oder Kurzsichtigkeit begleitet. Wenn man beide ganzheitlich behandelt, verschwindet die Hornhautverkrümmung. Unsere Augen bestehen aus elastischen Strukturen, wie aus Gummi, und sie reagieren auf unsere Gedanken- und Gefühlswelt. Wenn der Mensch bereit ist, sich positiv zu verändern, normalisieren sich oft die Fehlsichtigkeit und die Form der Hornhaut. Weitere Tipps zur Behandlung von Hornhautverkrümmung, Kurzsichtigkeit, Weitsichtigkeit finden sie in meinem Buch „Besser sehen mit dem Herzen".

Schielen – Strabismus

Strabismus bei Erwachsenen hat viel zu tun mit seelischen Disharmonien, sowohl bei der Person die schielt, als auch in der Familie. Auch karmische Belastungen, seelischer Stress, nervliche Anspannung, Energiemangel, nicht zentriert sein, negative Gedanken und Emotionen können zu Schielen und allen Arten von Augenkrankheiten führen.
Kinder sind durch unsichtbare Bande mit den Eltern verbunden und nehmen auf, was sich in der Familie abspielt. Auch dann, wenn ein Elternteil nicht zu Hause ist. Positive Veränderungen der Eltern tragen zur Genesung der Augenprobleme des Kindes bei. Viele Mütter (auch Väter) merken nicht, dass in vielen Fällen sie selbst die Ursache der Krankheit ihrer Kinder sind, durch innere Unruhe, Stress, nicht verarbeitete seelische Konflikte oder durch schlechte Lebens- und Ernährungsgewohnheiten. Siehe mein Buch „Besser sehen mit dem Herzen" zum Thema Schielen.

Sehverbesserung und frei werden von der Brille?

60 % der Bevölkerung in den Industrieländern braucht eine Brille oder Kontaktlinsen.
Der Sehtest wird oft missbraucht, um Brillen zu verkaufen!
Brille, Kontaktlinse und Laser-OP haben viele Nachteile für die Augen. Sie sind nur eine Symptombehandlung, die uns momentan hilft besser zu sehen, jedoch die wahren Ursachen nicht heilt.
Krankheiten kommen nicht per Zufall auf uns zu. Es ist nicht die Genetik oder eine Laune der Natur, die unseren Augapfel zu kurz oder zu lang macht, sondern Negativität.
Der Augenarzt Dr. med. W. H. Bates sagte dazu:

»Die Sehkraft ist abhängig von unserer inneren Verfassung: Seelische Verspannung bringt unscharfes Sehen. Schlechtes Sehen ist das Resultat von anstrengender Anspannung, die auf die äußeren Augenmuskeln einwirkt, und das wiederum nötigt den Augapfel, seine Gestalt zu ändern.«

»Anspannung verschlechtert das Sehen,
Entspannung bessert die Sehkraft.«

»Brillen führen die Augen
zu einem Zustand der Passivität und Stagnation.«

»Jahrelanges Tragen von Brillen mit immer stärker werdenden Gläsern macht deutlich, dass sich die Augen durch die Brille nicht bessern, sondern nur weiterhin schlechter werden.«

»Man sollte die Brille so wenig wie möglich tragen; so hilft man den Augen am besten, die natürliche Sehkraft wieder zu erlangen.«

Unsere Methode zur Sehverbesserung beinhaltet folgendes:

- Die Brille / Kontaktlinsen so wenig wie möglich tragen.
- Die Abhängigkeit von der Brille / Kontaktlinsen reduzieren, evtl. unterkorrigierte benutzen, sie nur bei Bedarf nutzen.
- Das Erforschen der Ursachen und des seelischen Anteils der Augenprobleme.
- Gesunde Ernährung, vegetarisch, vegan, Vitalkost mit mindestens 50 % Rohkost.
- Bewegung, Sport. Kontakt mit der Natur pflegen.
- Sich eine tiefe und bewusste Atmung angewöhnen.
- Massagen und Entspannungs-Behandlungen.
- Meditatives wandern und Augenschule in der Natur
- Positive Veränderungen im Äußeren und im Inneren.
- Ordnung im Leben schaffen.
- Das Erlernen, ruhiger zu werden.
- Bestrebt sein, mehr und mehr nach dem Gesetz der Liebe zu leben.

In unserer Arztpraxis begleiten wir unsere Patienten auf dem Weg zur Sehverbesserung und Augengesundheit ganzheitlich, mit den oben genannten Hinweisen und mit individuellen Lebensberatungsgesprächen. Weitere Tipps für die ganzheitliche Behandlung von Fehlsichtigkeit und Augenkrankheit finden sie in meinem Buch „Besser sehen mit dem Herzen".

Nase

Schnupfen und Erkältung sind ein Reinigungsmechanismus, eine Entgiftungsreaktion des Körpers. Er kann sich so von Giften und Schlacken reinigen.

Bestimmte Nahrungsmittel bilden vermehrt Schleim und belasten die Nase und Nasennebenhöhlen: Zu viel Zucker, Süßigkeiten, Schokolade, Brot, Getreide-Produkte, Müsli, Pizza, Pasta. Auch Milch, Käse, Joghurt, Quark, Butter und Salz etc.

Es gibt viel verstecktes Salz in normalen Nahrungsmitteln, was Schleim verdickt und die Entsorgung verhindert.

Viele Atemwegsprobleme wie Erkältungen, Rhinitis, Sinusitis und Bronchitis könnten geheilt werden, wenn man den Konsum dieser Nahrungsmittel reduzieren würde.

Eine große Hilfe ist, Nahrungsmittel essen, die viel Wasser beinhalten, z.B. Wassermelone, Birne, Mango, Tomaten, Gurke.

Wir sollten eigentlich darüber froh sein, wenn Schleim über Nase oder Hals ausfließt, denn es ist ein Selbstheilungsprozess des Körpers. Siehe auch Seite 71.

Wenn die Nase verstopft und zu ist, symbolisiert das, dass wir „die Nase voll haben", z.B. von einem Menschen oder einer Situation.

Unser Körper hat die negativen Informationen gespeichert. Je stärker das selbstgeschaffene Energiefeld an Negativität ist, desto stärker sind die Reaktionen des Körpers.

Schuld sind nicht die anderen oder die Situation, sondern wir selbst, mit all dem, was wir gesendet haben durch Gedanken, Worte und Handlungen.

Durch eine Erkältung, Schnupfen, Niesen, Husten kann sich der Körper von selbstverursachter Negativität befreien.

Ohren

Die Ohren sind wichtige Sinnesorgane, sie enthalten den Gehörsinn und den Gleichgewichtssinn.

Viele Medikamente können zu Gehörsinnproblemen und Schwindel führen. Auch eine Ernährung mit Nahrungsmitteln, die Arterienverkalkung fördert, kann im Alter die Funktion des Gehörsinns verschlechtern.

Siehe „Arterienverkalkung" auf Seite 253.

Allgemeine Fehlhaltungen

Wenn wir am Gehörsinn krank werden, so wollen wir etwas nicht hören, jemandem nicht zuhören:

- Unser Herz ist gegen bestimmte Menschen verschlossen.
- Mangel an Liebe.
- Nicht hören wollen, bewusst oder unbewusst.
- Übertriebene Neugierde, alles hören wollen.
- Kritik, die uns stark erregt, nicht als Hilfe sehen.
- Sich zurückziehen.
- Blinder Gehorsam.

Zur Liebe gehören das Zuhören, das Anhören, nicht jedoch das Überhören, das Verhören.
Das Annehmen können hat viel zu tun mit dem Anhören können.
Wir sollten beim Zuhören den Mittelweg finden, also nicht uns als Mülleimer für alles verwenden lassen, was der Nächste los werden möchte, andererseits uns auch nicht vor dem, was er sagt, verschließen. Stattdessen sollten wir heraushören, was er eigentlich sagen möchte, also zwischen den Worten den Sinn erfassen.
Falsch wäre, im Sinne von Aushorchen, unsere Neugierde zu befriedigen.

Beim Gehorchen erreichen uns Anweisungen über das Ohr.
Wir sollten nicht das Extrem des blinden Gehorsams leben.
Zum Hören gehört auch das offen sein für Kritik.
Eine berechtigte Kritik ist eine Form von Liebe, die unserer Entwicklung dient.

Eine unberechtigte Kritik, die in uns keine Resonanz auslöst, geht zum einen Ohr hinein und zum anderen wieder hinaus.

Erregen wir uns über eine „unberechtigte" Kritik, so ist sie auf eine Resonanz oder Entsprechung in uns gestoßen und daher zumindest zum Teil berechtigt.
Wir sollten sie dann als Hilfe sehen.

QUELLE: Die Göttliche Weisheit (1)

279

Gleichgewichtsorgan

Das Gleichgewichtsorgan spiegelt weitgehend unser seelisches Gleichgewicht.

Sind wir innerlich im Ungleichgewicht – erkennbar an einem hektischen, unausgewogenen Körperrhythmus – dann ist auch das Gleichgewichtsorgan davon betroffen. Wir spüren dies z.B. in Form von Schwindel oder Schwanken.

Wir sind nicht stabil, sondern schwankend, mit einer falschen oder unzureichenden Ausrichtung oder einem Mangel an Lebenszielen.

Sind wir nicht auf die eine Kraft im Universum ausgerichtet, auf die höchste Kraft, Gott, sondern auf mehrere oder auf niedrig schwingende Kräfte, dann spüren wir dies häufig im Innenohr, d.h. wir bekommen ein Ohrgeräusch – Tinnitus –, oder alles um uns dreht sich – Schwindel. Wir fühlen uns umnebelt, umwölkt; wir sind desorientiert, demzufolge im Ungleichgewicht.

Die Ausrichtung ist somit der Hauptfaktor, der das Gleichgewicht beeinflusst.

Eine falsche Ausrichtung auf Menschen, auf Meister, auf Gurus, auf Dogmatismus wirkt sich in diesem Bereich aus.

Auch Fanatismus kann solche Störungen hervorrufen.

Tinnitus

Tinnitus kann als Folge von geistiger und körperlicher Überlastung und nervlicher Anspannung auftreten, z.B. durch massiven Stress oder Konflikte in der Arbeit und im privaten Beziehungsbereich. Jede Krankheit hat eine Botschaft an uns und zeigt, dass wir einige Fehlhaltungen ändern sollen.

Fehlhaltungen bei Tinnitus

Großes Kontrollbedürfnis, Misstrauen, mangelnde Frustrationstoleranz, Aggressionshemmung, Perfektionismus, hohe Verantwortungsbereitschaft, Leben in Zeitdruck und Hektik, innere Unruhe, Gefühl „durchhalten zu müssen".

Menschen mit bestimmten Persönlichkeitsmerkmalen, wie Zwanghaftigkeit, Selbstunsicherheit und Misstrauen leiden häufiger an Tinnitus als andere. Oft handelt es sich um Menschen, die fleißig, ehrgeizig, perfektionistisch und pflichtbewusst sind. Sie haben früh gelernt, aggressive Gefühle nicht zuzulassen. Die Folge, der Druck im Inneren steigt ständig, bis sich schließlich ein Notventil – Tinnitus – öffnet.

Wer sich zwanghaft anpassen muss, beißt die Zähne zusammen. Die Folge, die Kiefermuskulatur verspannt sich, und es kommt zu Fehlstellungen im Kiefergelenksbereich, die die Innenohrfunktion spannungsbedingt beeinträchtigen. Das wiederum sendet Störpotentiale aus.

Auch ständiges Misstrauen der Umwelt gegenüber versetzt den Organismus in erhöhte Wachsamkeit. Alle Sinnesorgane sind in Alarmbereitschaft. Das Gehör wird zum Radarsystem, das feindselige Bewegungen frühzeitig erkennen soll. Manche Menschen mit Ohrensausen haben ihre Ohren in „Radarschirme" verwandelt.

Das Ohr kann bei Bedarf nicht verschlossen werden. Es ist ständig eingeschaltet, hat nie Pause und kann sich auch vor Reizüberflutung nicht schützen. Ist der Patient im privaten oder beruflichen Bereich überlastet, kommt es vor, dass er im wahrsten Sinne des Wortes nichts mehr hören will oder kann.
QUELLE: Dr. med. Wolf-Jürgen Maurer

Heilung von Tinnitus kann man durch Entspannung finden. Zur wahren Entspannung finden wir durch Achtsamkeit, Selbstanalyse, innerer Arbeit an uns selbst, Ordnung und Frieden im Leben und in der Beziehung zu anderen Menschen.

Hilfen und „**Lebenswerkzeuge**" lassen sich in vielen Kapiteln dieses Buches finden: „Wie kontrolliere ich meine Gedanken?" (Seite 152), oder „Wie lerne ich vergeben?" (Seite 161), oder das Thema, „Eine lebendige Beziehung zur Schöpferkraft, Gott" (Seite 301).

Hirnanhangdrüse – Hypophyse

Die Hypophyse ist die zentrale Leitdrüse des Körpers. Sie reguliert alle anderen Drüsen und bildet mit ihnen Regelkreise.
Geistig gesehen ist ihr Sitz direkt unterhalb der Seele, unter dem Bereich von Hypothalamus und Thalamus. Dies sind die organischen Strukturen, die dem Seelenbereich entsprechen. Demgemäß funktioniert die Hypophyse etwa so, wie die Seele sich dem Körper gegenüber mitteilen kann.
Die Hypophyse ist der direkte „Repräsentant der Liebe", also der seelischen Energie, deren Fluss wir über die Verwirklichung und Umsetzung der Liebe regulieren.
Fließen die seelischen Energien frei in den Körper hinein, dann fließen sie nicht nur über die sieben Energie-Zentren zu allen Organen, sondern direkt zur Hirnanhangdrüse. Diese wird dann gut funktionieren und alle Regelkreise lenken; sie wird dem Körper mitteilen, was die Seele möchte.
Je mehr wir nach dem Gesetz der Liebe leben, desto besser fließen die göttlichen Energien über die sieben Chakras oder Bewusstseinszentren der Seele und umso gesünder und glücklicher sind wir.

QUELLE: Die Göttliche Weisheit (1)

Zirbeldrüse – Epiphyse

Die Zirbeldrüse oder Epiphyse (Corpus pineale) wird auch das Dritte Auge genannt. Sie ist im Zentrum des Schädels verborgen, hat direkte Informationskontakte zu den Augen, denn sie reagiert auf alle Lichteinwirkungen und Sinneseinflüsse.

Die Zirbeldrüse oder Epiphyse ist ein zentrales Regelorgan des Körpers und gleichzeitig ein Empfänger. Viele kosmische Einwirkungen auf den Menschen werden hier registriert, also Einwirkungen aus den reinen himmlischen Welten, aus den Astralbereichen, den Reinigungsebenen, Einflüsse von den Planeten und Sternen.

Da alle kosmischen Einwirkungen in Form von Rhythmen und Zyklen ablaufen, werden diese hier aufgenommen und auf die körperlichen Rhythmen umgesetzt. Es sind dies die Äonen, die Zeitalter, die Lebensalter, der 7-Jahres-Rhythmus, der jahreszeitliche Rhythmus, der 28-Tage-Mond-Rhythmus, der Wochen-Rhythmus, der Tag-Nacht-Rhythmus (hell – dunkel).

Ist der Mensch in Harmonie mit dem Kosmos und all diesen Rhythmen, wird er auch einen harmonischen Körperrhythmus haben, erkennbar z.B. an einer gleichmäßigen Haut, ohne dunkle oder helle Flecken. Die Pigmentierung der Haut läuft direkt über die Epiphyse.

Zum anderen ist dieses Organ der Gedankenwelt gegenüber offen, d.h. jeder negative Gedanke bringt die Zirbeldrüse in Disharmonie. Auf diese Weise stören wir mit der Gedankenwelt die Rhythmuskoordination zwischen unserer körperlichen Materie, dem materiellen Kosmos und dem immateriellen Kosmos.

Zirbeldrüse und Sonnengeflecht sind die beiden schwingungssensibelsten Strukturen des Körpers, zwischen ihnen ist die Antenne des Körpers ausgespannt.
Das Sonnengeflecht reagiert dabei vor allem auf die Schwingungen der Umwelt, die Zirbeldrüse auf die der eigenen Gedanken und des Kosmos.

QUELLE: Die Göttliche Weisheit (1)

Die Stufe der LIEBE
auf dem Inneren Weg zu GOTT

»Auf der sechsten Stufe erwacht der Mensch sodann zur selbstlosen, göttlichen Liebe, die sich dem Nächsten opfern möchte.

Der strebsame und göttlich Weise erlebt in verstärktem Maße die Ausgießung der göttlichen Liebe, die ihn zum Träger des Guten werden lässt.
Die sich allzeit verströmende Gottesliebe wird sich einem hingebungsvollen Kind in ihrer großen Fülle schenken, so dass der geistig Weise dem ewig Allmächtigen immer näher kommt.

Er, der Herr allen Lebens, der Geist Gottes, kann Seinem aufwärtsstrebenden Kind auch zu irdischem Aufstieg und Erfolg verhelfen und es auf eine hohe weltliche Stufe stellen, damit es vielen Untergebenen ein leuchtendes Vorbild sein kann.
Erkenne dies, o Mensch, und werde nicht mehr rückfällig, indem du durch deine Stellung egoistisch und selbstsüchtig wirst.

Sei allezeit bestrebt, deinen Mitmenschen zu dienen.

Wenn Gott dich auf eine hohe irdische Stufe stellte, weil du einen geistig hohen Bewusstseinsgrad erlangt hast, dann wisse, dass du der geringste Diener unter den Deinen und auch deiner Untergebenen sein solltest.

Achte und schätze deinen Nächsten, gleich welche Arbeit er auch verrichtet.
Übe dich weiterhin in der Nächstenliebe, und wisse, dass Gott durch dich an deinem Nächsten, an Seinem Kind, wirken möchte.«

QUELLE: Göttliche Weisheit (3)

Das Bewusstseinszentrum der göttlichen BARMHERZIGKEIT

Das siebte Energiezentrum oder Kronen-Chakra

»Das Zentrum der Barmherzigkeit befindet sich unterhalb des Scheitelpunktes im Gehirn. Es ist eng gekoppelt an das Zentrum der Liebe. Sein Wirkungsbereich umfasst das Großhirn und Kleinhirn.

Die Barmherzigkeit umfasst das Verständnis für den Nächsten, das selbstlose Dienen, die Güte, die Toleranz und die Sanftmut. Ihr wohnt der Gleichklang aller positiven Kräfte und die kosmische Allharmonie inne. Daher ist sie auch das höchste Zentrum, das Tor zur Absolutheit.

Auch hier gibt es Verstöße in Form einer Unter- und einer Übertreibung. Die Untertreibung der Barmherzigkeit ist die Unbarmherzigkeit, die seelische Grausamkeit, das Leben nach dem Karma-Gesetz im hinduistischen, in fanatischem Sinne, das Anwenden des alttestamentarischen Prinzips des „Auge um Auge, Zahn um Zahn". Fanatismus ist eine Form der Unbarmherzigkeit.

Ebenso kann jedoch die Barmherzigkeit übertrieben werden, wenn sie vom Ich zum Ich ausgeübt wird, die Seele des Nächsten also nicht als das Wesentliche angesehen wird. Wir sollten die Barmherzigkeit nicht missverstehen, d.h. wir sollten nicht andere und uns selbst dort schonen, wo nur Offenheit helfen und befreien kann.

Der Mittelweg ist auch hier der richtige. Wir sollten kritisch sein, aber selbstlos und konstruktiv kritisch, nicht destruktiv und abwertend. Dies ist nur möglich, wenn wir keine Aversion gegen den Nächsten haben, wenn also keine wesentliche Entsprechung oder Resonanz in uns mehr da ist.

Ein Schonen oder „in Watte packen" des Nächsten, damit er uns genauso schont, damit unsere eigenen Entsprechungen verborgen bleiben, ist keine Barmherzigkeit.

Sind wir barmherzig gegenüber jemandem, der gerade sein Ich auslebt, so sind wir gleichzeitig unbarmherzig seiner Seele gegenüber. Dies sollten wir uns immer bewusst machen. Strenge ist somit auch ein Teil der richtig verstandenen Barmherzigkeit.

Haben wir überhöhte Ansprüche an uns und/oder an die Nächsten, um dadurch von der eigenen unzureichenden Verwirklichung abzulenken, so ist auch dies unbarmherzig. Es folgt daraus Intoleranz. Dies ist nur ein Zeichen für Verdrängung und Kasteiung anstelle der Überwindung.

Wir sollen menschliche Wünsche zwar nicht ausleben, sie aber reduziert erleben.

Wer mehr und mehr frei wird von negativen Aspekten und mehr und mehr nach den Geistigen Prinzipien lebt, wird Verständnis und Einfühlungsvermögen für seinen Nächsten haben. Unbarmherzig kann man auch sein durch Über-betonung des Intellekts, durch scharfes Anwenden der intellektuellen Fähigkeiten, kombiniert mit Stolz darauf. Ein solcher Intellektualismus führt im Alter häufig zur Hirn-gefäßverkalkung, Alzheimer, Demenz, so dass der frühere Grund für intellektuellen Stolz im Alter ins Gegenteil um-schlägt. Der Intellektuelle verliert im Alter sein Gedächtnis, er wird kindisch, abhängig von seiner Umwelt.«

»Viele Menschen sind sehr stolz auf ihr Verstandesdenken, das sie als Intellekt oder gar als Intelligenz bezeichnen. Viele Wissenschaftler z.B. suchen und forschen nur im materiellen Bereich. Sie sehen im materiellen Sein die einzige Realität und die einzige Möglichkeit, Erfahrungen sammeln zu können, um eventuell berühmt zu werden.

Je intellektueller der Einzelne ist, umso enger ist sein Bewusstsein. Menschen, die nur auf die Materie bezogen sind, wollen ihre Meinungen durchsetzen und ihr Wissen anerkannt sehen. Ein wahrer Wissender ist ein Weiser.

Er diskutiert nicht, er weiß. Nur Unwissende diskutieren.

Wer nur mit dem Verstand, ohne Weisheit, agiert und rea-giert, bleibt in seiner Beurteilung einseitig.

Er ist ein Gefangener seines Ichs.«

»Richtig verstandene Barmherzigkeit will nichts für sich, sondern gibt dem Nächsten, was seine Seele braucht, ohne ihn zu verletzen. Unterstützen wir ihn dabei, dass zu werden, was er im Wesenskern seiner Seele ist, ein reines Geistwesen, und tun wir dies als Hilfe zur Selbsthilfe, ohne irgendetwas zu wollen, so sind wir barmherzig.

Schon ein Handeln nach dem Prinzip „Was du nicht willst, das man dir tu, das füg auch keinem anderen zu" würde die Welt wesentlich anders aussehen.«

QUELLE: Die Göttliche Weisheit (1)

»Der intuitive Geist ist ein heiliges Geschenk und der rationale Geist ein treuer Diener. Wir haben eine Gesellschaft erschaffen, die den Diener ehrt und das Geschenk vergessen hat.«

Albert Einstein (1879-1955), Physiker, Vegetarier, Pazifist

»Die Wissenschaft vermittelt uns das Wissen, aber wir brauchen die Weisheit. Wir schauen auf die Wissenschaft, um eine Erklärung dafür zu finden, warum manche Menschen gesund werden und andere nicht.

Intellektueller Ehrgeiz führt in die Irre, die Wahrheit ist einfach. Alles, was nicht intellektuell ist, gilt in unserer Kultur als Schwäche – Intuition, Geist, Seele, Herz. Bis in die jüngste Zeit hinein hatten diese Dinge für die Menschen nicht viel Wert, und oft werden sie abwertend als Gefühlsduselei bezeichnet. Sobald Wissenschaftler das Wort Mystizismus hören, reagieren sie oft sehr unangemessen.

Der Körper ist ein Spiegel der Seele. Der ganze Körper verändert sich mit seinen Gedanken und Gefühlen.

Dinge, die nicht gemessen werden können, sind sehr real und wertvoll. Dinge, die sich nicht beweisen lassen, können die Grundlage für ein besseres Leben sein.

Ich glaube, der Mensch sucht Liebe und Verbundenheit. Wir sind an sich soziale Wesen, und wir leben in einer Kultur, in der es nur ums Geld geht. Ich glaube, dass viele Dinge, die wir als Krankheitszustände betrachten, in Wirklichkeit der Hunger nach Liebe und Verbundenheit sind.«

QUELLE: Dr. med. Dean Ornish aus dem Buch »Heilen mit Liebe«

Kronen-Chakra
aus der Sicht der Vedischen Medizin

Das Scheitel-Chakra befindet sich am höchsten Punkt des Kopfes und steht für Verschmelzung mit dem universellen Sein, höchste Vollendung, Einheitsbewusstsein.

Das Scheitel-Chakra ist die Verbindung zum Höheren Selbst, es ist der Zugang zum kosmischen Bewusstsein und zu vollkommener Weisheit.

Ist dieses Chakra erweckt, dann ist seine Aufgabe, den feinsten Äther und kosmische Energien aufzunehmen und es sendet selbst Energien aus. Diese bezieht das Scheitel-Chakra ausschließlich aus der Kausalebene und aus dem Göttlichen Bewusstsein.

Nach einer solchen Entwicklung ist das persönliche Energie-feld des Menschen mit allen Kraftfeldern des Universums verbunden.

Was wir früher intellektuell und später intuitiv erfasst ha-ben, gelangt nun zu einem vollkommenen Verstehen.

Wir erleben die verschiedenen Ausdrucksformen der Schöp-fung als Plan des Göttlichen Bewusstseins, mit dem wir eins geworden sind.

QUELLE: TimeWaver Datenbank

Allgemeine Fehlhaltungen gegen die Barmherzigkeit

- Missbrauch der intellektuellen Fähigkeiten und des menschlichen Verstandes.
- Zerstörerische Kritik.
- Abwertung anderer.
- Unbarmherzigkeit und Lieblosigkeit.
- Fanatismus.

Gehirn

Das Großhirn registriert alles, was die Sinnesorgane des Körpers aufnehmen, nicht nur die Sinnesorgane des Kopfes, sondern auch die Haut und die inneren Organe.

Es registriert Schmerzen. Jeder Schmerz sollte ein Signal für uns sein, ein Hinweis, zu fragen: Was steckt dahinter?

Kopfschmerz

ist ein Alarm-Zeichen des Körpers, und hat diverse Ursachen:

- Viel essen, ungesundes Essen, raffinierte und denaturierte Nahrungsmittel. Käse, Genussmittel, Zucker, Gummifrüchte, Süßigkeiten, Schokolade, Süßgetränke, Energiedrinks, Rauchen, Drogen …
- Wenig Wasser trinken.
- Sauerstoff- und Bewegungs-Mangel.
- Verstopfung, Blähbauch.
- Überlastung des Kopfes durch Computer, Spiele, Internet, Filme, Musik.
- Disharmonien aller Art, stressiger Lebensstil u. Exzesse.
- Negativität senden durch Gedanken, Worte u. Handlungen.
- Negatives Denken über andere.
- Viel über Probleme, Sorgen grübeln.

All diese Fehlhaltungen können auch andere Krankheiten im Kopfbereich auslösen.

Kleinhirn

Das Kleinhirn ist die Koordinationszentrale zwischen sämtlichen Muskeln des Körpers und den Sinneseindrücken. Wir müssen, um uns so bewegen zu können, wie es uns selbstverständlich ist, alle Sinneseindrücke verwerten und in Form koordinierter Muskelbewegungen darauf reagieren. Diese Koordination findet im Kleinhirn statt, in enger Zusammenarbeit mit dem Gleichgewichtsorgan.

Die **Parkinson** Krankheit, Schüttellähmung, wird z.T. durch Nervengifte verursacht. Siehe Seite 171.
Auch ein übermäßiger Milchprodukte-Konsum, sowie Aluminium-Belastung und Verstopfung sind Faktoren, die Parkinson begünstigen.
Das Schütteln ist oft ein schlagen wollen, das man jedoch nicht zeigen will. Es handelt sich um tiefe und aggressive Emotionen, die stark unterdrückt sind, so dass sie dem Kranken in keiner Weise mehr bewusst sind.

Die Stufe der BARMHERZIGKEIT
auf dem Inneren Weg zu GOTT

»Der ewig herrliche Geist führt dich sodann zur siebten Stufe, der Barmherzigkeit. Sei ein Samariter! Ein wahrer göttlich Weiser ist bestrebt, unermüdlich an der Hand Gottes zu wandeln und sich nicht aus dem Lichtschein Seiner Herrlichkeit zu begeben. So kann er niemals in die Irre geführt werden.

Ein bewusst dem Göttlichen zugewandter Mensch, der zum Handschuh Gottes geworden ist, erkennt und erfasst das auf ihn Zukommende wesentlich schneller als ein in der Materie Lebender.

Dank des Reifegrades, den der Erleuchtete durch die göttliche Hilfe erlangt hat, weil er sich unermüdlich der Selbstkontrolle unterzog und noch unterzieht, weiß er, auf welche Bewusstseinsstufe er sich zu begeben hat, um seinen Nächsten aufzuklären und zu unterweisen.

Auch ist es ihm geboten, so wie Gott, der Herr, ihn führte, ebenfalls seine Untergebenen in den sieben Grundstufen des Lebens zu unterweisen und zu führen.

Ihm wird die Kraft zur rechten Verhaltensweise gegeben, da ihm Gottes Geist sehr nahe ist. Weise wird er seinen Nächsten zu leiten wissen, ohne ihn zu verletzen.

O Mensch, erkenne, die sieben Grundstufen sind der Bewusstwerdungsweg deiner Seele und deines menschlichen Seins.
Wenn du diese Stufen begehst, wirst du Gesundheit, innere Freude, Frieden, Harmonie und Selbstlosigkeit erlangen.
Was dir heute noch missglückt, wird dir sodann nach Gottes Willen und Ratschluss glücken.
Wenn der Gottesgeist zu deinem beseelenden Leben geworden ist, wird Er dir nicht nur geistig, sondern auch physisch alles schenken, dessen du bedarfst.

Du kannst durch die Kraft des Heiligen Geistes in die gesegnete Lage kommen, in der du alle materiellen Dinge erlangst. Hüte dich jedoch, diese als dein Eigentum zu betrachten.

Gib von allem, was du empfängst, an deine Nächsten weiter, und bleibe ein Vorbild für jene, die dich umgeben, auf dass sie von dir lernen können. Denn Gott stellte dich auf diese Stufe, auf dass du ein leuchtendes Licht in der Finsternis seist.

Gottes Geist kennt nur Gesundheit und geistige Lebensfreude.
Übe dich auf der Leiter zur Erkenntnis in der Gottes- und Nächstenliebe.
Dann wird dir der Geist Gottes alles schenken, was du zu deinem weiteren geistigen und irdischen Fortschritt benötigst.«

QUELLE: Die Göttliche Weisheit (3)

Ganzheitsmedizin

und

Spiritualität

Ganzheitsmedizin und Spiritualität

Früher haben Medizin und Spiritualität zusammen gehört. Im alten Ägypten und in vielen anderen Zivilisationen waren die Priester gleichzeitig auch Ärzte. So wurde der kranke Mensch ganzheitlich betrachtet und behandelt.
In den letzten 150 Jahren hat sich die Medizin immer mehr von der Spiritualität und der Religion getrennt und ist eine reine Wissenschaft geworden.

Das Wort Spiritualität hat lateinischen Ursprung aus spiritus „Geist, Hauch", und spiro „ich atme" und bedeutet Geistigkeit, was im Gegensatz zur Materialität steht.
Das Wort Religion ist lateinischen Ursprungs aus „religare", und bedeutet „an-, bzw. zurückbinden", „zurück zu Gott"; „religio", bedeutet auch „eine gewissenhafte Sorgfalt in der Beachtung von Vorschriften".

Die Welt wird immer chaotischer!
Was haben die Religionen bis jetzt gebracht?
In jeder Religion findet man Aspekte der Wahrheit. Leider haben viele Welt-Religionen mit dem wahren Gott und Spiritualität wenig gemeinsam, denn sie vermitteln ein falsches Bild von Gott und führen die Menschen in die Irre, zu äußeren Ritualen, Zeremonien, Traditionen, Heiligen Schriften und letzten Endes zu Bewusstseinsenge und Unfreiheit.

Immer mehr Menschen dieser Welt sind von ihrer Religion enttäuscht und wenden sich ab, andere bleiben den Traditionen und alten Schriften verhaftet.
Priester predigen eine höhere Moral und Ethik, sie selbst sind selten ein gutes Vorbild. Sie sind oft intellektuelle und kopflastige Menschen, die Theologie studiert haben, aber selten Gotteserfahrungen machen.
Eigentlich sollte eine Religion eine Hilfe für ein besseres Leben, für eine gute Gesundheit, den Frieden in der Welt und für unsere geistige Evolution sein.

Welches ist die beste Religion?

Ein großes Problem bei den Religionen ist der Absolutheitsanspruch, meine Religion ist die beste, die anderen sind schlecht. Das ist ein Zeichen von Ichbezogenheit, Mangel an Toleranz, Respekt und letztlich an Liebe.
Wir brauchen keine Religion im „Äußeren" und auch keine „Vermittler" in Form von Gurus, Priestern, Bischöfen oder Papst.
Die beste Religion wäre die, die das Gesetz der Liebe und Einheit predigt und vorlebt.
Jesus von Nazareth hat es schon gelehrt, leider haben ihn wenige verstanden, wie man anhand der vielen Grausamkeiten und Religionskriege der Geschichte sieht und jetzt in der momentanen Weltsituation hautnah erlebt.

»Wenn Ihr Land und das meinige aufgrund der Lehren zusammenkommen, die von Christus in der Bergpredigt niedergelegt wurden, werden wir die Probleme gelöst haben, nicht nur diejenigen unserer Länder, sondern auch die der ganzen Welt.«

»Wenn da nur die Bergpredigt und meine eigene Interpretation dazu wäre, würde ich nicht zögern zu sagen: "O ja, ich bin ein Christ. Leider ist aber viel, was unter dem Namen Christentum läuft, eine Negation der Bergpredigt.«

»Europa ist heute nur dem Namen nach christlich.
In Wirklichkeit betet es den Mammon an.«

Mahatma Gandhi (1869-1948), Rechtsanwalt, Publizist, Morallehrer,
Widerstandskämpfer, Revolutionär, Vegetarier und Pazifist

»Die Lehre der Kirche ist eine theoretisch
widersprüchliche und schädliche Lüge.«

Leo Tolstoi (1828-1910), russischer Schriftsteller, Vegetarier

Was ist Spiritualität?

Spiritualität im täglichen Leben ist, die geistige Evolution und eine höhere Ethik und Moral anstreben, und mehr und mehr nach dem Gesetz der Liebe leben.

Die Entfaltung der Liebe ist ein Weg, der von der egoistischen Liebe in die selbstlose Liebe führt. Die selbstlose Liebe geht von Herz zu Herz. Sie will dem Nächsten dienen. Ein Verringern unseres Egos, das auf Haben und Sein ausgerichtet ist, kann uns näher zur selbstlosen Liebe führen.

Was ist wahre Liebe?

Die Liebe wird oft falsch verstanden. Die Vorstellungen der Liebe haben ein breites Spektrum. Von der rein selbstsüchtigen Liebe bis hin zur vollkommen selbstlosen Liebe.

Meistens lieben wir mal selbstsüchtig, dann wieder selbstlos oder vermischen beides.

Auch wenn wir es im Moment noch nicht schaffen - es lohnt sich, die selbstlose Liebe als Ziel anzustreben.

Jesus von Nazareth hat es vorgelebt und seine Botschaft war das Gebot der Liebe: »Liebe Gott über alles, und deinen Nächsten wie dich selbst.«

»Liebe deine Feinde, tue Gutes denen, die dich hassen.«

Liebe ist eine besondere Art der Zuneigung, eine positive Energie, ein Energiefluss.

Liebe hat als Begriff ein breites Spektrum von Qualitäten: Achtsamkeit, Respekt, Toleranz, Verständnis, Gerechtigkeit, Geduld, Feinfühligkeit, Mitgefühl, Güte, Herzlichkeit, Ehrlichkeit, Großzügigkeit, Demut, Bescheidenheit, Freiheit, Frieden, Friedfertigkeit, Feindesliebe, Vergebung, Einheit, Vegetarismus, Naturschutz.

Je mehr wir diese Aspekte der Liebe oder innere Werte entfalten, desto freier, glücklicher und gesünder werden wir.

Im täglichen Leben bedeutet dies auch, eine höhere Ethik und Moral anzustreben und nach dem Prinzip zu leben:

»Was du nicht willst, dass man dir tu, das füg auch keinem anderen zu.«

Selbstlose Liebe

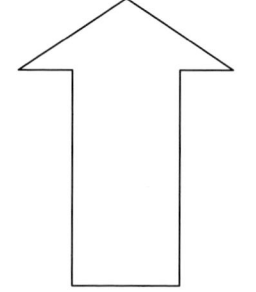

Egoistische Liebe

Arten der Liebe

Bedingungslose Liebe, objektlose Liebe

Nächstenliebe, Feindesliebe, Gottesliebe

Familiäre Liebe, Partnerliebe, Freundesliebe

Vegetarismus, Tierliebe, Tierschutz

Liebe zur Natur, Umweltschutz, Naturschutz

Objekt- und Ideenliebe, Sammler, Hobbys, Sport

Gourmet, Ess-Sucht

Selbstliebe, Vaterlandsliebe, Patriotismus, Fanatismus

Bindende Liebe, niedrige Sexualität

Die Ganzheitsmedizin, die Medizin der Liebe

Krankheit und Schicksalsschlag wollen uns sagen, dass wir wieder Ordnung und Harmonie in unser Leben bringen sollten, indem wir unser Denken, Reden und Handeln in Einklang mit dem kosmischen Gesetz der Liebe bringen.
Wahre Gesundheit können wir nur finden durch ein Leben, das man mehr und mehr auf das Gesetz der Liebe ausrichtet.

Der Kardiologe Dr. med. Dean Ornisch beschreibt in seinem Buch »Die revolutionäre Therapie: Heilen mit Liebe – Krankheiten ohne Medikamente überwinden«, wie Liebe, menschliche Nähe und Lebenssinn eine Heilwirkung haben.
Sein Buch zeigt das Ergebnis aus zahlreichen wissenschaftlichen Studien, dass die Ursache von Krankheiten, negative Gefühle sind, wie z.B. Feindseligkeit, Zynismus, Einsamkeit, Isolation, sowie das Fehlen von Zugehörigkeitsgefühl und Gemeinschaftssinn.
Er kommt zu dem Ergebnis, dass wir Menschen im Grunde alle liebende Wesen sind, und die Liebe der Schlüssel zur Gesundheit und zu unserem Überleben ist.
Jeder ahnt es, dass Liebe eine Heilwirkung hat.

Dr. med. Klaus-Dieter Platsch vom Institut für Integrale Medizin, sagt:

»Ein Arzt und eine Ärztin, die lieben, werden selbst zum Heilmittel – jenseits aller medizinischen Methoden.«

Man könnte diesen Satz ändern und schreiben:
»Ein Heilpraktiker und eine Heilpraktikerin, die lieben, werden selbst zum Heilmittel – jenseits aller medizinischen Methoden.« Oder »Ein Therapeut und eine Therapeutin, die lieben, werden selbst zum Heilmittel – jenseits aller medizinischen Methoden.«

Ich denke, dass gilt nicht nur für die Menschen, die im medizinischen Bereich tätig sind, sondern für uns alle!

»Liebe ist der höchste Grad der Arznei.«

»Es gibt niemand auf Erden, von dem eine größere Liebe
gefordert wird, als vom Arzt.«

Paracelsus

»Der Schlüssel zur Gesundheit ist die selbstlose Liebe.«

»Wo die meiste Liebe ist, da ist die Wahrheit;
denn da ist Gott und sein Reich.«

»Die Liebe vernichtet alles Böse
und macht frei von aller Angst.«

Hildegard von Bingen

»Du brauchst nur zu lieben, und alles ist Freude.«

»Wo die Liebe ist, da ist auch Gott.«

Leo Tolstoi

»Christus hätte vergebens gelebt und wäre vergebens
gestorben, wenn er uns nicht gelehrt hätte, unser ganzes
Leben nach dem ewigen Gesetz der Liebe einzurichten.«

»Was ist der Glaube wert,
wenn er nicht in die Tat umgesetzt wird?«

»Sei Du selbst die Veränderung,
die Du Dir wünschst für diese Welt.«

Mahatma Gandhi

»Nur was der Mensch aus Liebe tut,
kann auf Dauer bestehen.«

»Das wichtigste im Leben sind die Spuren der Liebe,
die wir hinterlassen, wenn wir gehen.«

Dr. Albert Schweitzer (1875-1965), Arzt,
Theologe, Philosoph, Vegetarier, Pazifist

Ganzheitsmedizin und Gott

Für viele Menschen ist Gott fern, kaum mehr als ein Wort, mit dem sie etwas Abstraktes und eine vage Vorstellung verbinden. Solange es uns gut geht, verschwenden wir keinen Gedanken an Gott. Erst wenn das Leid, das Schicksal, die Not kommen, dann erinnern wir uns wieder an Ihn, meist aber nur, um mit Ihm zu hadern oder verständnislos zu jammern.

Der Weg zur Gesundheit ist der Weg zurück zur Natur und zu Gott. Gesund werden bedeutet auch, Gott näher kommen. Gott ist in allem, auch in unserem Nächsten.

Wahre Heilung ist nur möglich, wenn unsere negativen Aspekte der Lieblosigkeit und Feindschaft abgebaut werden. Gott, die positive Kraft in uns, hilft uns dabei.

Gott hat uns nicht die Krankheit gesandt, sondern wir selbst haben sie verursacht. Alle Arten von Fehlverhalten fallen auf uns zurück und schaffen Schatten in unserer Seele.

Wenn Ärzte und Medizin versagen, wenn Leid und Schmerz nicht mehr gelindert werden können oder wenn bei schweren Schicksalsschlägen oder Krankheiten der Tod vor der Tür steht, erst dann ist Gott wieder gefragt.

Eine Krankheit oder ein Schicksalsschlag kann Anstoß sein, über unser oberflächliches Leben kritisch nachzudenken oder Frieden mit den Menschen in unserer Umgebung zu schließen. Das Leidvolle, scheinbar Negative im Leben ist also meistens in Wirklichkeit etwas Positives für unsere geistige Entwicklung. Denn bei der richtigen Einstellung kann es uns helfen, Gott näher zu kommen oder Lasten von unserer Seele zu nehmen oder uns die Augen für das wirklich Wesentliche im Leben öffnen.

Wir sollten nicht vergessen, dass wir nicht nur sterbliche Menschen sind, sondern in Wahrheit unsterbliche, geistige Wesen im Erdenkleid. Auch sollten wir uns bewusst sein, dass Gott in uns wohnt und unser wahres Wesen die Freiheit, die Einheit, das Feine, das Edle, das Gute und das Gesetz der Liebe ist.

Gott, die geistige Energie

Wir leben in einer rational-wissenschaftlich geprägten Ego-Gesellschaft. Das Wort Gott löst bei vielen eine Art Verkrampfung, Ablehnung, unangenehme Erinnerungen oder eine Assoziation mit kirchlichen Institutionen mit Machtstrukturen, Zölibat, Verboten und Dogmen aus. Aber Gott ist etwas anderes und hat mit der Kirche wenig zu tun.

Alles was ist, auch die Materie und damit der Mensch, ist durchströmt von einer kosmischen Kraft, von einer Energie, die alles belebt, nährt und erhält: ohne diese Kraft hinter allen Formen, könnten diese nicht bestehen. Wir können diese Kraft „All-Kraft", „All-Geist" oder „Gott" nennen.
Es ist der Geist Gottes, der das Leben ist, der in allen Seinsformen die Energie ist, die alles erhält, wachsen und reifen lässt. Es ist der ewig sich verschenkende Strom der selbstlosen Liebe, eine absolut positive Energie.
Diese Energie, der Geist Gottes, wirkt auch im Menschen, sowohl im materiellen Körper als auch im geistigen Leib.
Jeder Mensch trägt in sich einen zweiten, einen feinstofflichen Leib, der in seiner Form ungefähr der des materiellen Körpers entspricht, die Seele.

Menschen vieler Religionen beten weltweit auf Knien zu Gott für die Not der „brennenden" Welt und fragen nach dem „Warum". Aber sie erhalten keine Antwort und die Welt und ihr Schicksal bessern sich dadurch auch scheinbar nicht. Für sie ist Gott oft ein „ferner Gott", hinter den Wolken.
Sie sind sich nicht bewusst, dass Gott ihnen in Wirklichkeit ganz nahe ist und in ihnen wohnt und sie kennen auch oft Seine Gesetze nicht, z.B. das Gesetz des freien Willens und das von Ursache und Wirkung.

Ihre Gebete sind zudem oft nur oberflächliche „Lippen-Gebete", bei denen ihre Gedanken und Sinne – unsere Antennen – zu sehr auf diese Welt, die Probleme ihres Egos in der Materie, ausgerichtet sind.

Viele von ihnen sind enttäuscht, wenn sie trotz ihrer Gebete mit den Ungerechtigkeiten und Grausamkeiten in dieser Welt konfrontiert werden, und sie fallen in Zweifel, dass Gott überhaupt existiert.

Gott existiert tatsächlich. Er ist uns nicht nur ganz nahe, er kennt uns auch ganz genau. Er lässt uns immer unseren freien Willen, unabhängig davon, ob wir uns im Alltag für oder gegen Ihn und Sein Gesetz der Liebe entscheiden.

Er ist wie die Sonne, die sich allen Menschen gleich schenkt, seien sie gut oder weniger gut. Es steht jedem frei, sich der Sonne zu- oder von ihr abzuwenden.

Wenn wir Hilfe von Gott erwarten, sollten wir eine ehrliche, offene, ungekünstelte Verbindung mit Ihm aufnehmen und mit Ihm in uns so sprechen, wie wir mit einem guten Freund zu sprechen gewohnt sind. Das sollten wir trainieren, so oft wie möglich und ein Leben führen, das Seinem Gesetz der Liebe und Einheit entspricht.

Zitate von Mahatma Gandhi über Gott

»Wer die Existenz Gottes verneint, verneint sich selbst.«

»Ich glaube an Gott, nicht als Theorie, sondern als Tatsache, die realer ist als die Tatsache des Lebens.«

»Wenn Gott in allem wohnt, was im Universum existiert, wenn der Gelehrte wie der Straßenkehrer von Gott sind, dann gibt es keinen, der hoch ist, und keinen, der niedrig ist, alle sind ohne Einschränkung gleich, sie sind gleich, weil sie die Geschöpfe jenes Schöpfers sind.«

»Wenn ich das Wunder eines Sonnenunterganges oder die Schönheit des Mondes bewundere, so weitet sich meine Seele in der Ehrfurcht vor dem Schöpfer.«

»Der Mensch kann nicht Gott verehren und gleichzeitig seinen Mitmenschen verachten.
Das eine ist mit dem anderen unvereinbar.«

»Gott vergisst uns nie; wir sind es, die ihn vergessen, und das ist unser Elend.«

Meditation bedeutet „bewusst leben" und sich mit GOTT verbinden

Meditation bedeutet nicht nur, die Augen schließen, die Gedankenruhe anstreben und sich mit dem Licht, mit Gott zu verbinden. Diese Art von meditativer Versenkung mehrere Minuten am Tag, ist schon eine große Hilfe.

Meditation bedeutet mehr Achtsamkeit im täglichen Leben, gegenwärtig leben, während des Tages wachsam über sich selbst sein, jeden Tag, in jeder Situation.

Unser Gehirn hat große Areale, die für die Kommunikation mit dem Göttlichen geplant sind. Diese Gehirnareale lassen sich trainieren, durch Meditation, inniges Gebet, Dankbarkeit, bestrebt sein, nach dem Gesetz der selbstlosen Liebe zu leben oder indem wir einfach Gott – die Schöpferkraft – mehr in unser Leben einbeziehen, z.B. durch „Gespräche mit einer höheren Macht – Gott".

Es liegt in unseren Händen, ob wir diese Gehirn-Areale aktivieren möchten oder brach liegen lassen wollen. Für die Zukunft wird es von großer Wichtigkeit sein, dass wir diese Gehirnareale trainiert haben, denn so können wir besser von innen her geführt werden.

Wissenschaftler, Politiker, Rechtsanwälte, Theologen oder Ärzte sind oft sehr stolz auf ihr Verstandesdenken, ihre Rhetorik, ihren Intellekt. Viele von ihnen verneinen die Existenz Gottes, weil man sie nicht mit wissenschaftlichen Studien beweisen kann. Der Ego-Intellekt kann eine Blockade für den sechsten Sinn, die innere Intuition, sein.

Intuition hat mehr mit der wahren Intelligenz zu tun, der Weisheit der Seele, die jeder von uns besitzt.

Einen sechsten Sinn, eine Intuition hat jeder Mensch. Aber oft ist er gestört durch seelische Belastungen, negative Gefühle und Gedanken, wie z.B. materielle Wünsche, Hass, Aggressionen, Streitigkeiten, Ängste, Probleme, Groll, Sorgen.

Damit die Intuition besser funktioniert, sollten wir bestrebt sein, unser Ego, die Selbstbezogenheit zu verringern.

Intuition kann man durch die Verbindung mit Gott im täglichen Leben trainieren. Je freier wir werden durch Verfeinerung, Veredelung und innerer Arbeit an uns, desto besser funktioniert die Intuition. So können wir besser von Gott, der höheren Intelligenz, geführt werden.

Mit Gott in Freundschaft leben

Sich mit Gott treffen, wie mit einem unsichtbaren Freund: Das ist für Teresa von Avila das Wesen des geistlichen Gebets. Was als freundschaftliches Beisammensein beginnt, kann durchaus in ewiger Liebe enden.
Teresa von Avila sagte über ihren Umgang mit Gott:
»Das innerliche Gebet ist meiner Ansicht nach nichts anderes als ein Gespräch mit einem Freund, mit dem wir oft und gern allein zusammenkommen, um mit ihm zu reden, weil wir sicher sind, dass er uns liebt.«

Gespräche mit Gott

Eine Art mit Gott in Freundschaft leben ist, „Gespräche mit Gott", in Gedanken, Worten oder Schrift führen. Unsere Gedanken kommen immer bei Ihm an.
Oft ist es schwierig, die Gedanken zu kontrollieren. Dabei kann es eine Hilfe sein, den Satz mit dem Wort Christus oder Gott zu wiederholen: Gott in mir, Gott in meinen Gedanken; Gott in mir, Gott in meinem Nächsten; Gott in mir, Gott im Problem. Man kann erfinderisch sein und sich andere Gedächtnis- und Bewusstseinsstützen erarbeiten.

Man kann zu Gott, oder wie wir diese Kraft auch nennen, in Gedanken oder laut mit gesprochenen Worten aus dem Herzen beten, z.B. Danke Vater
Ich vertraue mich Dir ganz an
Ich gebe mich Dir hin
Ich liebe Dich
Bitte, führe mich
Zeige mir, was Dein Wille ist
Dein Wille geschieht

Gespräche mit Gott sind eine gute Hilfe, um die Gehirnareale, die für die Verbindung mit dem Göttlichen geplant sind, zu trainieren. Und das können wir praktizieren, während eines Spazierganges in der Natur, im Auto, zu Hause, überall können wir zu Ihm sprechen in Gedanken oder mit Worten.

Wir können unsere Ziele, Gedanken, Gebete, Probleme, Sorgen, alles was uns beschäftigt, aufschreiben, in ein Tagebuch oder z.B. in einen Computer oder ein Laptop.

Aber wir hören keine Antworten von Ihm!!
Was sollen wir tun?

»Gott spricht durch viele Münder«, sagt ein altes Sprichwort. Und es ist wirklich so: Auch wenn unsere Ohren Ihn nicht hören, Er hat und nutzt viele Möglichkeiten, uns Impulse und Hinweise zu geben oder auf unsere Gebete zu antworten. Zum Beispiel durch einen Satz in einem Buch oder einer Zeitschrift, der uns urplötzlich ins Auge sticht, durch das plötzliche Anschlagen unseres Gewissens, einem Gespräch mit einem Bekannten, durch ein Tier, das uns begegnet, einen Traum, einen Gedankenblitz, der plötzlich da ist, uvm.

Oft kann er nicht mit uns kommunizieren, weil unsere Antenne, unser Gehirn, mit vielen anderen unwichtigen Dingen beschäftigt ist. Wenn wir trainieren, Ihn mehr und mehr in unser tägliches Leben einzubeziehen, dann wird unser „Antennen-Gehirn" auf ihn eingestimmt.

Gott ist ständig bemüht, mit uns zu kommunizieren und uns die richtigen Wege zu zeigen. Je mehr wir in unserem Leben bestrebt sind, nach dem Gesetz der Liebe und Einheit zu leben, desto besser können wir Ihn spüren. Unsere Aufgabe dabei ist es, aufmerksam zu sein und keinen dieser Impulse zu übersehen.

»Gottes Gegenwart spüren wir nur in der inneren Stille.«
»Gott beantwortet das Gebet auf seine Weise,
nicht auf die unsrige.«

Gandhi

306

Gott ist die Liebe. Um Ihn wahrzunehmen, sollten wir ruhiger und harmonischer werden, unser Gehirn, die feinen Antennen der Seele, trainieren, und mehr und mehr nach dem göttlichen Gesetz der selbstlosen Liebe leben.

Hingabe an Gott

Jeder möchte gerne stark sein, aber was hilft uns wirklich, innere Stärke zu gewinnen?
Eine bewusste Hingabe an Gott schenkt uns immer innere Stärke. Vielleicht klingt es etwas abstrakt oder kirchlich geprägt, sich Gott hinzugeben.
In den „Gesprächen mit Gott" kann man die Hingabe einbeziehen, wie in einem Gespräch mit einem Vater:
Vater, ich gebe mich Dir hin.
Ich übergebe Dir die Führung meines Lebens.
Ich schenke Dir mein Gehirn, meinen Körper, mein Herz.
Ich möchte Dein Werkzeug sein.
Ich möchte Deinen Willen erfüllen.

Wenn man es öfters am Tag wiederholt, spürt man, wie ein warmer Strahl oder ein sanfter Strom durch den Körper oder durch die Wirbelsäule fließt.
Man spürt, wie sich plötzlich im Leben einiges ins Positive verändert. Probleme lösen sich, Ängste und Sorgen verschwinden. Man findet zur inneren Sicherheit.
Man erlebt einige erstaunliche Zufälle: Begegnungen mit Menschen, die uns weiter helfen. Oder Situationen, die uns bestätigen, „wir sind auf dem richtigen Weg".
Man fühlt, dass Gott nahe ist, uns führt und das Beste für uns will. Wenn man sich Gott anvertraut, fühlt man sich nicht mehr allein.

Vertrauen und **Hingabe** in die höhere kosmische Ordnung

Für die Zukunft, wenn diese materialistische Welt mehr und mehr aus den Fugen gerät, wird es sehr wichtig sein, dass wir jetzt schon lernen, uns von innen führen zu lassen.

Wahre **Sicherheit** können wir nur in unserem Inneren finden, durch eine innige Verbindung mit Gott, d.h. das Anstreben eines Lebens im Geiste Gottes oder im Christus-Bewusstsein.

Wir können Ihm Fragen stellen, mit Gedanken, gesprochenen Worten oder die schriftliche Form wählen:
Was ist meine Lebensaufgabe? Was ist Dein Wille?
Wie kann ich Dir und meinem Nächsten am besten dienen?

Wir können während einer Autofahrt, einer Wanderung in der Natur, im Wald, am Strand, in Gedanken oder mit gesprochenen Worten mit Gott, der Schöpferkraft, kommunizieren.

Wir können Ihm Briefe schreiben, wie einem Vater und mit einfachen Worten erzählen, wie wir uns fühlen, was wir uns wünschen, unsere Probleme und Sorgen Ihm anvertrauen und übergeben, um Führung bitten. Wenn wir Geduld und Ausdauer haben, werden wir merken, dass es funktioniert.

Sich von einer Höheren Macht führen lassen

Manchmal wünschen wir, dass Er uns sofort hilft, ein Zeichen oder eine Antwort gibt. Leider ist unser Bewusstsein noch mit „menschlichen Aspekten" verschattet und wir können seine Antwort noch nicht klar wahrnehmen. Aber die Antwort kommt oft durch die Tagesimpulse oder Begegnungen und Situationen, die uns den nächsten Schritt weisen.

Das Leben wird interessant, wenn man beginnt auf diese Weise zu leben. Und für die Zukunft kann es für uns vielleicht sogar lebensrettend sein.

»Der Mensch steht in jedem Moment in einer geistigen Führung. Er wird über seine Gedanken entweder vom Guten oder vom Negativen geführt.«
Bruno Gröning

»So lebe und arbeite ich heute in der vollkommenen Hingabe an die göttliche Liebe und lasse mich führen von der Höchsten Kosmischen Intelligenz.«

Elke Werkmeister, Augentrainerin

»Harmonie entströmt der ewigen Liebe.
Wer selbstlos liebt, der ist in Harmonie mit sich selbst,
mit seinen Mitmenschen und mit der Unendlichkeit
und nicht zuletzt mit dem Unendlichen,
mit Gott, der universellen Liebe.

Die selbstlose Liebe ist der Schlüssel zur Gesundheit,
die Harmonie das Schloss, in welches der Schlüssel passt.

Liebe schließt die Herzen auf und tränkt die Seelen mit Licht.
Liebe ist Licht. Liebe und Licht sind Harmonie.

Liebe, Licht und Harmonie bilden den Strom,
der den Körper beseelt und den Schatten im Körper,
die Krankheit, in Gesundheit umwandelt.«

Die Göttliche Weisheit (1)

Über den Autor und Verfasser

Mein Name ist Jordi Campos, ich komme aus Barcelona, Spanien. Ich bin der älteste Sohn von 6 Geschwistern. Als Vegetarier dritter Generation bin ich schon seit meiner Kindheit sehr naturverbunden und tierliebend. Mein Medizinstudium absolvierte ich an der Universität von Barcelona und erhielt 1986 die „spanische Approbation als Arzt in Medizin und Chirurgie". Die „deutsche Approbation" erhielt ich 1995.

Unter anderem durchlief ich die Zusatzausbildungen Notarzt, Strahlenschutz und Naturheilverfahren. Zusätzlich habe ich mich weitergebildet u.a. in Augentraining, Elektroakupunktur nach Dr. Voll, Massage, Cranio-Sacral-Therapie und Ganzheitsmedizin. In einem ländlichen Krankenhaus in Deutschland arbeitete ich als Assistenzarzt in der Ambulanz und den Abteilungen für Chirurgie und Geburtshilfe.

In zwei Naturkliniken und mehreren Allgemein-Arztpraxen in Deutschland sammelte ich weitere Erfahrungen in der Naturheilkunde und Ganzheitsmedizin, die mir schon immer ein großes Anliegen war.
Seit 14 Jahren praktiziere ich Augen- und Irisdiagnose, die mir für die Diagnosestellung und die individuellen Behandlungsempfehlungen eine große Hilfe ist. Ich bin tätig im Bereich Quanten-Medizin mit der Diagnose- und Therapie-Methode TimeWaver.

Vor zehn Jahren eröffnete ich im Spessart eine eigene „Arztpraxis für Naturheilverfahren & Augentraining". Nach Umzug in neue Räumlichkeiten, vor vier Jahren, gemeinsam mit meiner Lebensgefährtin Theres Ferraro, wurden der Arztpraxis ein kleines Hotel und ein Eigenverlag angegliedert.
Seit meinem Medizinstudium zieht sich das Interesse an der Ursachenforschung von Krankheiten wie ein roter Faden durch mein Leben, ein Interesse, das, über das, was mir im Medizin-Studium vermittelt wurde, weit hinausging. Ich forschte weiter.
Die normale Evidenz basierte Medizin findet die Antwort für die Ursache vieler Krankheiten nicht, weil sie nur auf materieller Ebene sucht.
Die Schulmedizin ist hilfreich für Notfälle, um den Körper zu „reparieren". Trotzdem ist das, was sie in vielen Fällen macht, reine Symptombehandlung und keine vorbeugende Medizin.
Die Theorien der Ursachen von Krankheiten nehmen von Jahr zu Jahr zu. Meiner Meinung nach bleiben in der Schulmedizin oft Krankheiten „essentiell" oder „idiopatisch", eine Umschreibung dafür, dass die Ursachen unbekannt sind. Dort möchte ich mit diesem Buch ansetzen und eine ganzheitliche Alternative aufzeigen.

Ich sehe mich nicht als Autor dieses Buches, vielmehr als Verfasser. Was ich in diesem Buch beschrieben habe, habe ich nicht an der Universität gelernt, sondern durch persönliche Forschungen und Erfahrungen in der Praxis.

Dieses Wissen um die spirituellen Hintergründe möchte ich gerne mit anderen Menschen teilen, die im medizinischen Bereich tätig sind oder sein wollen und mit Kranken arbeiten und den Menschen, die sich nach wahrer und ganzheitlicher Gesundheit sehnen.

Da eine Krankheit nicht nur eine Ursache hat, sondern viele, die sich summieren, empfehle ich beim Lesen dieses Buches, nicht alles wortwörtlich zu interpretieren oder anzuwenden, sondern sinngemäß.

Obwohl ich in meinem Buch des öfteren als Referenzquelle die „Göttliche Weisheit" zitiere, stelle ich klar, dass ich keiner religiösen Gruppe oder Glaubensgemeinschaft angehöre.

Ich bin Tag für Tag bestrebt, nach christlichen Werten zu leben und zu arbeiten. Ich bin der Meinung, dass erst die Umsetzung der Lehre des Jesus von Nazareth und der Weisheit des Christus-Gottes-Geistes, uns Menschen glücklich gesund und frei macht.

Als Arzt sehe ich mich als Gesundheitsberater, der den kranken Menschen auf dem Weg zur Gesundheit in all seinen Lebensbereichen begleitet.

Hier in unserer Arztpraxis sind wir bestrebt, nach den im Buch genannten Prinzipien zu arbeiten und zu leben, so dass wir den Inneren Arzt – die Selbstheilungskräfte – die jeder Patient in sich trägt, ganzheitlich unterstützen und aktivieren.

»Medicus curat – Deus sanat«
Der Arzt hilft, Gott heilt

»Gesund werden durch Selbsterkenntnis,
Ordnung im Leben, Umwandlung, Veredelung
und die Entfaltung innerer Werte.«

»Ein Leben nach dem Gesetz der Liebe, Einheit und Frieden
macht uns gesund, glücklich und frei.«

Danksagungen

Hiermit bedanke ich mich bei allen intuitiven und mutigen Ärzten, Wissenschaftlern, Heilpraktikern und Mystikern, die eine wertvolle Vorarbeit geleistet haben, aus der ich viel gelernt habe und einen Teil der Informationen zu diesem Buch gesammelt habe.

Ich danke allen Menschen, die mir geholfen haben: Theres, Heide und Ella, für ihren freudigen und hilfreichen Einsatz sowie für die vielen wertvollen Tipps und Korrekturen in der deutschen Sprache.

Ich danke den Patienten und Vortragsbesuchern, die wiederholt den Wunsch geäußert haben, eine Zusammenfassung unseres Behandlungs-Konzeptes der Ganzheitsmedizin in schriftlicher Form als Buch zu erhalten.

Möge dieses Buch ein kleiner Beitrag sein, damit diese Welt besser wird!

Die 7 Bewusstseinszentren der Seele

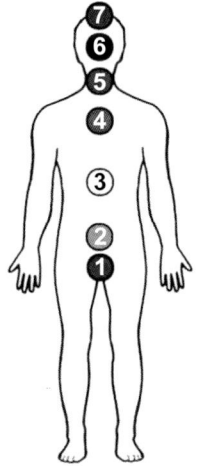

ENERGIE-ZENTRUM ETHISCHE QUALITÄT	ZUGEHÖRIGE ORGANE
❼ BEWUSSTSEINSZENTRUM DER BARMHERZIGKEIT / GÜTE / SANFTMUT oder Kronen-Chakra	Großhirn, Kleinhirn
❻ BEWUSSTSEINSZENTRUM DER LIEBE oder Stirn-Chakra	Augen, Nase, Ohren Gleichgewichtsorgane Hirnanhangdrüse, Zirbeldrüse
❺ BEWUSSTSEINSZENTRUM DER GEDULD oder Hals-Chakra	Zähne, Thymus, Schilddrüse Nebenschilddrüsen, Mandeln Kehlkopf, Halswirbelsäule
❹ BEWUSSTSEINSZENTRUM DES ERNSTES Christuszentrum oder Herz-Chakra	Herz, Lunge, Brustwirbelsäule
❸ BEWUSSTSEINSZENTRUM DER WEISHEIT oder Solarplexus-Chakra	Wirbelsäule, Magen, Dünndarm, Lendenwirbelsäule, Pankreas, Leber, Gallenblase, Milz
❷ BEWUSSTSEINSZENTRUM DES WILLENS oder Sakral-Chakra	Niere und Harnwege, Dickdarm Wirbelsäule
❶ BEWUSSTSEINSZENTRUM DER ORDNUNG oder Wurzel-Chakra	Geschlechtsorgane, Harnblase, Enddarm, Hüfte, Knie, Füße

LITERATUR UND REFERENZQUELLEN:

»Reinkarnation – Der Mensch im Wandel von Tod und Wiedergeburt«, Ian Stevenson, Verlag Aurum, 2013

»Reinkarnation in Europa – Erfahrungsberichte«, Ian Stevenson, Aquamarin Verlag, 2005

»Reinkarnations-Beweise – Geburtsnarben und Muttermale belegen die wiederholten Erdenleben des Menschen«, Ian Stevenson, Verlag Aquamarin, 2011

»Vor der Wiedergeburt«, Darius Reinehr, DR-Edition Wiesbaden, 2010

»Leben nach dem Tod – Erforschung einer unerklärlichen Erfahrung«, Dr. Raymond A. Moody, Verlag Rowohlt, 12. Auflage 2010

»Revolution in der Medizin – Bruno Gröning – Rehabilitation eines Verkanten«, Dr. med. Mathias Kamp, Verlag BG Freundeskreis, Auflage 2006,

»Heilen mit Liebe – Krankheiten ohne Medikamente überwinden«, Dr. med. Dean Ornish, Verlag Mosaik, 1999

»Krankheit als Weg – Deutung und Be-Deutung der Krankheitsbilder«, T. Dethlefsen und Ruediger Dahlke, Arkana Verlag, 2000

»Was dir deine Krankheit sagen will – Die Sprache der Symptome«, Kurt Tepperwein, MVG Verlag, 7. Auflage 2005

»Krebs ist keine Krankheit – Krebs ist ein Überlebensmechanismus«, Andreas Moritz, Vox Verlag, 2009

»Achte auf Deine Gedanken – Warum der Geist die Materie Beherrscht«, David Hamilton, Allegria Verlag, 2011

»Segnen heilt – Wie dein Segen die Welt verändert und dich selbst«, Pierre Pradervand, Verlag Reichel, 2010

»Die vegetarische Vitamin-Mineral-Tabelle – vegan und tierfreundlich«, Jordi Campos, Verlag Bücher für Herzensdenker, 4. Auflage 2012

»Fisch essen macht krank – Das Leiden der Fische«, Jordi Campos, 2010

»Besser sehen mit dem Herzen«, Jordi Campos, Verlag Bücher für Herzensdenker, 3. Auflage 2012

»Glücklich ein in Partnerschaft, Ehe, Familie und als Single.« Jordi Campos, Verlag Bücher für Herzensdenker, 1. Auflage 2012

(1) »Harmonie ist Leben und Gesundheit des Körpers«, Die Göttliche Weisheit, Verlag Das Wort, 2. Auflage 1988

(2) »Du selbst bist Deine Krankheit und Deine Gesundheit – Doch Gott ist mit Dir«, Die Göttliche Weisheit, Verlag Das Wort, 4. Auflage 2009

(3) »Erkenne und heile Dich selbst durch die Kraft des Geistes«, Die Göttliche Weisheit, Verlag Das Wort, 11. Auflage 2011

»Reinkarnation – Eine Gnade des Lebens«, Die Göttliche Weisheit, Verlag Das Wort, 2008

(4) »Mit Gott lebt sich´s leichter«, Die Göttliche Weisheit, Verlag Das Wort, 2. Auflage 1988

(5) »Ursache und Entstehung aller Krankheiten«, Die Göttliche Weisheit, Verlag Das Wort, 6. Auflage 2006

(6) »Die Kosmische Uhr und das Netzwerk Deiner Haut«, Die Göttliche Weisheit, Verlag Das Wort, 1996

(7) »Nütze den Augenblick«, Die Göttliche Weisheit, Verlag Das Wort, 1. Auflage 2010

(8) »Allein in Partnerschaft und Ehe? Allein im Alter? Leben in der Einheit! Du bist nicht allein – Gott ist mit Dir«, Die Göttliche Weisheit, Verlag Das Wort, 1. Auflage 2004

(9) »Rosen der Liebe«, Die Göttliche Weisheit, Verlag Das Wort, 1. Auflage 2008

(10) »Der Weg zum Kosmischen Bewusstsein – Glück, Freiheit und Friede«, Die Göttliche Weisheit, Verlag Das Wort, 1. Auflage 2007

(11) »Das krankmachende Unterbewusstsein und das Leben«, Die Göttliche Weisheit, Verlag Das Wort, 2. Auflage 2007

(12) »Die großen kosmischen Lehren des Jesus von Nazareth«, Die Göttliche Weisheit, Verlag Das Wort, 1993

(13) CD-Meditation »Jeder Atemzug ist Gottes Gegenwart«, Die Göttliche Weisheit, Verlag Das Wort

Datenbank TimeWaver 2013
www.weltderwunder.de
www.stern.de